GOLDMANN
Lesen erleben

Buch

Unser Wohlbefinden hängt unmittelbar mit der Darmgesundheit zusammen. Wen Darmprobleme quälen, der steht oft kurz vor der Verzweiflung. Dr. Vincent Pedres speziell entwickeltes Happy-Darm-Programm hilft, Darmprobleme in den Griff zu kriegen.
Werden Sie durch eine darmfreundliche Ernährung und Lebensweise wieder vital, gesund und schlank. Dr. Vincent Pedre erklärt Schritt für Schritt, wie Sie Ihren Darm glücklich machen und Darmproblemen Ade sagen.

Autor

Dr. med. Vincent Pedre arbeitet als Internist in einer New Yorker Privatpraxis. Er verbindet in seiner Arbeit westliche mit fernöstlicher Medizin und hat es sich zum Grundsatz gemacht, den Patienten ganzheitlich zu behandeln. Seine Arbeit stellte er einem Fachpublikum schon auf zahlreichen medizinischen Konferenzen dar.

Dr. med. Vincent Pedre

Happy Darm

In einfachen Schritten zur gesunden Verdauung

Aus dem Amerikanischen
von Gaby van Dam

GOLDMANN

Alle Ratschläge in diesem Buch wurden vom Autor und vom Verlag sorgfältig erwogen und geprüft. Eine Garantie kann dennoch nicht übernommen werden. Eine Haftung des Autors beziehungsweise des Verlags und seiner Beauftragten für Personen-, Sach- und Vermögensschäden ist daher ausgeschlossen.

Der Verlag weist ausdrücklich darauf hin, dass im Text enthaltene externe Links vom Verlag nur bis zum Zeitpunkt der Buchveröffentlichung eingesehen werden konnten. Auf spätere Veränderungen hat der Verlag keinerlei Einfluss. Eine Haftung des Verlags für externe Links ist daher ausgeschlossen.

FSC www.fsc.org
MIX
Papier aus verantwortungsvollen Quellen
FSC® C014496

Verlagsgruppe Random House FSC® N001967

Dieses Buch ist auch als E-Book erhältlich.

1. Auflage
Deutsche Erstausgabe März 2017
Wilhelm Goldmann Verlag, München,
in der Verlagsgruppe Random House GmbH

Originaltitel: *Happy Gut, The cleansing program to help you lose weight, gain energy, and eliminate pain*
Originalverlag: published by arrangement with William Morrow, an imprint of Harper Collins Publishers, LLC
Umschlag: Uno Werbeagentur, München
Umschlagmotiv: FinePic®, München
Grafiken: S. 28, 35, 41, 43, 142 und 168 © 2015 Ryan Gibboney
Fotos in Kapitel 6 von Joseph Rettberg
Redaktion: Carmen Achter
Satz: Uhl+Massopust, Aalen
Druck und Bindung: GGP Media GmbH, Pößneck
MZ · Herstellung: cb
Printed in Germany
ISBN 978-3-442-17654-0
www.goldmann-verlag.de

Besuchen Sie den Goldmann Verlag im Netz.

Für meine Mutter – Ich weiß, Du wärst sehr stolz auf mich.

Für meinen Vater – Danke, dass Du es mir ermöglicht hast,
Arzt zu werden und anderen zu helfen.

Und für meinen Sohn, Ambrose –
Möge Dein Darm stets gesund und happy bleiben.

Inhalt

Vorwort von Dr. med. Leo Galland

Von unserem Verdauungstrakt erwarten wir vor allem, dass er im Stillen seine Aufgaben erledigt, ohne dass wir viel davon merken.

Wie Dr. med. Vincent Pedre im vorliegenden Buch erklärt, ist dieser Job in Wirklichkeit sehr viel komplexer, als wir es uns gemeinhin vorstellen: Das Magen-Darm-System ist nicht nur für die Verdauung der Speisen, die Absorption der Nährstoffe und die Ausscheidung von Abfallstoffen zuständig. Er spielt darüber hinaus eine ganz wesentliche Rolle in unserem Immunsystem. Über zwei Drittel aller Lymphozyten – das sind die Oberbefehlshaber über die Immunabwehr – befinden sich in der Dünndarmschleimhaut. Sie senden Signale aus, die die Immunabwehr aller anderen Organe beeinflusst.

Der Magen-Darm-Trakt verfügt über ein eigenes Nervensystem. Fachleute nennen es enterisches Nervensystem (ENS), umgangssprachlich wird es liebevoll als Bauchgehirn bezeichnet. Das ENS hat ebenso viele Nervenzellen wie das Rückenmark und kommuniziert unaufhörlich mit dem eigentlichen Gehirn. Das hat Einfluss auf unsere mentalen Funktionen und unsere Stimmung.

Darüber hinaus bewohnen hundert Billionen Mikroben den Verdauungskanal, darunter Tausende verschiedene Bakterienarten, einige Dutzend Hefe- und Pilzarten, eine unbekannte Zahl von Viren und gelegentlich auch ein Wurm. Diese werden in ihrer Gesamtheit unter dem Begriff »Darmflora« zusammengefasst. Seit über drei Jahrzehnten gilt mein besonderes Interesse der Art und Weise, wie die Mikroben im Darm die Gesundheit des Menschen beeinflussen. In den letzten zehn Jahren hat sich die Mikrobiom-Forschung zu einem der meistdiskutierten Gegenstände der angewandten Wissenschaft entwickelt. Es hat sich herausgestellt, dass Darmbakterien die menschliche Natur entscheidend beeinflussen. Die Bedeutung dieses Zusammenhangs wird ein Topthema der klinischen Forschung der kommenden Jahrzehnte sein.

Nicht zuletzt ist der Magen-Darm-Trakt auch ein entgiftendes Organ. Zwar würde man mit dieser Umschreibung zuallererst die Leber in Verbindung bringen, doch allein schon die Zellen der Darmschleimhaut sind reich an entgiftenden Enzymen. Darm und Leber arbeiten zusammen, um schädliche Substanzen aus der Nahrung, der Umgebung, den Darmbakterien und schädliche Stoffwechselprodukte und Hormone zu beseitigen.

Diese vielschichtigen Funktionen des Verdauungssystems stehen miteinander in Wechselwirkung. Im Zusammenspiel mit Ihrer Ernährung regulieren sie Ihren Ernährungszustand, Ihren Stoffwechsel und Ihr Gewicht, Ihre mentale Verfassung, Ihren Schlafrhythmus, Ihren Energiehaushalt sowie Ihre Anfälligkeit für Krankheiten. *Happy Darm* führt Sie auf packende Weise ein in die Welt dieses komplexen Organsystems und liefert eine Fülle an praktischen Informationen, mit deren Hilfe Sie dieses System für sich arbeiten lassen können anstatt gegen sich.

Dabei schenkt Dr. Pedre den praktischen Details, die es Ihnen erleichtern, sein Happy-Darm-Programm effektiv anzuwenden, besondere Aufmerksamkeit und hat auf alle damit zusammenhängenden Fragen eine Antwort.

Darüber hinaus widmet sich *Happy Darm* einigen wichtigen Themen zur Darmgesundheit, die von anderen Ratgebern nicht in dieser Intensität behandelt werden. Die wichtigsten darunter sind die folgenden:

- **Die Verbindung Darm-Gehirn**. Dr. med. Pedre erläutert, wie Darmbakterien und Darmtoxine das Gehirn beeinflussen und wie der Geist seinerseits die Arbeitsweise des Darms beeinflusst. Besonders erwähnenswert sind in diesem Zusammenhang seine Anmerkungen zu achtsamem Essen und Yoga.
- **Der Nutzen der Magensäure**. Dr. med. Pedre betont die Bedeutung der Magensäure für eine normale Verdauung und beschreibt die zahlreichen Risiken, die mit der Einnahme magensäurehemmender Medikamente einhergehen – diese nehmen übrigens auf der Liste der weltweit meistverkauften Medikamentengruppen Platz drei ein.
- **Präbiotika**. Präbiotika sind Nahrungsbestandteile, die nicht verdaut oder vom Magen-Darm-Trakt absorbiert werden. Sie bewegen sich durch den Darm und fördern das Wachstum der nützlichen Bakterien. Viele Menschen nehmen präbiotische Pulver als Nahrungsergänzungsmittel ein. Dr. med. Pedre erzählt Ihnen, wie Sie Präbiotika bereits mit der Nahrung aufnehmen können.
- **Laboruntersuchungen**. In *Happy Darm* werden Sie immer

wieder auf detaillierte Informationen über Laboruntersuchungen stoßen, die Ihnen und Ihrem Arzt dabei helfen, die Ursachen Ihrer Symptome ausfindig zu machen. Mit diesem Wissen können Sie sehr viel besser mit Ihrem behandelnden Arzt oder Heilpraktiker zusammenarbeiten.

- **Nahrungsmittelunverträglichkeiten**. Am Anfang des Buches erörtert Dr. Pedre genau, auf welche speziellen Nahrungsmittel Sie zunächst verzichten sollten und warum. Danach erläutert er, wie Sie bei der Wiedereinführung dieser Nahrungsmittel vorgehen und worauf Sie dabei achten sollten, um herauszufinden, was Ihnen guttut. Um die für Sie optimale Ernährungsweise zu finden – die sich ganz grundlegend von der anderer Menschen unterscheiden kann –, ist es wichtig, dass Sie wissen, welche Nahrungsmittel Sie nicht vertragen und auf welche Sie allergisch reagieren. Dazu müssen Sie den Unterschied zwischen Nahrungsmittelunverträglichkeit und -allergie verstanden haben.

Wenn Sie Ihre Darmgesundheit verbessern möchten, sollten Sie dieses Buch aufmerksam lesen und die Ratschläge beherzigen.

Einleitung

»Der Darm ist Ihr innerer Garten.«

Dr. Mark Hyman

Julie, sechsundzwanzig, leidet ständig an Blähungen, Völlegefühl, Verdauungsstörungen und unregelmäßigem plötzlichem Stuhldrang. Manchmal muss sie sogar während eines Restaurantbesuchs mit Freunden unvermittelt zur Toilette laufen, was sie sehr in Verlegenheit bringt. Sie hat es bereits mit allen möglichen Diäten probiert und war bei den verschiedensten Ärzten (darunter zwei Gastroenterologen), doch nichts hat Aufschluss über die Ursache ihrer Symptome gebracht. Sie erklärt, es fühle sich so an, als würden alle Speisen ihren Körper auf dem schnellsten Weg wieder verlassen. Darüber hinaus schleppt sie fünf Pfund zu viel mit sich herum, die sie einfach nicht loswird.

Ihre Beschwerden begannen vor einigen Jahren, lange bevor wir uns das erste Mal trafen. Sie räumt ein, sich in ihrer Collegezeit »nicht unbedingt ideal« ernährt zu haben, Chips, Pizza, Bier und Süßigkeiten am späten Abend waren während ihres Studiums nichts Ungewöhnliches. Wann genau die Symptome begonnen haben, lässt sich nicht feststellen, doch mit den Jahren wurden sie immer schlimmer, und Julie ist nun an dem Punkt, an dem sie keinerlei Überblick mehr darüber hat, was ihren Magen wann in Aufruhr versetzt. Inzwischen traut sie sich kaum mehr auszugehen, sodass ihr Sozialleben gehörig in Mitleidenschaft gezogen wurde. An den Wochenenden bleibt sie abends meist zu Hause, weil sie befürchtet, dass unterwegs Probleme auftreten könnten.

Sie hat Blutanalysen vornehmen lassen und sich sogar einer Darmspiegelung unterzogen – einem Verfahren, bei dem ein Spezialist mithilfe einer an einer Art Schlauch angebrachten Kamera den Darm von innen betrachtet –, doch die Ursachen ihrer Beschwerden kennt sie immer noch nicht. Als sie zu mir in die Praxis kam, wusste sie sich keinen Rat mehr und fragte sich unter Tränen, ob sie jemals wieder ein normales Leben würde führen können.

Vielleicht erkennen Sie sich in Julies Geschichte wieder und leiden an ähnlichen Symptomen. Möglicherweise haben Sie auf der Suche nach der Ursache für Ihre Beschwerden bereits zahlreiche Ärzte konsultiert, nur um jedes Mal entweder enttäuscht und mit leeren Händen nach Hause geschickt zu werden oder mit einem Rezept für Medikamente, die lediglich die Symptome bekämpfen, doch nie mit einer Diagnose der Ursache. Vielleicht haben Sie schon einmal gedacht: »Ich bilde mir das alles nur ein«, weil der Arzt Ihnen gesagt hat, es läge keine erkennbare körperliche Erkrankung vor. Viele Probleme, die mit dem Darm zusammenhängen, gehen mit ähnlichen Symptomen einher. Die Angelegenheit wird noch dadurch verkompliziert, dass diese Symptome – zum Beispiel Blähungen, Völlegefühl, Durchfall und Verstopfung im Wechsel, Bauchschmerzen, die durch Stuhlgang gelindert werden – häufig unter dem Sammelbegriff »Reizdarmsyndrom« (RDS) zusammengefasst werden, sodass es für die Beschwerden zwar einen Namen gibt, dieser jedoch nicht dazu beiträgt, die wahren Ursachen herauszufinden oder zu behandeln. So ist es Julie ergangen, und vielleicht kennen Sie das auch. Der Arzt erklärt zum Beispiel: »An Ihrem Dickdarm sind keine Auffälligkeiten erkennbar. Wahrscheinlich ist es einfach nur Stress. Mit der Ernährung hat das nichts zu tun. Gehen Sie nach Hause, versuchen Sie sich zu entspannen, und mit der Zeit werden Ihre Beschwerden von selbst nachlassen.« In Wahrheit haben viele Ärzte einfach keine Ahnung, welche Untersuchungen weiterhelfen könnten, und noch weniger Ahnung von Ernährung – denn die Ernährung ist häufig die Hauptursache für derartige Symptome.

Ich bin selbst Arzt und war mir lange Zeit der Bedeutung unserer Ernährung für unsere Gesundheit kaum bewusst. Zu Zeiten meines Studiums wurde das Thema Ernährung nur kurz gestreift, während wir sehr viel über die Wirkungsweisen der verschiedenen Medikamente auf Krankheitsbilder lernten. (Zu unser aller Glück ändert sich das an den Universitäten gerade.)

Natürlich verfügte ich über ein gewisses Grundwissen über Ernährung. Mir war beispielsweise sehr wohl klar, dass es gesünder ist, nicht hormonell belastetes Fleisch und ökologisch angebautes Obst und Gemüse zu essen. Doch ich wusste nicht, welche Schäden Ernährungssünden anrichten können, oder dass das, was für den einen Menschen richtig ist, für einen anderen komplett falsch sein kann.

Ich selbst hatte bereits lange vor meinem Studium, in meiner Kindheit, mit Magen-Darm-Problemen zu tun. Ich hatte einen sogenannten »nervösen Magen«. Jedes Mal, wenn eine Prüfung oder ein Vorspiel auf dem Klavier bevorstand, schlug mein Bauch einen Salto. Ich hatte solche Schmerzen, dass ich schon lange vor dem Ereignis nichts mehr essen konnte, da ich mich ansonsten möglichweise hätte übergeben müssen. Man attestierte mir eine »schlechte Verdauung«, und ich litt derart häufig unter Erkrankungen der oberen Atemwege, die dann in eine Bronchitis umschlugen, dass sich mein Kinderarzt Sorgen über mein Immunsystem machte und mir ein Multivitaminpräparat zur Stärkung meiner Abwehrkräfte verordnete. Vermutlich war es weder meinen Eltern noch meinem Arzt bewusst, dass es in Wirklichkeit die viele Milch war sowie die zuckerreichen Weizencerealien und die Milchshakes, die meinem Magen schadeten und mein Immunsystem schwächten. Erst mit Anfang zwanzig hörte ich auf, Cerealien mit Milch zu frühstücken – ständig krank zu werden hätte auch gar nicht zu meinem regen Studentenleben gepasst. In all den Jahren hatte ich, wie wohl die meisten von uns, geglaubt, dass Milch gut für mich wäre. Die Erkenntnis, dass dies nicht stimmte, war für mich wie eine Erleuchtung, und es steckte mehr dahinter als eine Laktoseintoleranz.

Ich war damals an der medizinischen Fakultät, als ich entdeckte, dass mein Wohlbefinden sehr viel stärker mit meiner Ernährung zusammenhing, als ich jemals geahnt hätte. Es war für mich kaum zu glauben, dass meine Freunde alles, was mir Beschwerden verursachte, problemlos essen konnten. Nach einer geringfügigen Ernährungsumstellung, beispielsweise nahm ich von da an mehr gesunde Fette zu mir, fühlte ich mich besser als je zuvor; doch obwohl sich mein Zustand verbessert hatte, verschwanden noch nicht alle Symptome. Es dauerte weitere Jahre, bis ich begriff, wie die optimale Ernährungsweise für meinen Körper aussah.

Was in der Kindheit mit einem nervösen Magen begann, entwickelte sich bis Mitte, Ende zwanzig zu einem Reizdarmsyndrom. Ich lernte, meine Nerven durch Meditation zu beruhigen; trotzdem hatte ich in Stressphasen mit häufigem Stuhldrang und weichem Stuhlgang zu kämpfen. Ja, ich weiß, es mag Ihnen ungewohnt oder sogar ekelhaft erscheinen, dass ich mich so offen über Ausscheidungen äußere – oder Kacke, oder wie immer Sie es sonst nennen wollen. Aber es ist immens wichtig, diese Probleme offen anzusprechen.

Ich litt nicht mehr so oft an Infektionen der oberen Atemwege, doch ich konsumierte weiterhin einige für mich völlig ungeeignete Lebensmittel – wie bei den meisten anderen Bewohnern der westlichen Welt war das Marketing der Lebensmittelindustrie auch bei mir ausgesprochen wirkungsvoll. Ich nahm all die Lebensmittel zu mir, die ihren festen Platz in der westlichen Ernährung haben: Dazu gehören Fleisch, Obst, Gemüse und Salat ebenso wie Pizza, Brot und andere Backwaren und Nudeln. Ich hatte keine Ahnung, dass Gluten mein eigentliches Problem war. Wie hätte ich das, ohne die Symptome einer Glutenunverträglichkeit zu kennen, auch wissen können?

Der Verzehr von Weizen ist tief in unserer Kultur verwurzelt. Natürlich war Weizen auch in dem subventionierten Mittagsmenü während meiner Facharztausbildung am Mount Sinai Hospital in New York City enthalten – meist bestand es aus Pizza und einem zuckerhaltigen Erfrischungsgetränk – kaum jemals gab es einen Salat dazu. Diese Kombination hat uns selbstredend zuverlässig ins Mittagstief manövriert. Für die meisten, die wenig Zeit und Geld haben, sind diese und ähnliche Zusammenstellungen naheliegende Alternativen: schnell gekauft und ebenso schnell gegessen. Menschen, die unter Stress stehen und bis in die Nacht oder die frühen Morgenstunden hinein studieren oder arbeiten, haben oft eine besondere Vorliebe für solches Essen – es scheint in gewisser Weise etwas Tröstliches zu haben. Es gibt Studien zum Thema Schlafmangel, die zeigen, dass der Appetit der Teilnehmer auf stärke- und zuckerhaltige Lebensmittel mit steigendem Schlafentzug wächst.

Weil diese Art der Ernährung von allen als normal betrachtet wurde, war es für mich schwierig zu erkennen, wie sehr sie mir schadete. Ich hatte keine Ahnung, welchen Anteil meine Essgewohnheiten an meinen Atemwegserkrankungen und dem sogenannten Leaky-Gut-Syndrom – also dem durchlässigen Darm – hatte. Zudem war ich häufig erschöpft, ohne zu wissen, warum.

Ich begann, verschiedene Ernährungsformen auszuprobieren und erkannte, dass es mir am besten ging, wenn ich große Mengen frisches Gemüse und dazu mageres Fleisch aus ökologischer Landwirtschaft aß. Ich verbannte während dieser Experimentierphase alle stark verarbeiteten Lebensmittel von meinem Speiseplan, kaufte ausschließlich Bioprodukte und kochte meine Mahlzeiten größtenteils selbst. Es war erstaunlich, wie sehr sich mein Energielevel und mein allgemeines Wohlbefinden steigerten – und das innerhalb von zwei Wochen! Ich wusste, ich war auf dem richtigen Weg, aber mein Ziel hatte ich immer noch nicht erreicht. Um die Symptome wirklich loszuwerden, musste ich meinen durchlässigen Darm heilen. Und genau das ist auch das Anliegen, das ich mit diesem Buch verfolge: Ich möchte Ihnen dabei helfen, Ihr Darmleiden zu überwinden.

Viele Patienten kommen in meine Praxis, weil sie seit Jahren an Symptomen leiden, die mit dem Darm zusammenhängen. Andere suchen nach Möglichkeiten, dauerhaft abzunehmen und gesünder zu leben. Mithilfe des Happy-Darm-Programms, den wertvollen Informationen, die ich in diesem Buch für Sie zusammengetragen habe, und der nötigen Geduld können Sie Darmleiden und mit dem Darm assoziierte Erkrankungen für immer besiegen und den Verlauf zahlreicher chronischer Krankheiten positiv beeinflussen. Sie werden abnehmen und schmerzfrei und energiegeladen durchs Leben gehen.

Sind Sie bereit? Dann lassen Sie uns aufbrechen und gemeinsam den Pfad zu mehr Gesundheit und Wohlbefinden und einem »Happy Darm« beschreiten!

Alles dreht sich um den Darm

Der Darm als Schlüssel zur Gesundheit

»Praktisch jeder Gesundheitsstörung
oder Erkrankung liegen Entzündungsprozesse
zugrunde.«

Dr. David Perlmutter

Sie wachen morgens auf, und ihr Bauch ist noch vom gestrigen Abend aufgebläht. Sie hatten seit Tagen keinen Stuhlgang und hoffen inständig, dass es heute klappt – und zwar möglichst bald, noch bevor Sie zur Arbeit gehen. Ihr größter Albtraum ist es, dass Sie dieses dringende Bedürfnis auf dem Weg ins Büro ereilt und Sie dann erst einmal ein einigermaßen annehmbares öffentliches WC suchen müssen. Sie sind erschöpft, haben Gelenkschmerzen, und Ihre Muskeln fühlen sich kraftlos und empfindlich an. Sie haben zum dritten Mal in diesem Monat Kopfschmerzen oder Migräne. Die Fähigkeit, sich zu konzentrieren, erscheint Ihnen wie eine Gabe aus längst vergangener Zeit. Sie brauchen Stimulanzien (Koffein) und Relaxanzien (die Nahrungsmittel, die Sie essen, um sich zu entspannen, beziehungsweise das Glas Bier oder Wein am Abend), um durch den Tag zu kommen. Jeden Morgen wachen Sie in dem gleichen erbärmlichen Zustand auf, dennoch durchbrechen Sie diesen Kreislauf nicht, weil Sie glauben, dass es gar nicht anders geht. Was Sie vermutlich nicht wissen, ist, dass ein aus dem Gleichgewicht geratener Darm die Ursache all dieser Beschwerden ist.

Der gesunde Darm

Der Darm ist Ihr innerer Garten, und wie ein Garten muss er auch gepflegt werden. Ebenso wie die Haut die Grenze zur Welt *außerhalb* des Körpers darstellt, übernimmt der Darm diese Funktion *innerhalb* des Körpers. Seine Oberfläche ist beachtliche 200 Mal größer als die unserer Haut – damit ist er das größte unserer Organe, die mit der äußeren Welt interagieren. Der Darm kommt unablässig in Kontakt mit Nährstoffen und mit den verschiedensten Arten von Giftstoffen, Lebensmittelzusätzen, Mikroben, Genussmitteln und Medikamenten, die ihn tagtäglich durchlaufen. In seiner Funktion als »Pförtner« unseres Körpers hat der Darm die gewaltige Aufgabe, gleichzeitig als durchlässiger Filter für die Bausteine des Lebens zu dienen und alle Schadstoffe von uns fernzuhalten, denen wir immer wieder ausgesetzt sind.

In einem gesunden Darm lebt ein ganzer Kosmos von nützlichen Bakterien, die uns bei der Verdauung helfen, Vitamine produzieren, das Wachstum der Darmschleimhaut anregen und schädliche Organismen unter Kontrolle halten. Die Signale, die der Darm an das Gehirn sendet, sagen Ihnen, dass Sie satt sind, damit Sie sich nicht überessen. Die Verdauung beginnt im Mund und setzt sich in wohlorchestrierter Weise bis in den Mastdarm fort. Stets wird zum richtigen Zeitpunkt genau die erforderliche

Menge an Verdauungssäften abgesondert. Und mindestens einmal am Tag werden Abfall- und Giftstoffe über den Stuhl effizient aus dem Körper ausgeschieden.

Ein gesunder Darm erfüllt folgende Kriterien:

- Alle Speisen werden bei der Verdauung in ihre Komponenten aufgespalten.
- Die Darmoberfläche ist kräftig und in der Lage, Mikronährstoffe zu absorbieren, während sie gleichzeitig größeren, nur teilweise verdauten Partikeln sowie Bakterien, Hefepilzen und Parasiten den Eintritt verwehrt.
- Das darmassoziierte Immunsystem wird nur im Bedarfsfall aktiviert und nicht überstimuliert.

Er hat folgende fünf Hauptaufgaben:

1. Er verdaut die Speisen.
2. Er ist zuständig für die Absorption, also Aufnahme von Nährstoffen in den Körper.
3. Er dient als Immunitätsbarriere gegenüber der Außenwelt.
4. Über den Darm können wir eine symbiotische Beziehung mit für uns nützliche Bakterien eingehen. Das heißt, wir pflegen eine Beziehung mit ihnen, von denen beide Seiten profitieren.
5. Dem Darm obliegt die Entgiftung einschließlich der Ausscheidung von Abfall- und Giftstoffen aus dem Körper.

Die wichtigsten Aufgaben des Darms

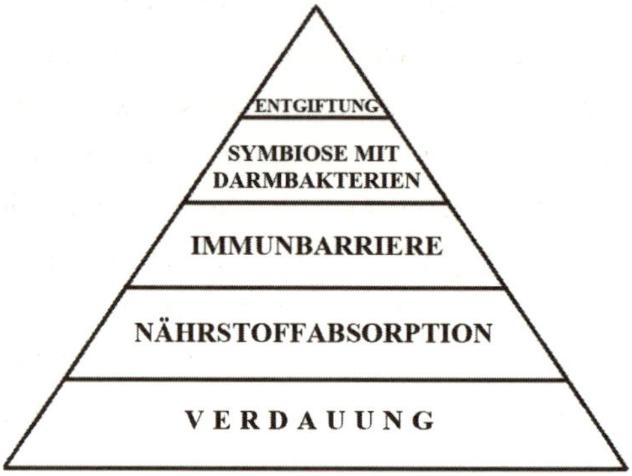

Das Einmaleins der Verdauung

Verdauung fängt beim Kauen der Speisen im Mund an. Der Speichel spaltet die Kohlenhydrate in den Lebensmitteln auf. Anschließend bewegt die Speiseröhre den Speisebrei in den Magen. Der niedrige pH-Wert – also hoher Säuregehalt – im Magen aktiviert bestimmte Enzyme, die Peptidasen. Gleichzeitig dient die saure Umgebung als erste Verteidigungslinie gegen Bakterien, Parasiten und Hefepilze, die wir ungewollt aufnehmen.

Peptidasen arbeiten am besten in einem sauren Milieu. Sie spalten Proteine (Eiweiße) in Aminosäuren – die Baustoffe für Muskeln und Gewebe – auf. Kohlenhydrate werden in Glukose gespalten.

Im Dünndarm, der nächsten Station des Speisebreis, ist der pH-Wert eher basisch, da Gallensekret aus der Leber beziehungsweise der Gallenblase ausgeschieden wird. Die bittere Flüssigkeit hat die Aufgabe, Fette aus der Nahrung zu emulgieren – also in mikroskopisch kleine Tropfen aufzuteilen –, damit sie vom Darm aufgenommen werden können. Dieser Prozess setzt sich auf der gesamten Länge des Dünndarms fort, wo die Bakterien, die von Natur aus unseren Darm besiedeln, unsere Speisen fermentieren. Sie helfen uns dabei, alles in verwertbare Stoffe zu zerlegen – manchmal in für uns wenig vorteilhafter Weise, bei der sich viele Gase bilden, doch im Großen und Ganzen kommt uns ihre Arbeit sehr zugute, weil sie dabei unter anderem lebensnotwendige Vitamine produzieren. Im nächsten

Primäre Verdauungsorgane

Die **Leber** produziert Gallensaft, der dazu dient, Fette zu emulgieren und zu absorbieren. Zugleich ist sie als Primärorgan für die Entgiftung für die Verarbeitung aller Schadstoffe aus der Umwelt, aus Medikamenten, Genussmitteln und auch von körpereigenen Toxinen zuständig.

Die **Gallenblase** speichert die Gallenflüssigkeit und gibt während einer Mahlzeit kleine Mengen davon an den Dünndarm ab.

Die **Bauchspeicheldrüse (Pankreas)** scheidet alkalischen Pankreassaft aus, um die Magensäure zu neutralisieren. Dieser enthält vor allem Lipasen und Proteasen, zwei Enzyme, die zur Spaltung von Proteinen und Fetten beitragen. Die Bauchspeicheldrüse bildet darüber hinaus wichtige Hormone, zum Beispiel Insulin, die an der Regulierung der Nährstoffe im Blutkreislauf beteiligt sind.

Schritt wird das Essen in den Dickdarm transportiert, der der verdauten Masse Wasser entzieht, sodass schließlich das Endprodukt entsteht: der Stuhl. Im Idealfall ist er länglich und geschmeidig; doch während dieses Prozesses kann vieles schiefgehen. In den folgenden Kapiteln werden wir dem auf den Grund gehen.

Mit dem Moment, da wir den Geburtskanal passieren, beginnt die Besiedelung unseres Körpers mit einer einzigartigen Kombination von Mikroben aus der Vagina unserer Mutter, und zwar sowohl innerlich, in unseren Atemwegen und dem Verdauungstrakt wie auch äußerlich auf unserer Haut.[1] Hier nimmt der lange Prozess der bakteriellen Besiedelung unseres Körpers seinen Anfang. Diese Bakterienkolonien, die zunächst von unserer Mutter und später aus der Umwelt stammen, verändern sich abhängig von unserem Lebensstil, unserer Ernährung und unserer Belastung durch Antibiotika. Im Schnitt haben wir zehnmal so viele Mikrobenzellen in unserem Körper wie eigene Zellen, und das Darmmikrobiom in seiner Gesamtheit – also die Lebewesen in unserem Darm zusammengenommen – enthält bis zu 150-mal mehr Gene als der Genpool der menschlichen Zellen. Dieses innere mikrobielle Milieu hat einen wesentlichen Einfluss darauf, wie wir uns körperlich fühlen, wie unser Immunsystem funktioniert und wie wir Speisen verdauen und aufnehmen.

Unglücklicherweise fördert die in den westlichen Ländern übliche Ernährung, die zu einem großen Teil aus stark verarbeiteten Lebensmitteln besteht und reich an Zuckern und Zusatzstoffen ist, die Vermehrung schädlicher Bakterien und Hefepilze. Zudem aktiviert sie Gene, die dem Wohlbefinden wenig zuträglich sind. Wenn ich sage, alles hat im Darm seinen Ursprung, meine ich damit wirklich fast alles: Kopfschmerzen, Migräne, Allergien, Autoimmunerkrankungen, Gewichtszunahme, Akne, Hautausschläge, Pilzinfektionen, hormonelles Ungleichgewicht, Erschöpfung, ein angegriffenes Immunsystem, sogar die Art des Schmerzempfindens – das alles ist eng verknüpft mit der Verfassung und Gesundheit des Darms.

Der Ansatz der funktionellen Medizin

»In der funktionellen Medizin geht es darum, Resilienz im menschlichen Körper aufzubauen – also die Fähigkeit zur Rückkehr in den Ausgangszustand.«

Dr. Mark Hyman in seiner Rede anlässlich der internationalen Konferenz des Institute for Functional Medicine 2014

Nun, da wir den Zusammenhang zwischen Ihrem Darm und anderen Krankheitsbildern hergestellt haben, möchte ich Ihnen das Therapieprinzip der funktionellen Medizin und das Happy-Darm-Programm vorstellen, die eine wirkungsvolle ganzheitliche Alternative zur üblichen Herangehensweise sind und Darmprobleme in vielen Fällen erfolgreich heilen.

Ein Nachteil der westlichen Schulmedizin liegt darin, dass sie im Allgemeinen statt der Ursachen die Symptome behandelt. Eine Krankheit oder Kombination von Symptomen wird mit einem Namen versehen (wie zum Beispiel »Reizdarmsyndrom«), doch das bringt weder den Arzt noch den Patienten der Wurzel des Problems näher. Der Name erklärt nicht das zugrunde liegende Ungleichgewicht, das primär zu den Symptomen geführt hat.

Wir sind an diese Betrachtungsweise gewöhnt und verwechseln häufig die Behandlung von Symptomen mit der Behandlung der Krankheit. Würden Sie sich bei einem tropfenden Wasserhahn bei Ihnen zu Hause nach einem Eimer umsehen, um ihn »zu reparieren«, oder doch eher nach der eigentlichen Ursache suchen – möglicherweise eine alte Dichtung – und diese beheben, um das Tropfen abzustellen? Schulmediziner greifen, um in diesem Bild zu bleiben, oft nach dem Eimer.

Während die westliche Schulmedizin symptom- und diagnoseorientiert ist, stehen in der funktionellen Medizin der Patient und der Heilungsprozess im Vordergrund.

Sie ist bestrebt, die angeborenen Selbstheilungskräfte des Körpers zu stärken und zu unterstützen, und betrachtet das Individuum als ein System, ähnlich einem Symphonieorchester. Gibt es in irgendeinem Bereich ein Ungleichgewicht, ist dies im ganzen System zu spüren, so wie sich ein verstimmtes oder aus dem Rhythmus geratenes Instrument negativ auf den Klang eines ganzen Orchesters auswirkt. In der funktionellen Medizin liegt der Fokus darauf, die zugrunde liegende Ursache zu identifizieren und diese wieder ins Gleichgewicht zu bringen.

Dies erfolgt auf der Grundlage von Erkenntnissen darüber, wie das System Körper mit all seinen Mechanismen und Prozessen funktioniert und wie es bei einer Störung im Sinne einer ganzheitlichen Heilung behandelt werden muss.

Ein perfektes Beispiel dafür ist die Geschichte meiner Patientin Katherine.

Als die 32-jährige Katherine in meine Praxis kam, litt sie an häufigem weichem Stuhlgang, der phasenweise täglich blutig war, und an ständig wiederkehrenden Magenschmerzen – unabhängig davon, was sie aß. Zudem fühlte sie sich niedergeschlagen und deprimiert. Sie ging davon aus, dass die Symptome stressbedingt waren, bekam sie aber nicht in den Griff. Mir war sofort klar, dass etwas mit ihrem Dickdarm nicht in Ordnung war, da sie von Blut im Stuhl gesprochen hatte, doch ich vermutete, dass das längst nicht alles war. Ich veranlasste Laboruntersuchungen, um andere mögliche Ursachen auszuschließen und stieß dabei auf positive Marker für Zöliakie, eine schwere Autoimmunerkrankung, die auf einer Unverträglichkeit gegenüber dem Klebereiweiß Gluten beruht. Ich schickte sie zu einem Kollegen, einem Gastroenterologen, der sowohl eine Magen- als auch eine Darmspiegelung durchführte. Anhand der Gewebeproben fanden wir heraus, dass sie an *Colitis ulcerosa* litt, einer chronisch-entzündlichen Darmerkrankung. Außerdem bestätigte sich der Verdacht auf Zöliakie. Ich hatte sie bereits auf eine entzündungshemmende, glutenfreie Diät gesetzt und ihr das Happy-Darm-Programm verordnet. Parallel arbeitete sie daran, ihre Stressbelastung zu senken und lernte kochen. Langsam ging es ihr besser. Es dauerte einige Monate, bis sie sich vollkommen erholte, doch dank ihrer Disziplin schaffte sie es schließlich, ihre Darmgesundheit wiederherzustellen.

In diesem Fall haben es die Schulmedizin und die funktionelle Medizin gemeinsam geschafft, den bestmöglichen Weg für Katherines Heilung zu finden. Dass beide Ansätze Hand in Hand gehen und sowohl Diagnose- und Behandlungsmethoden der Schulmedizin als auch der funktionellen Medizin Anwendung finden, halte ich für die ideale Herangehensweise. Wir sollten nicht gegeneinander arbeiten, sondern auf Grundlage aktueller Erkenntnisse zusammen die bestmögliche Therapie gewährleisten.[2]

Ein Paradebeispiel für die unterschiedliche Herangehensweisen westlicher und funktioneller Medizin sind Protonenpumpenhemmer (PPI) – kurz Säureblocker –, Arzneistoffe zur Behandlung von Refluxösophagitis, Magen- und Zwölffingerdarmgeschwüren und Gastritis. Werden diese Medikamente für längere Zeit eingenommen, kann dies Nebenwirkungen nach sich ziehen, wie zum Beispiel eine verringerte Aufnahme von Vitamin B_{12}; mitunter wird auch die Kalziumaufnahme gehemmt, sodass das Risiko für Osteoporose und Knochenbrüche steigt.

Wenn man den pH-Wert des Magens mit einem Säureblocker (etwa einem PPI oder H_2-Blocker, wie es beispielsweise die Arzneimittel Omeprazol, Esomeprazol, Cimetidin und Ranitidin sind) erhöht, erschwert das nicht nur die Verdauung, es berei-

WIE SÄUREBLOCKER WIRKEN

Protonenpumpen-Inhibitoren (PPI) sind Arzneimittel, die den Säuregehalt des Magens verringern, indem sie ein bestimmtes Enzym – die Protonen-Kalium-Pumpe – hemmen. Mit einem PPI steigt der pH-Wert des Magens auf über 4,0, während die Wasserstoffionen-Aktivität (H+) zurückgeht. Normalerweise liegt der pH-Wert im Magen bei 2,0 bis 3,0.

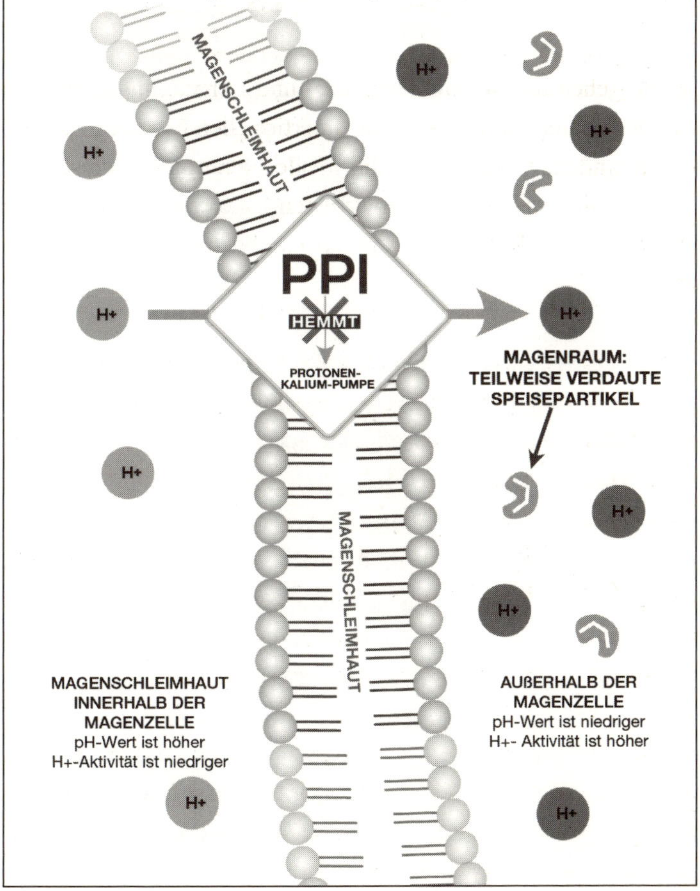

tet zudem den Boden für die Ausbreitung von Hefepilzen (zum Beispiel der Gattung Candida) in Ihrem Verdauungstrakt, insbesondere im Dünndarm. Diese unfreundlichen Gesellen können bei übermäßiger Vermehrung eine Fülle von Symptomen auslösen – die Palette reicht von chronischer Müdigkeit, über Muskelschmerzen, Gedächtnisprobleme, Blähungen, Magenbeschwerden und Juckreiz im Analbereich bis hin zu Hautausschlägen. In der Schulmedizin werden diese Symptome isoliert betrachtet – doch sind sie lediglich die Spitze des Eisbergs. Hinter diesen scheinbar nicht miteinander in Zusammenhang stehenden Symptomen verbirgt sich ein aus dem Gleichgewicht geratener Darm.

Nahrung transportiert Informationen

Wenn Sie der wirklichen Ursache Ihrer Darmprobleme auf die Spur kommen wollen, müssen Sie sich ganz genau ansehen, was Sie mit Ihrer Gabel aufspießen. Nahrung transportiert Informationen. Welche Nahrungsmittel Sie zu sich nehmen, hat weitreichende Auswirkungen: angefangen bei den biochemischen Reaktionen, die auf zellulärer Ebene stattfinden, bis zu dem, was Sie in Ihrem gesamten Körper wahrnehmen. Wenn Sie Milchshakes, Hamburger und Pommes frittes konsumieren, aktivieren Sie Gene, die Entzündungen im Darm und im übrigen Körper begünstigen, wenn Sie dagegen eine Portion gedämpften Brokkoli essen, aktivieren Sie krebs- und entzündungshemmende genetische Signalwege.

Der Darm ist das Tor zum restlichen Körper. Wer hat die Kontrolle über dieses Tor? Kleiner Tipp: Schauen Sie in den Spiegel. Sie sind es, der darüber entscheidet, was in Ihren Mund wandert.

Allerdings ist das nur ein Teil der Wahrheit: Die meisten von uns entscheiden nicht ganz unabhängig über ihre Speisenauswahl. Es gibt Lebensmittel, die süchtig machen und dafür sorgen, dass wir die Kontrolle über unseren Appetit verlieren. Wir sind es gewohnt, Nahrungsmittel zu essen, die nur noch wenig mit ihren ursprünglichen Bestandteilen zu tun haben und die stark verarbeitet wurden – oft bis zur Unkenntlichkeit. Schulprogramme, die Kindern die Herkunft von Lebensmitteln näherbringen – in deren Rahmen sie zum Beispiel lernen, Gemüse selbst anzupflanzen –, haben gezeigt, dass Kinder, die über den Ursprung ihres Essens Bescheid wissen, mit höherer Wahrscheinlichkeit gesündere Entscheidungen treffen.

Die Lebensmittelindustrie ist natürlich bestrebt, solche gesunden Tendenzen zu hintertreiben. Die Industrie macht sich die chemischen Vorgänge im menschlichen Gehirn zunutze, indem sie Lebensmittel mit einer Kombination aus salzig, süß und fett entwickelt, die uns derart süchtig machen, dass es uns nur schwer gelingt, nach ein oder zwei Bissen aufzuhören. Zudem hat sie dafür gesorgt, dass nicht mehr so leicht ersichtlich ist, was in einem Lebensmittel steckt, indem sie irreführende Angaben auf den Verpackungen macht.

Nach den gleichen Prinzipien handeln große Restaurantketten, um ihr Speisenangebot attraktiver und suchterzeugender zu machen. Falls Sie den Dokumentarfilm *Supersize Size Me* noch nicht gesehen haben, sollten Sie dies unbedingt nachholen. Zu sehen, wie Fastfood die inneren Organe (etwa die Leber) schädigt und gleichzeitig das Gehirn dazu bringt, nach immer mehr zu rufen, wird Sie schockieren.

Am weitesten verbreitet ist wohl der Heißhunger auf Süßes. Er bringt uns dazu, zu viel Zucker zu essen, ohne es überhaupt zu bemerken. Vielleicht lieben Sie kohlenhydrathaltige Nahrungsmittel wie Brot, Reis und Nudeln – die darin enthaltenen Kohlenhydrate werden bei der Verdauung grundsätzlich in Zucker umgewandelt. Vielleicht trinken Sie gerne Frucht- und Gemüsesäfte, weil Sie sie für gesund halten – und haben keine Ahnung, wie viel Zucker Sie auf diese Weise konsumieren. Unwissentlich füttern Sie Hefepilze und schädliche Bakterien in Ihrem Darm mit durch und wundern sich dann, warum Sie sich nicht gut fühlen.

Dieser Teufelskreis lässt sich nur unterbrechen, indem Sie aufhören, diese Lebensmittel zu essen. *Happy Darm* wird Ihnen dabei behilflich sein. Sie werden lernen, auf Speisen zu verzichten, die Ihr Verdauungssystem durcheinanderbringen und zu Gewichtszunahme, Schmerzen und Erschöpfung führen, und kein Verlangen mehr nach Lebensmitteln haben, die Sie langsam aber sicher krank machen – und Heißhungerattacken werden der Vergangenheit angehören.

Schädliche Einflüsse auf den Darm

Nicht nur falsche Ernährung wirkt sich negativ auf die Darmgesundheit aus, wir sind auch anderen schädlichen Einflüssen ausgesetzt. Einer davon ist Stress. Forschungen haben gezeigt, dass Stressreaktionen das natürliche Gleichgewicht unserer Darmflora stören, wodurch sich das Verhältnis der Anzahl nützlicher Bakterien im Darm zu der schädlicher Bakterien verändert. Wenn Patienten mit Darmproblemen in meine Praxis kommen, frage ich immer danach, was sie tun, um Stress zu reduzieren und abzubauen. Meist lautet die Antwort: »Nichts.« Viele Menschen vernachlässigen die Selbstfürsorge. Sie glauben, sie hätten nicht die Zeit, gut für sich selbst zu sorgen. Dabei genügen zehn Minuten täglich, um Meditations- und Yogaübungen in Ihren Alltag zu integrieren. Diese wenigen Minuten sind im Hinblick auf Ihre Darmgesundheit und Ihr allgemeines Wohlbefinden wirklich gut investiert. Im Kapitel »Gesunder Darm, gesunder Mensch: Der Blick aufs Ganze« (ab S. 261) gehe ich näher auf diese Zusammenhänge ein.

Ein weiteres Problem sind Antibiotika. Antibiotika werden schlicht viel zu oft verschrieben. Als Mediziner kann ich Ihnen sagen, dass der Großteil der Infektionskrankheiten, mit denen Sie zum Hausarzt gehen, viral bedingt ist. Antibiotika töten Bakterien ab oder hemmen ihr Wachstum. Viren werden bis auf wenige Ausnahmen von Antibiotika nicht beeinträchtigt. Die meisten Erkältungskrankheiten (darunter Nasennebenhöhlenentzündungen im Frühstadium und Bronchitis) werden von Viren ausgelöst und verschwinden irgendwann ganz ohne Antibiotikagabe. In den meisten Fällen reichen Ruhe und die Unterstützung des Immunsystems aus, um diese Infektionen zu kurieren. Trotzdem verlangen viele Patienten innerhalb der ersten beiden Tage nach dem Auftreten von Erkältungssymptomen von ihrem Arzt, ihnen irgendein Gegenmittel zu verschreiben. Da ich weiß, welche Schäden Antibiotika in der Darmflora anrichten, bemühe ich mich, meinen Patienten klarzumachen, dass nicht jede Infektion einer Behandlung mit Antibiotika bedarf. Nimmt man das große Ganze in den Blick, kommt man zudem nicht an der Tatsache vorbei, dass durch die übermäßige Verordnung von Antibiotika die Zahl der antibiotikaresistenten Keime wächst – diese sind ausgesprochen schwer zu behandeln und können Menschen das Leben kosten.

Dessen ungeachtet hat vermutlich so ziemlich jeder von uns bereits mehrfach in seinem Leben Antibiotika eingenommen. Jedes einzelne Mal hat die Darmflora verändert. Wenn man es dann noch versäumt, die richtigen Lebensmittel zu essen – darunter milchsauer vergorenes oder fermentiertes Gemüse –, kommt es unweigerlich zu einer Dysbiose – einer Störung der Darmflora durch ein Ungleichgewicht zwischen nützlichen und schädlichen Mikroorganismen.

Durch die Einnahme von Antibiotika, den Verzehr ungeeigneter Lebensmittel und die Giftstoffe, denen Sie in Ihrer Umgebung ausgesetzt sind, entsteht eine Dysbiose. Im Laufe der Zeit – das kann nur wenige Tage dauern oder einige Monate – entwickelt sich daraus ein durchlässiger Darm – das sogenannte Leaky-Gut-Syndrom. Infolge dieser Durchlässigkeit oder »Hyperpermeabili-

WIE DYSBIOSE KRANK MACHT

Dysbiose ist ein mikrobielles Ungleichgewicht im Darm, charakterisiert durch ein erhöhtes Vorkommen von schädlichen Bakterien, Hefepilzen und/oder Parasiten, während gleichzeitig der Anteil nützlicher Bakterien gesunken ist.

1. DIE DARMSCHLEIMHAUT IST GEREIZT.
Reizungen der Darmschleimhaut können vielfältige Ursachen haben, darunter zu hoher Alkoholkonsum, Stress, Schlafmangel, ein zu geringer Anteil an Fettsäuren in der Ernährung, die Einnahme von Antibiotika oder von nichtsteroidalen Antirheumatika (NSAR) zur Behandlung von Entzündungen. In der Folge kommt es zu einer Störung des mikrobiellen Gleichgewichts der Darmflora.

2. DER DARM NIMMT NÄHRSTOFFE NICHT GUT AUF.
Sie sind erschöpft, und Ihr Bauch beginnt sich zu blähen.

3. ES KOMMT ZU ENTZÜNDUNGEN IM DARM.
Durch die Entzündung wird die Darmwand durchlässig für Nahrungspartikel. Nährstoffe werden nicht mehr absorbiert. IgG-Antikörper werden vermehrt gebildet, und im Stuhl lassen sich erhöhte Werte von eosinophilen Proteinen X (EPX) und Calprotectin nachweisen.

4. SIE ENTWICKELN EINEN DURCHLÄSSIGEN DARM, DAS SO GENANNTE LEAKY-GUT-SYNDROM.
Durch die geschädigte, durchlässig gewordene Darmschleimhaut kann es zu vielfältigen Symptomen kommen, darunter die erhöhte Bildung von Gasen, Blähungen, Krämpfe, Verstopfung, Durchfall, nachlassende Gedächtnisleistung, Konzentrationsschwäche, Gelenkschmerzen und Hautausschläge.

5. SIE LEIDEN AN LEBENSMITTEL-UNVERTRÄGLICHKEITEN.
Diese können Migräne, ein Reizdarmsyndrom, Ekzeme, Nesselsucht, Asthma, chronische Rhinitis/Sinusitis oder Fibromyalgie auslösen.

6. SIE ENTWICKELN EINE AUTOIMMUNERKRANKUNG
Zu den Autoimmunerkrankungen zählen unter anderem rheumatoide Arthritis, Lupus erythematodes (Schmetterlingsflechte), Zöliakie, Morbus Crohn, Colitis ulcerosa, das Sjögren-Syndrom und Hashimoto-Thyreoiditis.
Bei all diesen Krankheiten richtet sich das Immunsystem gegen körpereigene Strukturen.

tät« gelangen nicht vollständig verdaute Eiweißmoleküle aus der Nahrung in den Körper. Das Immunsystem nimmt sie als Fremdkörper wahr und bekämpft sie, was die Entstehung von Lebensmittelunverträglichkeiten zur Folge hat. Diese Unverträglichkeiten, die Sie möglicherweise gar nicht bemerken, können sich in Nesselsucht, Allergien, chronischer Nasennebenhöhlenentzündung oder Migräne manifestieren und zu einem Auslöser für das Reizdarmsyndrom oder eine Autoimmunerkrankung werden.

Das Leaky-Gut-Syndrom

Das Leaky-Gut-Syndrom, also der durchlässige Darm, zählt zu den umstrittensten gesundheitlichen Störungen überhaupt. Um Darmprobleme und die daraus resultierenden Beschwerden in den Griff zu bekommen, muss es jedoch unbedingt behandelt werden – denn ein durchlässiger Darm ist das Bindeglied zwischen beeinträchtigter Darmgesundheit und systemischen Erkrankungen, die sich auf das gesamte Organsystem auswirken. Beim »Leaky Gut Syndrom« handelt es sich um einen Prozess, der zahlreichen Erkrankungen zugrunde liegt, die wir zwar behandeln, bisher aber nicht heilen können. Die Störung führt dazu, dass die Verbindungen zwischen den Zellen der Darmschleimhaut (*Tight Junctions*) locker werden, sodass größere Moleküle wie zum Beispiel nicht vollständige Speisepartikel durch die Darmwand dringen können. Normalerweise gelangen nur vollständig verdaute Nahrungspartikel durch die Zellwände. Beim durchlässigen Darm hingegen wird das darmassoziierte Immun-

GESUNDER vs. DURCHLÄSSIGER DARM

Ein gesunder Darm dient als Schutzbarriere gegen größere Nahrungspartikel sowie krankheitserregende Bakterien, Hefepilze und Parasiten. In einem durchlässigen Darm sind die Verbindungen zwischen den Zellen der Darmwand gelockert, sodass unverdaute Nahrungspartikel und Krankheitserreger entweichen und das Immunsystem aktivieren, was schließlich zu Entzündungen und Lebensmittelunverträglichkeiten führt.

ANTIBIOTIKA
AUTOIMMUNREAKTIONEN
DYSBIOSE
INFEKTIONEN

GESUNDER DARM → **DURCHLÄSSIGER DARM**

MAGENSÄUREMANGEL
NICHTSTEROIDALE ANTIRHEUMATIKA (NSAR)
EINSEITIGE ERNÄHRUNG
STRESS
TOXINE

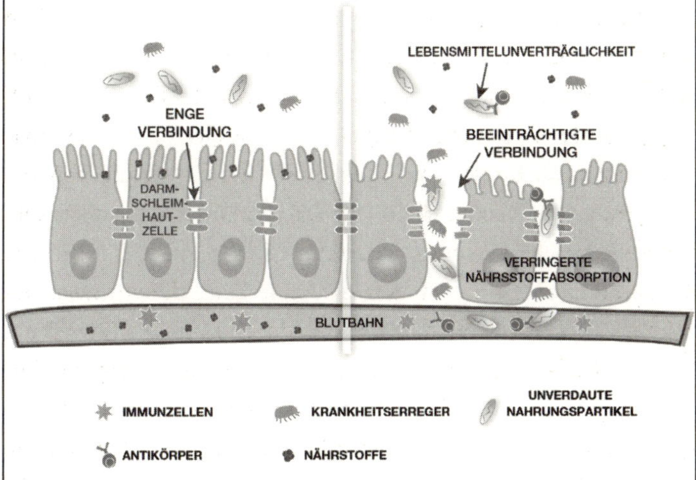

Immunzellen, Krankheitserreger, unverdaute Nahrungspartikel, Antikörper, Nährstoffe

system mit einer Fülle von Substanzen konfrontiert, mit denen es für gewöhnlich nie in Kontakt kommen würde. Stellen Sie sich ein Seihtuch aus dichtem und eines aus lockerem Gewebe vor. Durch das dicht Gewebe gelangen nur Flüssigkeiten, Mineralien und die Spaltprodukte der Verdauung (Aminosäuren, Glukose, Fette), während durch das lockere Gewebe auch nicht vollständig verdaute Nahrungsbestandteile den Darmraum verlassen.

Ursachen für einen durchlässigen Darm

Zahlreiche Faktoren können die Entwicklung eines durchlässigen Darms begünstigen. Dazu gehören:

- ungünstige Essgewohnheiten
- Stress/Emotionen
- Infektionen, einschließlich Dysbiose
- systemische Entzündungserkrankungen
- Magensäuremangel
- Schadstoffbelastung (Konservierungsstoffe und Pestizide in Lebensmitteln können die Darmschleimhaut schädigen, ebenso wie Giftstoffe aus der Umwelt)
- NSAR (wie Aspirin, Ibuprofen, Diclofenac oder Aleve)
- Antibiotika (mit ihrer zerrüttenden Wirkung auf die Darmflora)

Wenn das Immunsystem überreagiert

Ihr Immunsystem patrouilliert ständig an den Darmgrenzen, um zu verhindern, dass schädliche Stoffe in den Blutkreislauf gelangen. Wenn das Immunsystem solche Fremdstoffe sichtet, greift es an. Und wenn die betreffende Person eine genetische Prädisposition zur Entwicklung von Autoimmunerkrankungen hat, kann diese dauerhaft erhöhte Belastung des Immunsystems eine Autoimmunerkrankung herbeiführen. Wenn zum Beispiel große Eiweißmoleküle aus nicht vollständig verdauten Lebensmitteln, die Sie täglich verzehren, die Darmwand durchdringen, entwickeln Sie eine Immunreaktion auf genau diese Lebensmittel.

Zu den am weitesten verbreiteten Symptomen eines überaktiven Immunsystems gehören: Blähungen, Magenverstimmungen, Verstopfung oder Durchfall, durch Mangelernährung verursachte Erschöpfungszustände und Gewichtszunahme, die zum Teil auf Wassereinlagerungen zurückzuführen ist.

Forschungen haben gezeigt, dass sowohl das Reizdarmsyndrom als auch Migräne von Immunreaktionen auf Nahrungsmittel ausgelöst werden können, die man täglich isst. Und ein durchlässiger Darm, der nicht behandelt wird, kann zahlreiche systemische Entzündungserkrankungen und sogar Mangelernährung hervorrufen.

Zunehmen durch Unverträglichkeiten

Häufig führt eine Ernährungsweise, die reich an Lebensmitteln ist, auf die man sensibel reagiert, in Kombination mit einem undurchlässigen Darm zu Flüssigkeitseinlagerungen und Entzündungen und in der Folge zu Gewichtszunahme. Menschen, die sehr empfindlich auf Lebensmittel reagieren, verlieren in der ersten Woche nach einer Ernährungsumstellung häufig fünf bis sechs Pfund.

Möglicherweise essen auch Sie regelmäßig Lebensmittel, gegen die Ihr Körper eine Immunreaktion oder Unverträglichkeit entwickelt hat, ohne es zu wissen. Auch wenn Sie Diät halten, also etwa die Kalorien- oder die Kohlenhydratzufuhr einschränken, oder das Verhältnis von Kohlenhydraten zu Fetten und Proteinen im Blick behalten: Ihre Lebensmittelunverträglichkeit wird Ihnen das Abnehmen erschweren. Sobald Sie hingegen die betreffenden Lebensmittel, die bei Ihnen eine Immunreaktion hervorrufen, weglassen, werden Sie ganz von selbst abnehmen.

Neueren Forschungsergebnissen zufolge können Darmbakterien die Fettablagerung verändern sowie die Art, wie Hormone uns signalisieren, dass wir satt sind, und wie der Blutzuckerspiegel ausgeglichen wird. Die falsche Mischung oder mangelnde Vielfalt an Mikroben kann den Weg für Adipositas und damit zusammenhängende Erkrankungen wie Diabetes und Herzerkrankungen bereiten.

In einer Studie entnahmen Wissenschaftler vier Zwillingspaaren, von denen jeweils einer der Zwillinge schlank und der andere adipös war, Darmbakterien, und übertrugen diese auf zwei Gruppen von Mäusen. Diese Mäuse waren in einer keimfreien Umgebung gezüchtet worden, sodass ihre Körper frei von jeglichen Bakterien waren. Die Forscher fanden heraus, dass die Mäuse, denen die Mikroben eines adipösen Zwillings eingesetzt wurden, sehr schnell zunahmen, während die Mäuse der zweiten Gruppe dünn blieben. Alle Mäuse wurden gleich ernährt, um unterschiedliche Essgewohnheiten als Ursache für die Gewichtszunahme auszuschließen.

Als sich die Wissenschaftler die Bakterienstämme aus dem Darm der Zwillinge genauer ansahen, fiel ihnen auf, dass die adipösen Geschwister eine geringere Vielfalt an Bakterien aufwiesen. Mikrobielle Diversität scheint also ein Schlüssel für eine intakte Gesundheit zu sein. Im letzten Jahrhundert ist der Anteil stark verarbeiteter Lebensmittel an unserer Ernährung stark gestiegen. Eben diese Ernährungsgewohnheiten haben zu einer verringerten Vielfalt der Bakterienstämme in unserem Darm geführt.

Um herauszufinden, ob Adipositas schlicht durch die Förderung der Vielfalt im Darm rückgängig gemacht werden kann, wurden dünne Mäuse zu ihren adipösen Artgenossen in den Käfig gesetzt. Das Ergebnis: Allein durch die gemischte Haltung wurde die höhere Darmmikrobenvielfalt der schlanken Mäuse auf die adipösen Mitbewohner übertragen. Dieser Transfer führte zu einem verbesserten Stoffwechsel und einem Rückgang der Fettleibigkeit bei den betroffenen Mäusen. Wenn die zu Adipositas neigenden Mäuse jedoch Futter erhielten, das reich an gesättigten Fetten war, nahmen sie rasch zu, und die Darmbesiedelung blieb dauerhaft weniger vielfältig.[3]

Bei Menschen lässt sich die Manipulation der Darmflora nicht so einfach bewerkstelligen, wie es der Versuch mit den Mäusen suggeriert. Dazu müssten die Bakterienarten, die für ein normales Gewicht verantwortlich sind, genauer bestimmt werden. Die symbiotische Beziehung, die wir mit den Bakterien in unserem Darm unterhalten, ist äußerst komplex. Wir wissen allerdings, dass sie von der Ernährung abhängt. Eine abwechslungsreiche Vollwerternährung mit hohem pflanzlichem

Anteil regt eine Art der bakteriellen Vielfalt im Darm an, die eine Gewichtsabnahme fördert. Eine einseitigere Ernährung dagegen, die zu einem großen Teil aus industriell stark verarbeiteten Lebensmitteln besteht, die Vielfalt im Darm reduziert, was wiederum eine Gewichtszunahme begünstigt.

Durch Stuhltransplantation zum Normalgewicht?

Die Ergebnisse einer Forschungsarbeit über das Mikrobiom legen den Schluss nahe, dass es in naher Zukunft möglich sein könnte, die Darmflora mit dem Ziel der Gewichtsreduktion zu manipulieren.
Für die Zulassungsstudie wurde Darmflora aus dem Stuhl schlanker Spender in den Darm von Männern mit metabolischem Syndrom übertragen. Beim metabolischen Syndrom handelt es sich um eine Störung, die gekennzeichnet ist durch bauchbetontes Übergewicht (abdominelle Adipositas), Bluthochdruck, Fettstoffwechselstörungen und Insulinresistenz. Sechs Wochen nach der fäkalen Transplantation hatte sich die Insulinsensitivität der männlichen Rezipienten nachweislich verbessert.[4] Ein besseres Verständnis vom Zusammenspiel unserer Darmbakterien wird uns letzten Endes helfen, neue Therapieformen zu entwickeln, die zu erstaunlichen Ergebnissen führen werden.

Darmentzündungen und systemische Erkrankungen

Sobald das darmassoziierte Immunsystem aktiviert wird, versetzt das den ganzen Körper in Alarmbereitschaft: Unsere Immunzellen senden Botenmoleküle aus, die zu Entzündungen, Fettablagerungen im Bauch, Gewichtszunahme und systemischen Erkrankungen führen, also zu solchen, die unser gesamtes Organsystem betreffen. Betroffene haben mit verschiedensten Symptomen zu kämpfen. Die einen leiden an Migräne, Asthma oder Allergien, andere entwickeln eine Autoimmunerkrankung. Welche dieser Symptome auftreten, wird durch die Gene bestimmt. Die Ursache ist jedoch immer dieselbe: ein Darmsystem, das aus dem Gleichgewicht geraten ist. Jeder, der an einer chronischen Entzündungskrankheit leidet, wird davon profitieren, wenn bei der Diagnose und Behandlung die Darmgesundheit berücksichtigt wird.

Darmentzündungen und Krebsrisiko

An der Entstehung von Krebserkrankungen ist eine Vielzahl von Faktoren beteiligt. Immer mehr Wissenschaftler ziehen chronische Entzündungen und eine chronische Aktivierung des Immunsystems in Zusammenhang mit bestimmten Infektionen als Hauptfaktoren für die Entwicklung von Krebs in Betracht.[5,6] Zum Beispiel sind Helicobacter-pylori-Infektionen ein Risikofaktor für das MALT-Magenlymphom, eine Form von Magenkrebs. Die Entstehung von Blasenkrebs wird mit Bilharziose, einer durch Parasiten ausgelösten Infektion der Blase, in Verbindung gebracht, Hepatitis-B- und -C-Viren sind eine häufige Ursache für Leberkrebs.

Unter den fünf tödlichsten Krebsarten der Welt betreffen zwei den Magen-Darm-Bereich. Magenkrebs fordert weltweit die dritthöchste Anzahl an Krebstoten, während Dickdarmkrebs Platz vier dieser traurigen Statistik belegt.[7]

Im Vergleich dazu ist die Gruppe von Menschen, die an Speiseröhrenkrebs erkrankt, relativ klein, doch auch bei dieser Krebsart gibt es einen Zusammenhang zu chronischen Entzündungen. Die häufigste Ursache ist Rauchen, aber die Bedeutung von Säurereflux als auslösendem Faktor sollte nicht unterschätzt werden.[8] Dieser Rückfluss von Magensäure in die Speiseröhre löst dort ständig Reizungen und Entzündungen aus, was wiederum Zellveränderungen herbeiführt, die unter Umständen karzinogen werden können.

Zu den stärksten Risikofaktoren für Dickdarmkrebs zählen chronisch-entzündliche Darmerkrankungen (CED), insbesondere Colitis ulcerosa.[9] Allerdings gibt es auch Studien, die auf einen Zusammenhang mit anderen Entzündungskrankheiten hinweisen, die nicht in Verbindung mit CED stehen.[10]

Einige Studien weisen auf eine mögliche Verbindung zwischen Darmentzündungen und Krebsarten außerhalb des Magen-Darm-Trakts hin. In einer dieser Studien wurde ein möglicher Zusammenhang zwischen einer langwierigen Entzündung des Darms und Brustkrebs untersucht.[11] Die Forscher fanden heraus, dass Mäuse innerhalb von vier bis sechs Wochen Mammakarzinome ausbildeten, wenn sie sich eine Infektion durch *Helicobacter hepaticus* zugezogen hatten, einem Bakterium, das unter anderem in ihrem Darm vorkommt. Vielleicht sollten wir unser Augenmerk vermehrt auf die Darmbakterien richten, wenn wir nach den Ursachen für Krebs suchen.

Darmentzündungen als Auslöser von Schmerzleiden

Nach unserem bisherigen Verständnis gibt es einen eindeutigen Zusammenhang zwischen Darmentzündungen und Schmerzleiden. So betonen mehrere Studien deren Rolle bei der Entstehung rheumatischer Erkrankungen, wie zum Beispiel Spondylarthopathie[12] (darunter *Spondylitis ankylosans*) und rheumatoide Arthritis. Darüber hinaus stehen entzündliche Darmerkrankungen im Zusammenhang mit einem ebenfalls weit verbreiteten Schmerzleiden, der Fibromyalgie, von der laut Deutscher Gesellschaft für Rheumatologie bis zu drei Prozent der Bevölkerung betroffen sind.

Die Fibromyalgie kann sowohl für den Patienten wie auch für den behandelnden Mediziner äußerst frustrierend sein. Es handelt sich um ein sehr komplexes Krankheitsbild, charakteristische Symptome sind Schmerzen in Muskeln, Knochen, Gelenken und Sehnen, Erschöpfung, Schlafstörungen, Gedächtnisprobleme und Depressionen. Ich kann Ihnen aus meiner Erfahrung sagen, dass es keine einzelne, eindeutige Ursache für Fibromyalgie gibt, und sie ist durch konventionelle Therapiemethoden nicht heilbar – bestenfalls vermögen sie, die Symptome zu lindern. Ein Puzzleteil, das jedoch häufig übersehen wird, ist die Darmgesundheit eines Patienten. Die meisten von ihnen leiden unter Darmentzündungen. Die ursächlichen Darmprobleme anzugehen – ob es sich nun um eine bakterielle Überbesiedelung, Dysbiose oder eine Lebensmittelunverträglichkeit handelt –, trägt häufig dazu bei, die Schmerzen zu lindern und verbessert das allgemeine Wohlbefinden des Patienten.

Die Geschichte von Gabriella veranschaulicht diesen Zusammenhang: Als sie wegen anhaltender Schmerzen in meine Praxis kam, hatte sie bereits von einem anderen Arzt die Diagnose Fibromyalgie erhalten. Daher richtete ich mein Augenmerk auf ihre Ernährung und ihren Lebensstil. Auffällig war der hohe Gehalt an Zucker und industriell verarbeiteten Kohlenhydraten sowie der Mangel an Omega-3-Fettsäuren in ihrer Ernährung. Ich stellte ihr eine entzündungshemmende Diät zusammen, die vorwiegend aus Gemüse und Nahrungsmitteln mit hohem Omega-3-Fettsäuregehalt bestand und in deren Rahmen Gabriella unter anderem auf Zucker, Weizen/Gluten, Mais, Soja und Milchprodukte verzichtete. Nachdem Gabriella sich achtundzwanzig Tage an dieses Programm gehalten hatte, kam sie zur Nachuntersuchung in meine Praxis. Die Schmerzen hatten stark nachgelassen – sie beschrieb sie als nur noch halb so intensiv –, ebenso das Gefühl des Aufgeblähtseins. Nachdem sie zwei Jahre lang gelitten hatte, begann Gabriella, sich wieder wie sie selbst zu fühlen. Es war ihr entzündeter Darm, der die körperlichen Schmerzen ins Unerträgliche gesteigert hatte. Indem wir ihren Darm heilten, linderten wir ihre Schmerzen im ganzen Körper.

Im Fall meiner Patientin Julie, von der Sie bereits in der Einleitung gelesen haben, stellte sich im Laufe unserer Gespräche heraus, dass sie während ihrer Collegezeit häufig an Hals-, Nasennebenhöhlen- und Harnwegsentzündungen gelitten hatte – im Schnitt drei- bis fünfmal pro Jahr. Sie wurde deshalb wiederholt mit Antibiotika behandelt. Wenn wir einen Blick auf den Zeitraum werfen, in dem ihre Symptome begannen und sich verschlimmerten, fällt auf, dass das erste Auftreten ihrer Darmprobleme genau in ihr letztes Collegejahr fiel.

Wir wissen, dass die häufige Einnahme von Antibiotika die Darmflora zerstört – die »guten« Bakterien, die unseren Darm besiedeln und unserem Immunsystem Schwung verleihen, Vitamine produzieren (zum Beispiel Vitamin K) und für unsere Darmfunktionen mitverantwortlich sind. Ohne ein ausgewogenes Verhältnis dieser nützlichen Bakterien ist unser Ökosystem Angreifern schutzlos ausgeliefert. Parasiten, potenziell krankheitserregende Bakterien und schädliche Hefepilze breiten sich im Darm aus. Kein Wunder, dass Julie alles andere als »happy« war – ihr Darm benötigte dringend einen Neustart.

Das Happy-Darm-Programm

Als integrativer Mediziner, der alternative Behandlungsmethoden mit solchen aus der Schulmedizin und Naturheilkunde verbindet, glaube ich daran, dass der Körper zur Selbstheilung fähig ist, wenn ihm die Möglichkeit dazu gegeben wird. Wurde ein Gleichgewicht zerstört, kann die Gesundheit wiederhergestellt werden, indem man die Balance wiederherstellt. Ich betrachte Körper, Geist und Seele als Einheit. Um eine wirkliche Heilung zu erzielen, ist es notwendig, alle drei Bereiche dieser Einheit zu behandeln.

Dieser Ansatz hat mich dazu inspiriert, selbst ein Programm für die Darmgesundheit zu konzipieren, bestehend aus den Phasen Reinigung, Aktivierung, Wiederherstellung und Stärkung.

Es geht darum, sich um seinen Darm und sich selbst zu kümmern, in einer Weise, die den Geist, den Körper und die Seele umfasst. Es handelt sich sozusagen um eine Methode für einen »Neustart« des Darms, mit dem Ziel, das Gleichgewicht im Verdauungstrakt wiederherzustellen und damit für allgemeines Wohlbefinden zu sorgen. Unabhängig von der Ursache des Ungleichgewichts gibt Ihnen das Happy-Darm-Programm eine Wegbeschreibung an die Hand, der Sie folgen können, damit Ihr Darm wieder »happy« wird und alle Ihre darmassoziierten Leiden der Vergangenheit angehören.

Reinigung	Entgiften von Stoffen, die den Darm reizen und von Toxinen aus Lebensmitteln, Beseitigen von Infektionen und Nahrungsmittelunverträglichkeiten
Aktivierung	Aktivierung einer gesunden Verdauung durch essentielle Nährstoffe und Enzyme
Wiederherstellung	Wiederansiedeln von nützlichen Bakterien zur Wiederherstellung einer gesunden Darmflora
Stärkung	Instandsetzung, Regeneration und Heilung der Darmschleimhaut

Mit dem Happy-Darm-Programm stellen Sie das mikrobielle Gleichgewicht in Ihrem Darm wieder her. Ihr Darm wird heilen, und Ihre Verdauung wird sich normalisieren. Eine verbesserte Darmgesundheit hat positive Auswirkungen auf den ganzen Körper: Entzündungen, Schmerzen und Allergien verschwinden, Ihr Geist wird wach und konzentriert, Sie werden vitaler und werden mühelos an Gewicht verlieren. Sie werden sich nicht nur jünger fühlen, sondern auch jünger aussehen.

Mit diesem Behandlungsansatz aus der funktionellen Medizin eröffnet sich Ihnen eine Welt voller Antworten: Sie werden zum Experten für Ihr Magen-Darm-System und erfahren eine umfassende Heilung.

Ihre persönliche Chronik

Als Grundlage für die Behandlung jeder gesundheitlichen Störung nach dem Prinzip der funktionellen Medizin gilt es zunächst, sich die individuelle Geschichte des Patienten anzusehen. Wie ist Ihre Geschichte verlaufen? Wie und wann kam es zu Ihren Symptomen? Die zeitliche Einordnung, also die Frage, wann und in welchem Zusammenhang Ihre Symptome zum ersten Mal aufgetreten sind und wie sie sich verschlimmert haben, ist von wesentlicher Bedeutung. Versuchen Sie, die zeitliche Abfolge der Ereignisse zu rekonstruieren, die zu Ihren Symptomen geführt haben. Haben Ihre Symptome beispielsweise nach einer Reise in ein anderes Land eingesetzt, wo Sie sich möglicherweise einen Parasiten eingefangen haben? Haben sich Ihre Symptome nach der Einnahme von Antibiotika wegen einer Nasennebenhöhlenentzündung verschlimmert, oder nachdem Sie sich mehrere Wochen vorwiegend mit einfachen Kohlenhydraten ernährt haben? All diese Details geben uns Hinweise auf die Wurzel Ihrer Probleme: darauf, warum Ihr Darm aus dem Gleichgewicht geraten ist, und wie es schließlich zu Ihrem aktuellen Leiden gekommen ist, unerheblich, ob es sich um Fibromyalgie, Migräne, chronische Schmerzen oder plötzliche Gewichtszunahme handelt. Im folgenden Kasten finden Sie eine Vorlage für eine solche Chronik. Beziehen Sie beim Ausfüllen so viele gesundheitliche Details wie möglich ein, auch wenn sie Ihnen nicht relevant erscheinen. Erfassen Sie alle gesundheitlichen Vorkommnisse, jede medizinische Behandlung, jedes

Medikament, jede Antibiotikabehandlung, starke Entzündungen und Klinikaufenthalte über Ihr ganzes bisheriges Leben hinweg, insbesondere solche, die dem Auftreten Ihrer darmassoziierten Symptome unmittelbar vorausgegangen sind. Sie können Ihre persönliche Chronik auch zu einem im Bereich der funktionellen Medizin praktizierenden oder naturheilkundlich ausgebildeten Arzt mitnehmen und mit ihm zusammen einen Behandlungsplan aufstellen.

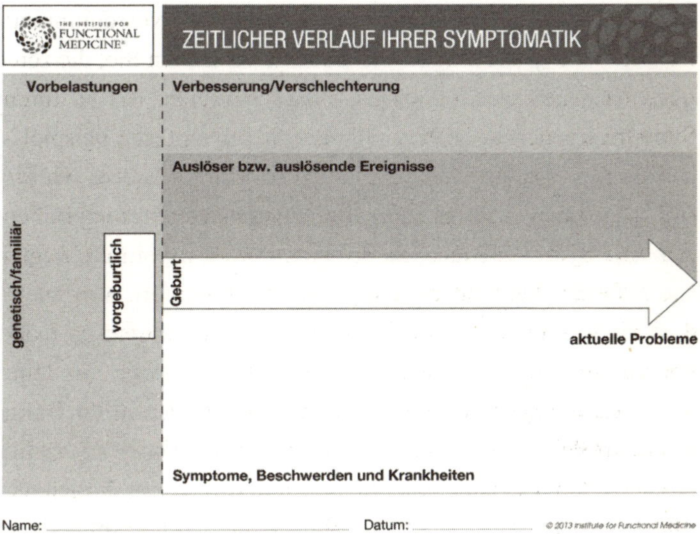

Vorher-nachher-Fragebogen

Wenn sich der Zustand meiner Patienten verbessert, erinnern sie sich manchmal nicht mehr in allen Einzelheiten daran, wie schlecht es ihnen am Anfang ging. Häufig muss ich ihnen die Symptome, von denen sie mir bei unserem ersten Treffen berichtet haben, erst wieder in das Gedächtnis rufen. Indem Sie Ihre Symptome vorab schriftlich festhalten, schaffen Sie sich eine Gedächtnisstütze, um einzuschätzen, wie sich die Veränderung Ihres Ernährungs- und Lebensstils auf Ihre Gesundheit auswirkt. Anhand des Prä-Programm-Symptome-Fragebogens können Sie Ihre aktuelle Symptomatik mit Punkten bewerten, sodass Sie eine Vergleichsbasis für die Zeit nach dem Happy-Darm-Programm haben und Ihre Fortschritte nachvollziehen können. In dem Fragebogen bewerten Sie, wie Sie sich dreißig bis neunzig Tage vor Beginn des Programms gefühlt haben.

Nachdem Sie das Programm durchlaufen haben, füllen Sie den gleichen Fragebogen noch einmal aus. Sie finden dazu eine Vorlage im Anhang (S. 428). Vergleichen Sie Ihre Einzel- und Gesamtbewertungen. Was hat sich verbessert? Was muss sich noch verbessern? Auch für die Zusammenarbeit mit einem Arzt oder Heilpraktiker sind die Fragebogen eine gute Basis.

Der Prä-Programm-Symptome-Fragebogen für den Happy Darm

Bewerten Sie jedes der folgenden Symptome auf der Basis dessen, wie Sie sich in den letzten dreißig bis neunzig Tagen gefühlt haben:

Punkteskala

0 Ich leide *nie* oder *fast nie* an diesem Symptom.

1 Ich leide *gelegentlich* an *weniger gravierenden* Symptomen.

3 Ich leide *gelegentlich* an *gravierenden* Symptomen.

5 Ich leide *häufig* an *weniger gravierenden* Symptomen.

7 Ich leide *häufig* an *gravierenden* Symptomen.

KOPF

___ Kopfschmerzen/Migräne
___ Benommenheit
___ Schwindel
___ Schlafstörungen

Gesamt ________

AUGEN

___ tränende, rote oder juckende Augen
___ geschwollene oder verklebte Augenlider
___ Tränensäcke oder dunkle Augenringe
___ verschwommenes Sehen oder Tunnelblick
(bezieht sich nicht auf Kurz- oder Weitsichtigkeit)

Gesamt ________

OHREN

___ Ohrenjucken
___ Ohrentzündungen, Ohrenschmerzen
___ Ausfluss aus dem Ohr
___ Ohrgeräusche

Gesamt _______

NASE

___ verstopfte Nase
___ Nebenhöhlenerkrankungen
___ laufende Nase
___ Niesanfälle
___ übermäßige Schleimbildung
___ häufige Erkältungen

Gesamt _______

MUND UND HALS

___ chronischer Husten
___ häufiges Räuspern wegen Schleimbildung
___ Halsschmerzen, Heiserkeit, Stimmlosigkeit
___ geschwollene, blasse und/oder rote Zunge oder Gaumen
___ weißer, schaumiger Belag auf der Zunge
___ Aphten oder Mundfäule

Gesamt _______

MAGEN UND DARM

___ Übelkeit, Erbrechen
___ Durchfall
___ Verstopfung
___ aufgeblähtes Gefühl

___ übermäßiges Aufstoßen und Flatulenz
___ Sodbrennen
___ Bauchschmerzen

Gesamt ________

HAUT
___ Akne
___ Nesselsucht, Hautausschläge, Ekzeme
___ Haarausfall
___ Erröten, Hitzewallungen
___ übermäßiges Schwitzen

Gesamt ________

BRUSTKORB UND HERZ
___ Herzrhythmusstörungen oder Herzstolpern
___ schneller oder pochender Herzschlag nach dem Essen
___ Brustschmerzen nach oder während einer Mahlzeit

Gesamt ________

LUNGE
___ Engegefühl oder Druck auf der Brust
___ Asthma, Bronchitis, keuchender oder pfeifender Atem
___ Kurzatmigkeit
___ Atemnot bei Belastung

Gesamt ________

GENITALIEN UND HARNWEGE
___ häufiger oder dringender Harndrang
___ Probleme beim Wasserlassen

___ Juckreiz in der Harnröhre
___ Ausfluss aus der Harnröhre

Gesamt _______

GELENKE UND MUSKELN

___ schmerzende oder geschwollene Gelenke
___ Arthritis
___ Steifheit oder eingeschränkte Bewegungsfähigkeit
___ Muskelschmerzen
___ Gefühl von Schwäche oder Erschöpfung

Gesamt _______

GEWICHT

___ übermäßiges Essen/Trinken
___ Heißhunger auf bestimmte Nahrungsmittel
(z. B. Brot oder Süßes)
___ übermäßige Gewichtszunahme
___ zwanghaftes Essen
___ Wassereinlagerungen
___ plötzlicher, unerklärlicher Gewichtsverlust

Gesamt _______

ENERGIE/VITALITÄT

___ Müdigkeit, Trägheit
___ Lethargie, fehlender Bewegungsdrang
___ übermäßige Energie
___ Unruhe

Gesamt _______

GEHIRN

___ Gedächtnislücken
___ Verwirrtheit, schlechte Auffassungsgabe
___ Benommenheit, Benebeltsein
___ Konzentrationsschwäche
___ Gleichgewichtsstörungen
___ Unentschlossenheit
___ Wortfindungsprobleme
___ Lernschwierigkeiten

Gesamt _______

EMOTIONEN

___ Stimmungsschwankungen
___ Ängste, Beklemmungen, Nervosität
___ Wut, Reizbarkeit, Aggressivität
___ Depressionen

Gesamt _______

ENDSUMME _______

Jede einzelne Bewertung kann dazu beitragen, dass Sie Ihre neuralgischen Punkte identifizieren. Die Gesamtsumme dient als Vergleichswert für die Zeit nach Ende des Programms.

Welche Nahrungsmittel sind schlecht für mich?

Nun, da Sie einen Überblick über das Happy-Darm-Programm gewonnen haben und darüber, wie sich Darmprobleme auf den ganzen Körper auswirken können, wenden wir uns den Lebensmitteln und -zusatzstoffen zu, auf die Sie verzichten sollten. Es ist wichtig, dass Sie verstehen, warum diese Lebensmittel Sie belasten, schwächen, krank und übergewichtig machen.

Zucker: der zentrale Symptomauslöser

Als Leslie zu mir in die Praxis kam, litt sie sporadisch an Gelenksentzündungen und erhöhter Temperatur. Ihre Hände und Füße waren geschwollen. Ihr ganzer Körper schmerzte, und sie hatte bereits mehrere Ärzte konsultiert, doch keiner konnte ihr sagen, was mit ihr los war. Sie war auf alle möglichen Infektionskrankheiten getestet worden, darunter Borreliose und rheumatoide Arthritis, doch alle Marker waren negativ. Daher wurde ihr die Standarddiagnose »Fibromyalgie« gestellt – ein Sammelbegriff, der die Reihe von Symptomen, an denen sie litt, zwar beschreibt, aber keine Erklärung für die Ursachen liefert, so wie es in der Schulmedizin häufig der Fall ist. Keines der gängigen Arzneimittel – unter anderem wurden ihr das Antidepressivum Duloxetin und Lyrica, ein Medikament gegen Nervenschmerzen, das schwere Nebenwirkungen mit sich bringt, verschrieben – linderte ihre Schmerzen, ihre Beschwerden und ihr allgemeines Unwohlsein. Als wir ihre Krankheitsgeschichte durchgingen, fiel mir auf, dass sie sehr viel Zucker aß. Sie konnte Süßigkeiten einfach nicht widerstehen; sowohl im Büro als auch zu Hause waren Eiscreme, Kekse und anderes Naschwerk eher die Norm als die Ausnahme. Sie war süchtig nach Zucker; Auslöser für ihre Heißhungerattacken war ihr ausgesprochen stressiger Beruf. Mithilfe von Akupunktur gelang es uns, ihre Stressbelastung zu reduzieren. Im Hinblick auf die Gesamtheit ihrer gesundheitlichen Probleme wurde jedoch sehr schnell klar, dass der hohe Zuckerkonsum der Hauptverursacher war.

Zucker spielt bei folgenden Leiden eine maßgebliche Rolle:

- Depressionen
- Stimmungsschwankungen
- Reizbarkeit
- prämenstruelles Syndrom
- Hitzewallungen in der Menopause
- Migräne
- Fibromyalgie
- Gliederschmerzen
- Herzerkrankungen
- Diabetes
- Gefäßerkrankungen

Mit Zucker meine ich sowohl raffinierten Haushaltszucker als auch Fruktose-Glukose-Sirup beziehungsweise Maissirup und andere Süßungsmittel. Wenn Sie zu viel Zucker zu sich nehmen, ist es, als würden Sie sich in eine Achterbahn setzen – besser, Sie schnallen sich an, denn gleich geht die Fahrt los. Zunächst befriedigt der Zucker das Belohnungszentrum im Gehirn, erhöht den Blutdruck und die Herzfrequenz und gibt Ihnen das Gefühl eines Energieschubs. Kurz darauf steigt der Insulinspiegel, um den Blutzuckerspiegel in den Griff zu bekommen und zu stabilisieren, was den Blutzuckerspiegel wieder absinken lässt, mit der Folge, dass Sie sich gereizt fühlen, ungeduldig und leicht provozierbar sind. Kurz darauf fühlen Sie sich matt, werden müde und bekommen unter Umständen leichte Kopfschmerzen oder verspüren Druck auf Ihren Nasennebenhöhlen. Die Folgen etwaiger toxischer Belastungen sind in den Muskeln und Gelenken zu spüren. Dann, etwa ein bis zwei Stunden, nachdem Sie den zuckerhaltigen Snack zu sich genommen haben, sinkt der Blutzuckerspiegel so weit ab, dass der Körper einen Gang höher schalten muss. Jetzt wird das Stresshormon Cortisol ausgeschieden, um den Blutzuckerspiegel zu stabilisieren und das Gleichgewicht aufrechtzuerhalten. Der hohe Cortisolgehalt bedeutet Stress für Ihre Nebennieren; Sie werden unruhig, unter Umständen auch ängstlich oder sogar panisch. Ihr Gehirn fordert dringenden Nachschub an. Zucker wirkt auf das Gehirn wie eine Droge. Wenn der Blutzuckerspiegel sinkt, verlangt es nach mehr, damit der Pegel möglichst hoch bleibt.

Das Problem ist, dass diese »Zuckerachterbahn« Sie immer erst einmal hochfährt, um Sie kurz darauf abstürzen zu lassen. Je öfter Sie einsteigen, desto heftiger ist dieser Absturz.

Meine zuckersüchtigen Patienten können den ganzen Tag in diesem Karussell verbringen. Eine davon, Angelique, war psychisch wie körperlich von Zucker abhängig. Das stressige Leben, das sie führte, verstärkte diese Abhängigkeit noch.

Angelique hatte in dem Unternehmen, für das sie arbeitete, eine hohe Position inne, sie war direkt der Geschäftsführung unterstellt. Ihr Arbeitsalltag war bestimmt von Deadlines und ließ ihr kaum Zeit, an sich selbst zu denken. Sie verstärkte das noch durch ihren Perfektionismus; gleichzeitig kamen alle mit ihren Problemen zu ihr. Es war schwer für sie, gesunde Grenzen zu ziehen – sie konnte nicht Nein sagen, weder, wenn jemand mit einem Anliegen an sie herantrat, noch zu Süßem. Die Kombination aus hohen Ansprüchen an sich selbst und den vielen Backteilchen, Keksen und anderen Süßigkeiten, die sie aß, wenn sie sich gestresst fühlte, bescherte ihr mehr als 50 Pfund Übergewicht. Dieses Verhalten hatte sich zu einem derartigen Automatismus entwickelt, dass sie es nicht einmal mehr bemerkte, dass sie augenblicklich zu einem Schokoriegel oder Keks griff, sobald sie mit einer stressigen Situation konfrontiert war – bis wir darüber sprachen.

Obwohl ein Verhaltensautomatismus wie dieser schwer zu durchbrechen ist, war sie, sobald sie sich des Musters einmal bewusst geworden war, in der Lage, das Ganze aus einem gewissen Abstand heraus zu betrachten: Ihr wurde klar, wie sehr sie sich damit schadete. Ebenso wie bei Leslie war es bei Angelique der Zucker, der ihre Probleme verursachte. Keiner hatte bei ihr Fibromyalgie diagnostiziert. Dennoch litt sie unter Erschöpfung und Schmerzen im ganzen Körper und einem allgemeinen Unwohlsein.

Was den Zucker anbelangt, besteht der schwierigste Teil der Übung darin, die individuelle Ursache für den übermäßigen Konsum zu überwinden. Was wollen Sie durch Ihre Zuckersucht kompensieren? Sehen Sie sich genau an, warum Sie Süßes essen oder Heißhunger darauf bekommen. Folgen Sie einem inneren Zwang? Überkommt Sie das Verlangen nach Süßem, wenn das Leben nicht so läuft, wie Sie es gerne hätten? Ist für Sie eine Tafel Milchschokolade oder eine Packung Kekse eine Art Entschädigung nach einem harten Tag im Büro? Haben Ihre Eltern Sie früher mit Süßigkeiten für erwünschtes Verhalten belohnt? Das alles sind mögliche Gründe dafür, warum jemand nach einem süßen Snack greift, vor dem Fernseher Eis isst oder spät am Abend in der Küche nascht.

Es ist nicht einmal Ihre Schuld! Zucker hat ein hohes Suchtpotential. Zucker ist eine der am stärksten abhängig machenden Substanzen, die wir kennen. Eine Studie an Ratten hat gezeigt, dass er stärker abhängig macht als Kokain. Wenn sie beides zur Auswahl hatten, entschieden sich die kokainsüchtigen Ratten für Zuckerwasser.[13] Doch geben Sie die Hoffnung nicht auf, mithilfe des Happy-Darm-Programmes wird Ihnen der Entzug gelingen.

Warum ist Zucker schlecht für uns?

Es gibt eine ganze Reihe von Gründen, warum Zucker uns alles andere als guttut:

- Zucker ist keine nachhaltige Energiequelle. Er enthält keine Mineralien, Vitamine, essentiellen Fettsäuren oder Proteine.
- Zucker führt zu einer verminderten Aufnahme von Mikronährstoffen. Wenn Sie sich zuckerreich ernähren, werden Ihnen nährstoffreiche Lebensmittel mit hoher Wahrscheinlichkeit nicht mehr besonders gut schmecken – sie werden Ihnen fad erscheinen. Zudem haben Sie durch die zuckerhaltige Kost keinen Appetit mehr auf Speisen mit hohem Anteil an gesundheitsförderlichen sekundären Pflanzenstoffen (Phytonährstoffen).
- Haushaltszucker besteht je zur Hälfte aus Glukose und Fruktose. Fruktose kann die Leber belasten – ausgerechnet das einzige Körperorgan, das Fruktose verstoffwechseln kann. Fruktose hemmt zudem nicht die Ausschüttung des Hungerhormons Ghrelin, was Sie dazu bringt, mehr zu essen.
- Ein zu hoher Zuckerkonsum (darunter fällt auch Fruktose-Glukose-Sirup beziehungsweise Maissirup oder HFCS) kann die Entstehung einer Fettleber begünstigen. Das Krankheitsbild der Fettleber ist eine Begleiterscheinung der weltweiten Adipositas-Epidemie und verbreitet sich zunehmend. Die Folge können Stoffwechselerkrankungen und Leberfibrosen sein.
- Zucker kann Insulinresistenz auslösen, die wiederum das metabolische Syndrom begünstigen, eine der Hauptursachen

von Herz- und Gefäßerkrankungen. Zudem ist Insulinresistenz eine Vorstufe von Typ-2-Diabetes, die schwere Folgekrankheiten nach sich ziehen kann.

- Zucker verursacht Entzündungen, und durch Entzündungen entstehen Schmerzen.
- Zucker führt zu Gewichtszunahme und trägt maßgeblich dazu bei, dass die Adipositasrate in allen Altersgruppen steigt.
- Zucker hat ein hohes Suchtpotential. Der Konsum regt die Ausschüttung des Neurotransmitters Dopamin im Gehirn an, weshalb der Verzehr als Belohnung wahrgenommen wird.
- Krebszellen lieben Zucker. Menschen, die übermäßige Mengen Zucker konsumieren, haben ein höheres Risiko, an bestimmten Krebsarten zu erkranken.
- Zucker lässt den Cholesterinspiegel steigen. Es ist nicht allein das Fett, das für einen höheren Cholesterinspiegel sorgt, auch Zucker sorgt für einen Anstieg der Blutfettwerte.

Zuckeraustauschstoffe

Zuckeraustauschstoffe, also künstliche Süßmacher, sind um keinen Deut besser. Man findet sie vor allem in den Light-Versionen von Erfrischungsgetränken. Die meisten von uns haben schon einmal zu Getränken mit der Aufschrift »zuckerfrei« oder »kalorienreduziert« oder zu Diät-Limonaden gegriffen, weil sie dachten, diese würden ihnen beim Abnehmen helfen und seien gesünder als die zuckerhaltigen Alternativen. In Wahrheit wirken sich Zuckeraustauschstoffe ebenso verheerend oder sogar noch schlimmer auf Ihre Linie aus als Zucker. Einer Langzeit-

Sechs Gründe, nie wieder ein Light-Getränk zu konsumieren

1. In Wahrheit machen Light-Getränke dick.
2. Sie erhöhen das Risiko für Schlaganfälle, Herzinfarkte und andere Herz-Kreislauf-Erkrankungen sowie für das metabolische Syndrom.
3. Sie überstimulieren die Geschmacksrezeptoren für Süßes, sodass Sie verlernen, die natürliche Süße in Lebensmitteln wie zum Beispiel Beeren zu schätzen.
4. Die in diesen Getränken enthaltene Phosphorsäure entzieht den Knochen Kalzium, was zu verringerter Knochendichte und Brüchen führen kann.
5. Der künstliche Süßstoff Aspartam ist ein Nervengift.
6. In der farbgebenden Zuckercouleur in Erfrischungsgetränken ist 4-Methylimidazol (4-MEI) enthalten, das für seine krebserregende Wirkung bekannt ist.

studie zufolge wuchs der Hüftumfang bei Konsumenten von Light-Getränken binnen zehn Jahren um 70 Prozent mehr als bei der Kontrollgruppe, die nicht zu diesen Produkten griff. Doch es kommt noch schlimmer: Tranken die Probanden täglich zwei oder mehr Gläser dieser Light-Getränke, wuchs der Hüftspeck im Vergleich zu den Nichtkonsumenten sogar um satte 500 (!) Prozent.[14] Ein schockierendes Ergebnis.

Doch damit nicht genug: die künstlichen Süßungsmittel erhöhen außerdem das Risiko für Schlaganfälle, Herzinfarkte und andere Herz-Kreislauf-Erkrankungen sowie für das metabolische Syndrom.[15] Genügen Ihnen diese Informationen, um ab heute solche Getränke aus dem Einkaufswagen zu verbannen?

Machen Sie Schluss mit Gluten

Wenn ich meinen Patienten erkläre, dass sie vor allem auf Weizengluten verzichten müssen, sehen mich die meisten an wie ein von Scheinwerferlicht geblendetes Reh. Es folgt immer die gleiche Frage: »Was soll ich denn dann jetzt essen?« Auf einen Menschen, der es gewohnt ist, dass seine Ernährung aus einer Fülle von Weizenprodukten, also Brot, Nudeln und anderen mehlhaltigen Speisen, besteht, kann die Aufforderung zum Verzicht einen ähnlichen Effekt haben, wie wenn man einem kleinen Kind sein Lieblingsspielzeug wegnimmt. Das liegt daran, dass Weizen abhängig machen kann. Ein Protein aus dem Gluten, das *Gliadorphin*, dockt an den Opiatrezeptoren im Gehirn an, wobei es die Wirkung von Opiaten wie Heroin oder Morphium nachahmt.[16] Dieser Vorgang beeinflusst den Temporallappen – eine Region im Gehirn, in der das Sprechen sowie das Verständnis von Gehörtem angesiedelt ist. Das ist der Grund dafür, warum man sich nach einer großen Portion Brot manchmal geistig umnebelt fühlt.

Als John zu mir in die Praxis kam, kämpfte er mit zehn Kilo Übergewicht und litt an häufigen Nebenhöhlenentzündungen, Nasenpolypen und einer ständig verstopften Nase. Er war bereits bei einem Hals-Nasen-Ohren-Arzt in Behandlung, der ihm mehrfach Antibiotika verschrieben hatte. Als ich ihn das erste Mal untersuchte, waren seine Nasengänge entzündet und übersät von winzigen Schleimhautwucherungen, die man Polypen nennt. Man geht davon aus, dass Polypen durch eine allergische Reaktion entstehen, und zwar am ehesten durch Allergene, die über die Luft übertragen werden, und die daraus resultierende anhaltende Schleimhautentzündung. Die Veränderungen, die ich in seiner Nasenschleimhaut feststellte, werden traditionell mit einem Krankheitsbild, das »allergische Rhinitis« genannt wird, in Verbindung gebracht, ein Begriff, der die Entzündungsreaktionen in der Nase auf Umweltallergene beschreibt. Dabei wird häufig übersehen, dass die Ursache der Allergie möglicherweise gar nicht in der Außenwelt liegt. In Johns Fall lag der Verdacht nahe, dass sein Problem mit der Ernährung zusammenhing. Tatsächlich war der Auslöser ein Nahrungsmittel, das er regelmäßig zu sich nahm: Brot. Im Rahmen der Anamnese testete ich ihn auf Glutensensitivität und auf die Unverträglichkeit anderer Lebensmittel. Es überraschte mich nicht, dass bei ihm tatsächlich eine starke Weizen- beziehungsweise Glutenunverträglichkeit vorlag. Ich verordnete ihm eine glutenfreie Diät.

John hat seinen Heilungsprozess aufgezeichnet. Über unsere ersten Gespräche schreibt er: »Der Gedanke, Gluten – also Weizen – aus meiner Ernährung zu verbannen, hatte etwas Erschreckendes für mich. Ich war ein Brot-Junkie – ich aß alle Varianten von Brot leidenschaftlich gern. Daher sann ich, noch während Dr. Pedre mir erläuterte, wie diese Diät mir helfen würde, fieberhaft nach Möglichkeiten, wie ich darum herumkommen könnte, zum Frühstück darauf zu verzichten. ›Ich denke, ich werde als

Erstes die Nudeln weglassen‹, sagte ich ihm. ›Dann kommen die Sandwiches an die Reihe, und als Nächstes …‹ Dr. Pedre unterbrach mich mit dem Hinweis, dass ich es mir auf diese Weise nur schwerer machen würde. Er riet mir, lieber gleich ins kalte Wasser zu springen. Es sei besser, gleich aufs Ganze zu gehen, um die vollständige Wirkung des Verzichts auf Gluten zu erleben.«

Einen Monat kam John zu einem Kontrolltermin zu mir. Er berichtete mir, dass er fünf Kilo abgenommen habe und seltener mit verstopfter Nase oder Nebenhöhlenentzündungen zu kämpfen habe. Er erklärte mir, dass es gar nicht mehr so schwer gewesen sei, sich an die neue Diät zu halten, sobald er erst einmal seine Fixiertheit auf bestimmte Speisen abgelegt und sich darauf eingelassen hatte, seine weizenlastige Ernährung durch vollwertige Kost mit ausreichend großen Anteilen von Gemüse und Proteinen zu ersetzen. Die Erfolge motivierten ihn, das Programm weiterzuführen. Drei Monate später kam er mit der Nachricht zu mir, dass seine Nasenpolypen, die der Hals-Nasen-Ohrenarzt operativ hatte entfernen lassen wollen, durch die Veränderung seines Essverhaltens begonnen hatten, sich zurückzubilden. Er war sein ganzes Übergewicht losgeworden und hatte wieder damit begonnen, Sport zu treiben.

Gluten ist ein Klebereiweiß, das Brotprodukten ihre fluffige und elastische Konsistenz verleiht. Um diese Eigenschaften zu fördern, wurden im Auftrag der Lebensmittelindustrie Weizenpflanzen gezüchtet, die 30 bis 50 Prozent mehr Gluten enthalten als noch vor einem halben Jahrhundert. Das sorgt dafür, dass die Produkte die gewünschten Merkmale mitbringen, und spart darüber hinaus Rohstoffe bei der Lebensmittelproduktion. Unglücklicherweise bereitet diese Entwicklung vielen Menschen große Probleme.

Gluten besteht eigentlich aus zwei Proteinen: aus *Gluteninen* und *Gliadinen*. Menschen mit einer Glutenunverträglichkeit reagieren auf eine dieser beiden Proteingruppen oder aber auf eines ihrer Abbauprodukte und leiden in der Folge an Entzündungen. Aus diesem Grund ist die Diagnose einer Glutensensitivität häufig schwierig, zumal die meisten Routinelaboruntersuchungen nicht alle diese Stoffe berücksichtigen.

Massenphänomen Glutensensitivität

Man geht davon aus, dass bei 10 bis 30 Prozent der US-Bürger eine Glutensensitivität vorliegt. Bei nur etwa 1 Prozent der US-Bevölkerung wurde Zöliakie diagnostiziert. Die meisten Menschen wissen überhaupt nichts von dieser Unverträglichkeit.

Die Immunreaktionen, die von einer großen Zahl an Gluten-Stoffwechselprodukten und Proteinen, die mit Gluten verwandt sind, ausgelöst werden, sind vielfältig. Im Fall einer voll ausgebildeten Zöliakie führt eine Autoimmunreaktion, die von der Gliadinkomponente des Glutens ausgelöst wird, zu Entzündungen im ganzen Körper. Diese Entzündungen können sich bei verschiedenen Personen auf ganz unterschiedliche Art und Weise äußern. Häufige Beschwerden sind

- Adipositas
- Gewichtsprobleme
- Schwierigkeiten beim Ab- oder Zunehmen

- mangelnde geistige Klarheit und Konzentrationsschwierigkeiten
- extreme Erschöpfung
- Durchfall oder Verstopfung
- Hautausschläge (z. B. *Dermatitis herpetiformis Duhring*)
- Muskelschmerzen
- Kopfschmerzen und Migräne.

Viele Ärzte bezweifeln, dass es eine Glutensensitivität abseits einer diagnostizierten, voll ausgebildeten Zöliakie gibt. Neuere Studien haben jedoch nachgewiesen, dass Menschen eine Glutensensitivität bekommen können, ohne die Autoimmunkrankheit Zöliakie zu entwickeln.

Zwar gibt es Tests zur Bestimmung einer Glutenunverträglichkeit, doch das verlässlichste Ergebnis erhalten Sie, wenn Sie Gluten aus Ihrer Ernährung verbannen und die sich daraus ergebenden Veränderungen betrachten. Die ersten Verbesserungen lassen sich nach zwei Wochen feststellen; nach vier Wochen sind die gesundheitlichen Veränderungen noch deutlicher zu erkennen. Häufig bemerken Betroffene die Veränderung erst, wenn sich ein Symptom so weit verbessert hat, dass es ihre Aufmerksamkeit zu erregen vermag. Meine Patienten sind jedoch häufig erstaunt, wie schnell ihre Schwellungen und Blähungen zurückgehen, wenn sie auf Gluten verzichten. Sogar wer an einer schweren Glutensensitivität leidet, spürt langfristig eine positive Wirkung. Hier heißt es dranbleiben: Geduld und Entschlossenheit sind die Schlüssel zum Erfolg.

Verstecktes Gluten

Gluten befindet sich nicht nur in Weizen. Es ist in vielen Getreidesorten und einer großen Bandbreite an Lebensmitteln enthalten: Es findet sich in Gerste ebenso wie in Dinkel, Kamut und Roggen. Haferflocken sind häufig mit glutenhaltigen Getreidearten kontaminiert,[17] Bulgur ist nichts anderes als Weizengrütze, Couscous wird oft aus Hartweizen oder Gerste hergestellt, und Grieß ist lediglich eine Bezeichnung für Getreide, das weniger fein gemahlen ist als Mehl – häufig besteht er aus Weizen. Wie Sie sehen, steckt Gluten in zahlreichen Lebensmitteln, die Sie täglich verzehren. Häufig werden glutenhaltige Produkte zudem zum Eindicken von Soßen verwendet oder bei der Zubereitung von Fleischklößchen oder Burgern – dessen sollten Sie sich bewusst sein, wenn Sie außer Haus essen. Eine Freundin mit schwerer Glutenunverträglichkeit hatte vor einiger Zeit in einem Restaurant einen Burger gegessen. Obwohl ihr versichert wurde, die Speisen wären glutenfrei, hatte sie 36 Stunden später mit einer Immunreaktion zu kämpfen. Als sie schließlich anrief und mit dem Chefkoch sprach, stellte sich heraus, dass dem Truthahnhackfleisch Semmelbrösel beigefügt worden waren, um ihm mehr Volumen zu verleihen und es formstabiler zu machen. Ein simpler Zubereitungstrick hatte ihr ein paar Tage Übelkeit beschert. Glücklicherweise tragen immer mehr Restaurants und Schnellrestaurants dem Umstand Rechnung, dass viele Menschen auf Gluten reagieren und kennzeichnen ihre Produkte entsprechend. Das trifft allerdings noch lange nicht auf alle Produkte zu, die Gluten enthalten. Denn nicht nur in industriell verarbeiteten Speisen versteckt sich Gluten, es wird auch Pflegeprodukten wie Make-up, Shampoos und Haarspülungen beigemengt. Es kann also am Gluten liegen, dass Ihre Pflegespülung so viel Volumen in Ihr Haar bringt! Durch die Kopfhaut nimmt Ihr Körper etwas von dem Gluten auf – und wenn Sie besonders empfindlich sind, kann Sie bereits diese geringe Menge belasten und in komplett anderen Körperregionen Entzündungen hervorrufen.

Glutenfreie Getreidesorten, Nährmittel und Stärken	**Glutenhaltige Getreidesorten, Nährmittel und Stärken**
• Amarant • Bohnenmehl (Fava, Romano) • Buchweizen • Erbsenmehl • Grieß aus Buchweizen, Hirse oder Mais • Haferflocken (nicht durch Gluten verunreinigt) • Hirse und Hirsemehl • Kartoffelmehl oder Kartoffelstärke • Kastanienmehl • Kichererbsen und Kichererbsenmehl • Leinsamen • Mais, Maismehl und Maisstärke • Montina-Mehl • Nussmehl und Nussspeisen • Pfeilwurzmehl • Quinoa • Reis (alle Sorten)	• Bulgur • Dinkel • Durumweizen (Hartweizen) • Einkorn • Emmert • Gerste • Grieß aus glutenhaltigen Getreidesorten • Haferflocken und Haferprodukte aus konventioneller Herstellung • Kamut • Malz (Extrakt, Aroma, Sirup, Essig) • Roggen • strukturiertes Pflanzenprotein • Triticale • Weizen, Weizenmehl, Weizenkleie, Weizenkeime und Stärke

Glutenfreie Getreidesorten, Nährmittel und Stärken	**Glutenhaltige Getreidesorten, Nährmittel und Stärken**
• Reiskleie • Sago • Sojamehl • Sorghum-Mehl • Tapiokamehl und Tapiokastärke (Maniok, Cassava, Yuca) • Teffmehl	

Gluten versteckt sich zudem in zahlreichen anderen Lebensmitteln, etwa in Blauschimmelkäse, Schokolade, Krebsfleischimitat (Surimi), Soßen, Salatdressings, Wurstwaren, Suppen, Sojasoße und Gewürzmischungen. Seitan ist sogar pures Gluten.

Bei vielen Menschen, die keine Magen-Darm-Symptome haben, wenn sie Weizen oder Gluten essen, sind die Gelenke, die Muskeln und das Nervensystem betroffen, ohne dass sie überhaupt bemerken, dass das Immunsystem gerade angegriffen wird. Wenn das Immunsystem durch Gluten oder eines seiner verstoffwechselten Bestandteile aktiviert wird, sendet es Signale an den Körper aus, die ihn veranlassen, Entzündungen in weit entfernten Körperregionen zu erzeugen – als Reaktion auf den Ansturm der als feindlich eingeordneten Lebensmittelproteine. Wenn Sie glutenhaltige Lebensmittel ständig essen, werden Sie lediglich ein allgemeines Gefühl des Unwohlseins bemerken und nicht in der Lage sein, einzelne Symptome genau zu benennen. Sobald Sie dieses Lebensmittel jedoch komplett von Ihrem

Speiseplan gestrichen haben und symptomfrei sind und es ein paar Wochen oder Monate später wieder einführen, tauchen mit einem Mal Ihre Sinusitis-Kopfschmerzen oder Gelenkschwellungen wieder auf. Auf diese Weise können Sie einen eindeutigen Zusammenhang zwischen dem Verzehr dieser Lebensmittel und der Symptomkombination herstellen.

Selbst die größten Gegner eines Verzichts auf Brot und Nudeln werden zu Verfechtern einer glutenfreien Ernährung, sobald sie die bemerkenswerten Vorteile dieser Ernährungsweise am eigenen Leib erfahren.

Schilddrüsenprobleme durch Gluten

Waren das noch nicht genug Gründe, um auf glutenfreie Ernährung umzustellen? Dann also weiter: Gluten verlangsamt unter Umständen Ihren Stoffwechsel. Es kann die Schilddrüsenfunktion beeinträchtigen, sodass Sie zunehmen beziehungsweise nicht mit dem Abnehmen vorankommen oder sogar eine autoimmune Schilddrüsenerkrankung entwickeln.

Gluten kann den Körper auf fatale Weise täuschen: Gliadin, das Hauptprotein von Gluten, sieht in seiner Struktur bestimmten Proteinen der Schilddrüse sehr ähnlich. Wenn ein Mensch einen durchlässigen Darm hat und Gluten isst und Gliadin durch die Löcher in der Darmschleimhaut gelangt, identifiziert das Immunsystem dieses Protein als fremde Substanz und gibt sie für den Angriff frei. Durch die Ähnlichkeit zwischen den Proteinen kann es passieren, dass der Körper statt des Gliadins die

Schilddrüse bekämpft. Wenn Sie bereits an einer autoimmunen Schilddrüsenerkrankung wie Hashimoto oder Morbus Basedow leiden, wird der Körper, sobald Sie Gluten zu sich nehmen, die Schilddrüse zusätzlich attackieren. Diesen Gefechten im eigenen Körper können Sie nur ein Ende setzen, indem Sie aufhören, Gluten zu essen. Soja ist übrigens nicht viel besser – doch dazu später mehr. Wenn Ihnen das immer noch nicht reicht, habe ich noch mehr Hiobsbotschaften für Sie: Jedes Mal, wenn Sie Gluten zu sich nehmen, kann die Immunreaktion, die es hervorruft, bis zu sechs Monate anhalten. Schummeln beim Glutenverzehr ist also im Zusammenhang mit autoimmunen Schilddrüsenerkrankungen keine Option: Sie müssen sich zu 100 Prozent glutenfrei ernähren, wenn Sie ernsthaft wollen, dass sich Ihre Schilddrüse erholt. Jede Woche habe ich mit Patienten zu tun, deren Schilddrüse laut den Untersuchungsergebnissen normal funktioniert, obwohl sie positiv auf Schilddrüsenantikörper getestet wurden. Das bedeutet, dass diese Patienten zwar bisher noch keine Symptome zeigen, auf lange Sicht aber Beschwerden entwickeln werden – es sei denn, sie stellen ihre Ernährung so schnell wie möglich um.

Antinährstoffe: Die Komplizen von Gluten

Zwar hat Gluten mittlerweile eine ziemlich schlechte Presse, doch seine beiden »Komplizen« können mindestens ebenso viel Schaden anrichten. *Lektine* und *Phytate* sind antinutritive Substanzen, die in allen glutenhaltigen Getreidesorten enthalten sind. *Antinutritive Substanzen* sind Antinährstoffe – das bedeutet, dass sie uns nicht nähren und zum Teil sogar andere Nährstoffe für uns unbrauchbar machen. Lektine befinden sich außerdem in Bohnen (insbesondere rote Kidneybohnen weisen einen hohen Gehalt auf), Milchprodukten und Nachtschattengewächsen (Tomaten, Auberginen, Paprika und Kartoffeln).

Lektine sind zuckerbindende Klebereiweiße. Aufgrund ihrer Komplexität können sie nicht verdaut werden, selbst Magensäure kann ihnen nichts anhaben, was es ihnen ermöglicht, unverändert in die Blutbahn einzutreten. Wurden sie erst einmal absorbiert, können sie ernsthaften Schaden anrichten: Lektine können sich an verschiedenstes Gewebe binden, darunter an das der Schilddrüse und der Bauchspeicheldrüse, wie auch an das Kollagen unserer Gelenke. Durch diesen Prozess werden die weißen Blutkörperchen aktiviert, und es kann zu einer Autoimmunreaktion kommen – eine Immunreaktion, die sich gegen unser eigenes Körpergewebe richtet.[18] Lektine können eine Rolle bei der Entstehung von Diabetes, autoimmunen Schilddrüsenentzündungen (*Thyreoiditis*) sowie rheumatoider Arthritis spielen. Auch beim chronischen Schmerzsyndrom, an dem viele Menschen leiden, kommen lektinhaltige Lebensmittel als Ursache infrage.

Von dem wichtigen blutzuckerregulierenden Hormon Insulin war bereits die Rede: Lektine hemmen die Insulinrezeptoren – das sind Proteine, an die das Insulin andockt und die dafür sorgen, dass in den Zellen alle nötigen Prozesse anlaufen. Sind sie gehemmt, können sie die Signale des körpereigenen Insulins nicht mehr empfangen. Dies führt zu der gefürchteten Insulinresistenz, die den Körper dazu veranlasst, immer mehr Insulin anzufordern, um die gleiche Menge Zucker im Blut auszugleichen. Das hat Fettansammlungen in der Körpermitte, Gewichtszunahme, Adipositas und letzten Endes auch Diabetes zur Folge. Wünschenswert wäre stattdessen, dass eine geringere Insulinmenge in unserem Blut zirkuliert, damit wir wissen, wann wir aufhören sollten zu essen.

Heißhunger durch Lektine

Ein weiteres Problem ist, dass Lektine die Entstehung einer *Leptinresistenz* begünstigen. *Leptin* ist ein sehr wichtiges Hormon: Es ist zuständig für die Regulierung unseres Sättigungsgefühls. Allerdings reagieren die Gehirne von sehr dicken Menschen nicht mehr auf das Leptinsignal. Ihr Leptinspiegel ist zwar hoch, doch weil ihre Gehirne diesen Umstand nicht wahrnehmen, senden sie kein Sättigungssignal aus. Sie bleiben hungrig, obwohl sie bereits ausreichende Mengen Nahrung zu sich genommen haben – schuld sind die Lektine.

Aufgrund ihrer Klebrigkeit können Lektine sich auch an unsere Darmschleimhaut binden. Das beeinträchtigt unsere normale Darmflora und begünstigt die Entstehung des Leaky-Gut-Syndroms, bei dem Löcher in der Darmwand entstehen, durch die größere, unverdaute Proteine aus der Nahrung in unsere Blutbahn gelangen können. Dies setzt eine Entzündungsreaktion in Gang und führt zu einer Reihe von bereits beschriebenen Problemen. Bei Entzündungen im Körper werden grundsätzlich mehr durch die Nahrung aufgenommene Kalorien in Form von Fett eingelagert, sodass es schnell zu einer Gewichtszunahme kommt.

Und als ob das nicht schon genug wäre, stimulieren Lektine auch noch die Ausschüttung des Botenstoffs Histamin in unserem Magen, was eine übermäßige Sekretion von Magensäure auslöst. Aus diesem Grund profitieren auch Personen, die an Säurereflux leiden, von einer glutenfreien, getreidearmen Diät. Der Zustand vieler meiner Patienten, die unter schweren Reflux-Symptomen litten, hat sich durch eine Ernährungsumstellung dauerhaft verbessert.

Weil Lektine derart widerstandsfähig gegenüber unserer Magensäure und unseren Verdauungsenzymen sind, besteht der beste Schutz darin, sie gar nicht erst zu essen.

Krankmacher Phytat

Phytate, auch Phytinsäure genannt, gehören ebenfalls zu den Antinährstoffen und stehen Lektinen in ihren negativen Auswirkungen in nichts nach. Sie behindern die Aufnahme wichtiger Mineralien wie Kalzium, Eisen, Magnesium, Kupfer und Zink. Lange war die Auffassung weit verbreitet, dass wir Vollkornprodukte essen sollten, um uns ausreichend mit Vitaminen und Mineralien zu versorgen. Doch der Verzehr von Weizen und anderen glutenhaltigen Getreidesorten kann, nur um ein Beispiel zu nennen, langfristig die Kalziumaufnahme hemmen und schließlich zu Osteoporose führen.
Der Antinährstoff Phytat befindet sich in allen glutenhaltigen Getreidesorten und in der äußeren Haut von Saaten und Nüssen. Eine Möglichkeit, der stoffwechselstörenden Eigenschaft zu begegnen, besteht darin, sie in gekeimtem Zustand zu essen. Da-

Die negativen Wirkungen von Phytaten

Phytate beeinträchtigen viele wichtige Körpervorgänge.

- Die Antinährstoffe behindern die Absorption wichtiger Mineralien – insbesondere von Kalzium, Kupfer, Magnesium, Eisen, Selen und Zink –, die der Körper benötigt, damit die Enzyme optimal arbeiten können.
- Phytate hemmen die Zellentgiftung.
- Phytate blockieren die Hormonproduktion (zum Beispiel von Testosteron) und können Hormonstörungen auslösen.
- Phytate beeinflussen die Bildung von Antikörpern zum Schutz vor Viren und Bakterien.

für werden Getreidekörner und Saaten über Nacht eingeweicht, anschließend durchgespült und für die Zubereitung von Speisen verwendet oder pur gegessen. In gut sortierten Bioläden erhalten Sie leckere gekeimte oder voreingeweichte Nüsse und Saaten.

Die »glutenfrei«-Falle

Sie wissen jetzt, dass Gluten schlecht für Sie ist und warum es anzuraten ist, sich glutenfrei zu ernähren. Dabei sollten Sie vor einer Sache auf der Hut sein: vor dem Regal mit den als »glutenfrei« gekennzeichneten Produkten im Supermarkt um die Ecke. Nur weil auf der Packung »glutenfrei« steht, ist etwas nicht automatisch gesünder. Obwohl es zu begrüßen ist, dass es mittlerweile fast überall eine Auswahl an glutenfreien Nahrungsmitteln gibt, sollten Sie auf keinen Fall einfach alles, das Sie bisher gegessen haben, durch die glutenfreie Variante ersetzen.

Das Problem ist häufig der Zucker: Glutenfreie Produkte sind oft stark industriell verarbeitet und stecken voller raffinierter Kohlenhydrate. Beispielsweise kann eine Scheibe glutenfreies Brot, das aus Reis, Tapioka und Mandelmehl hergestellt wurde, genauso ungesund sein wie eine Scheibe Weißbrot, was an seinem hohen glykämischen Gehalt liegt.[19] Das heißt, dass solche glutenfreien Produkte ihren Blutzuckerspiegel genauso stark ansteigen lassen wie normale, glutenhaltige Kohlenhydrate – mit den bekannten Folgen für Ihr Gewicht. Und es gibt etwas, was das Ganze noch komplizierter macht: Der am häufigsten verwendete Glutenersatz ist Mais. Mais enthält Proteine mit Aminosäuresequenzen, die aussehen wie Glutenproteine. Neuere Studienergebnisse deuten darauf hin, dass diese glutenähnlichen Proteine im Mais bei Patienten mit Zöliakie eine Immunreaktion hervorrufen können.[20] Daher versuche ich nicht nur, Sie vom Gluten abzubringen, sondern lege Ihnen eine Vollwerternährung ans Herz, mit mageren Proteinen beziehungsweise solchen mit gesunden Fetten, langsamen Kohlenhydraten, nicht stärkehaltigem Gemüse sowie Nüssen und Saaten. Wenn Sie sich an glutenfreie Ersatzprodukte halten, konsumieren Sie etwas, das ich »Zuckeräquivalente« nenne, weil die Stärke in diesen Produkten bei der Verdauung zu Glukose – die Sie umgangssprachlich als Traubenzucker kennen – aufgespalten wird. Faktisch unterstützen Sie damit weiterhin Ihre Zuckersucht. Obwohl Sie glauben, dass Sie Ihre Essgewohnheiten in eine gesunde Richtung verändert haben, wird sich an Ihrem Hüftumfang nicht das Geringste verändern. Das alles mag kompliziert klingen, im Grunde ist es jedoch ganz einfach: Sie fahren am besten, wenn Sie zu ganz natürlichen glutenfreien Nahrungsmitteln greifen. Auf meiner Favoritenliste stehen Avocados, Rucola, Artischocken, alle Arten von Beeren, Baby-Romanasalat und Süßkartoffeln. Hin und wieder esse ich glutenfreie Nudeln, doch das ist eher die Ausnahme als die Regel. Essen Sie sie, wenn überhaupt, als kleine Beilage, nicht als Hauptbestandteil Ihrer Mahlzeiten.

Milchprodukte: Weniger ist mehr

Als Sonia zu mir in die Praxis kam, plagten sie seit Längerem Darmprobleme. Ihre Symptome wechselten zwischen Verstopfung und Durchfall. Sie litt außerdem unter Erschöpfung, die im Laufe des Tages zunahm. Wenn sie am frühen Nachmittag von der Arbeit kam – sie war Lehrerin –, konnte sie oft kaum noch ihre Augen offen halten. Nach ihren Essgewohnheiten befragt, gab sie an, sie versuche sich so gesund wie möglich zu ernähren. Morgens aß sie immer griechischen Joghurt mit einer Banane oder Beeren und trank eine Tasse Kaffee mit einem Schuss Sahne. Mittags gab es einen Salat, zwischendurch etwas Käse und Gemüse, und sie kochte fast jeden Abend selbst – ihre Mahlzeiten bestanden in der Regel aus einer Proteinquelle, einer Stärke- und einer Gemüsebeilage. Doch was sie für gesund hielt – Joghurt, Käse und Milchprodukte – schadete ihr in Wahrheit.

Milch enthält zwei Hauptproteine: *Casein* und *Molkenproteine*. In homogenisierter, pasteurisierter Milch fehlen die Enzyme, die Kälbchen dabei helfen, diese Proteine zu verdauen und zu verwerten. Die Proteine sind für viele Menschen schwer verdaulich und können Nahrungsmittelunverträglichkeiten hervorrufen. Zudem enthält Milch auch Zucker, die sogenannte *Laktose* (Milchzucker), die aus zwei Einzelkomponenten besteht – aus je einem *Glukose-* und einem *Galactose*-Molekül.

Viele Menschen produzieren nicht genügend *Laktase* – das ist das Enzym, das dafür zuständig ist, die Laktose in ihre Komponenten aufzuspalten, sodass sie leichter zu verdauen ist. Dieser Mangel führt zu einer Milcheiweißunverträglichkeit, die sich durch Symptome wie erhöhte Gasbildung, Blähungen und Durchfall bemerkbar macht, wenn anstelle der Enzyme die Darmbakterien die Fermentation dieses Milchzuckers übernehmen.

Anders als bei einer Lebensmittelunverträglichkeit sind bei Laktoseintoleranz die Auswirkungen innerhalb von dreißig bis sechzig Minuten nach dem Verzehr spürbar und nicht die Folge einer Immunreaktion. Jeder, der unter einer Laktoseintoleranz leidet, kann Ihnen schildern, wie schmerzhaft und unangenehm sie sich auswirken kann.

Sonias Hauptproblem bestand in einer Laktoseintoleranz. Als ich ihr darlegte, auf welche Weise Milchprodukte vermutlich ihre Darmschleimhaut beschädigen und das übermäßige Wachstum der falschen Bakterienstämme fördern, leuchtete ihr das ein. Wir verbannten Milchprodukte und Gluten aus ihrem Speiseplan. Als sie vier Wochen später wieder zu mir kam, waren die Blähungen, der Durchfall und die Verstopfung durch die milch- und glutenfreie Ernährung fast beseitigt, und sie fühlte sich wieder voller Energie, auch an den Nachmittagen, an denen sie sonst immer ihr Tief hatte. Das motivierte sie weiterzumachen, und sie beschloss, noch ein paar weitere Monate auf Milchprodukte zu verzichten.

Was sind die Alternativen zu Milch?

- Viele Vegetarier und Veganer weichen auf Sojamilch aus. Das sollten Sie auf keinen Fall tun. Soja enthält unter anderem große Mengen des Antinährstoffs Phytat. (mehr dazu auf Seite 96)
- Lassen Sie auch bei Getreidemilch aus Hafer und Reis Vorsicht walten: Manche Marken enthalten Gluten. Außerdem werden diese Milch-Alternativen, die bei uns unter den Bezeichnungen Reis- bzw. Haferdrink oder -getränk laufen, eben aus Getreide hergestellt, und wir wollen schließlich den Verzehr von Getreide einschränken.
- Bei Nussmilch, zum Beispiel aus Mandeln, spricht vieles dafür, sie selbst zu machen. Bei im Laden erhältlichen Produkten sollten Sie darauf achten, dass Sie nur ungesüßte Varianten, die kein Carrageen enthalten, kaufen. Das gilt auch für die sehr nährstoffreiche Kokosmilch. Carrageen ist ein aus der roten Seealge hergestelltes Verdickungsmittel, das unter anderem industriell hergestellter Mandel- und Kokosmilch – auch Bioprodukten – zugesetzt wird, um die Konsistenz zu verbessern. Es gibt Studienergebnisse, die darauf hinweisen, dass dieser Stoff Entzündungen im Darm hervorrufen kann. Am besten meiden Sie ihn.
- Hanfmilch wird aus Hanfsamen hergestellt und ist eine gute Quelle für Omega-3-Fette. Kaufen Sie nur Sorten ohne Zuckerzusatz.

Die Wahrheit über Milch

Glauben Sie auch, dass Milchprodukte Ihre Knochen stärken? Wenn das wirklich so wäre, weshalb verzeichnen dann die westlichen Länder, in denen die meiste Milch konsumiert wird, die weltweit höchste Osteoporoserate? An dieser Stelle möchte ich Dr. T. Colin Campbell aus seinem Buch *China Study. Die wissenschaftliche Begründung für eine vegane Ernährungsweise*[21] zitieren:

Protein und sogar Kalzium – wenn es im Übermaß konsumiert wird – können das Osteoporoserisiko erhöhen. Bedauerlicherweise sind Milchprodukte die einzigen Nahrungsmittel, die reich an beiden Nährstoffen sind. Der Kalziumforscher Tim Hegsted schrieb 1986: »Hüftfrakturen kommen häufiger in Bevölkerungen vor, in denen regelmäßig Milchprodukte konsumiert werden und der Kalziumkonsum relativ hoch ist.« Jahre später empfiehlt die Milchwirtschaft immer noch den Verzehr einer noch größeren Menge ihrer Milchprodukte, um starke Knochen und Zähne aufzubauen. Die Verwirrung, der Konflikt und die Kontroverse, die in diesem Forschungsgebiet vorherrschen, erlauben es jedem, nahezu alles Beliebige zu diesem Thema zu sagen.

Bei Gluten haben wir gesehen, dass es zu opiatähnlichen Substanzen verstoffwechselt wird. Bei dem Protein Casein, das in Milch und Milchprodukten enthalten ist, ist das nicht anders. Auch bei der Verdauung von Casein entsteht ein opiatähnliches Zwischenprodukt, das auf das Gehirn dieselbe Wirkung wie Opium oder Morphium ausüben kann. Dieses Abbauprodukt heißt *Casomorphin*. Genau wie Morphium wirkt es beruhigend, macht schläfrig und versetzt Sie in eine leicht beschwingte Stimmung. Kein Wunder, dass Ihr Gehirn ganz verrückt danach ist. Casein steckt nicht nur in Molkereiprodukten, es wird häufig auch Eiweißriegeln und -drinks zugesetzt.

Lebensmittel, die oft Milchbestandteile enthalten

Selbst bei Lebensmitteln, bei denen Sie davon ausgehen, dass sie keine Milch enthalten, sollten Sie die Zutatenliste sorgfältig durchlesen. Häufig ist wider Erwarten Milchzucker, Milchpulver oder ein anderes Milchprodukt darin enthalten. In Fertiggerichten und Fertigmischungen finden sich besonders oft Milchbestandteile.

- Gebäck (Kuchen, Kekse, Muffins, Waffeln, Scones)
- Kartoffelbrei aus der Tüte
- Lebensmittelkonserven (auch Gemüsekonserven)
- Margarine und andere als kalorienarmer Buttersatz angepriesene Brotaufstriche
- Nahrungsergänzungsmittel mit Molke
- Pfannkuchen-Fertigmischung
- Salatdressings
- Schokolade (ausgenommen pure Schokoladen)
- Soßen (in Restaurants)
- Suppen und Eintöpfe
- Wurst und Aufschnitt

Die Vollwertkost aus der Happy-Darm-Diät versorgt Ihren Körper ausreichend mit Nährstoffen. Außerdem können Sie diese aus Ihrem Essen besser verwerten, indem Sie auf glutenhaltiges Getreide verzichten, weil Sie keine Phytate zu sich nehmen, die die Aufnahme von Kalzium und anderen lebenswichtigen Mineralien behindern. Ohne Kalorien zu zählen werden Sie ganz selbstverständlich zu mehr Speisen mit hoher Nährstoffdichte und weniger mit hoher Energiedichte greifen. Entzündungen lassen durch den Verzicht auf Molkereiprodukte sowie andere Lebensmittel, die häufig Unverträglichkeiten auslösen, nach. Ihr Körper wird sich regenerieren und wieder ins Gleichgewicht kommen.

Was ist mit Molke?

Molke ist ein Nebenprodukt, das bei der Herstellung von Quark und Käse anfällt. Molkenproteine sind der Hauptbestandteil der bei Bodybuildern und Sportlern so beliebten Eiweißdrinks. Nicht bei jedem Herstellungsverfahren entsteht ein reines Produkt. Häufig ist Molkenkonzentrat mit Casein verunreinigt, sodass Menschen, die empfindlich auf Milchprodukte reagieren, Symptome wie Blähungen, Gasansammlung und Durchfall bekommen können. Wenn Sie Molke wegen ihrer gesundheitsfördernden Wirkung trinken, achten Sie darauf, dass es sich um *isolierte*, besser noch *hydrolysierte Molke* handelt. Hydrolysierte Molke, für die ein weiterer Herstellungsschritt nötig ist und die deshalb teurer ist, liefert bereits in kleinste Fragmente aufgespaltenes Molkenprotein, das im Verdauungstrakt leichter absorbiert werden kann.

Vor- und Nachteile von Eiern

Hühnerei-Allergien gehören zu den Top Ten der Lebensmittelallergien. Zahlreiche Menschen entwickeln im Laufe ihres Lebens eine Unverträglichkeit gegen Eier. Sie reagieren entweder auf das Eigelb, das Eiweiß oder auf beides. Eier gehören zudem zu den am stärksten entzündungsfördernden Nahrungsmitteln. Allerdings sind Entzündungsprozesse nicht per se schlecht: Wir sind auf Entzündungen angewiesen, um Infektionen abzuwehren und verletzte Bereiche im Körper zu schützen, doch zu viele Entzündungen, insbesondere solche, die von der Ernährung verursacht werden, belasten unseren Organismus. Im Idealfall ist der Körper in der Lage, Entzündungen je nach Bedarf ein- und auszuschalten. Auf keinen Fall sollen sich Entzündungen ungehindert ausbreiten können, wie es häufig infolge der typischen westlichen Ernährungsweise der Fall ist. Es kommt darauf an, das richtige Verhältnis von entzündungshemmenden Omega-3-Fettsäuren und entzündungsfördernden Omega-6-Fettsäuren zu sich zu nehmen.

Eigelb ist reich an *Arachidonsäure* (AA von englisch *Archidonic Acid*), einer vierfach ungesättigten Fettsäure, die in entzündungsfördernden Stoffwechselvorgängen eine Rolle spielt. AA stammt aus Omega-6-Fettsäuren, die im Körper die Ausschüttung von Botenmolekülen – hormonähnlichen Substanzen wie zum Beispiel Leukotrien, Prostaglandin, Prostacyclin und Thromboxan – anregen, die im Zusammenhang mit entzündlichen Reaktionen stehen. Aus diesem Grund ist Eigelb nicht Bestandteil einer entzündungshemmenden Ernährung.

Doch nicht nur Eigelb ist reich an AA, sondern auch Mais und Fleisch von mit Mais gefütterten Rindern. Im Fleisch von Rindern aus Massentierhaltung, die mit Mais gefüttert wurden, stecken massenhaft entzündungsfördernde Omega-6-Fettsäuren, während das Fleisch ihrer grasfressenden Artgenossen reich an entzündungshemmenden Omega-3-Fettsäuren ist. (Wenn Sie mehr über diesen Zusammenhang wissen möchten, lesen Sie Michael Pollans Buch *Das Omnivoren-Dilemma.*) Wenn wir Eier von Hühnern aus Massentierhaltung essen, die mit Futtermitteln aus Soja und Mais gefüttert werden, konsumieren wir, ähnlich wie beim Fleisch, auf indirektem Wege die darin enthaltenen Nahrungsmittelallergene. Diese Art von Fütterung entspricht nicht der natürlichen Ernährung von Hühnern – und sie ist weder gut für die Hennen noch gut für uns.

Bio-Eier von freilaufenden Hühnern, die artgerechtes Futter mit einem hohen Omega-3-Fettsäure-Gehalt bekommen, bekommen uns viel besser. Deshalb sind Bio-Eier nach dem achtundzwanzigtägigen Happy-Darm-Programm wieder erlaubt. Die besten Eier bekommen Sie im Bioladen oder auf dem Wochenmarkt, wo Sie mit dem Bauern darüber sprechen, wie die Hühner gehalten werden. Auch hier gilt wieder: Informieren Sie sich. Sie sollten nicht nur wissen, *was* Sie essen, Sie sollten darüber hinaus auch wissen, wo das, was Sie essen, herkommt und, wenn es sich um ein Produkt tierischer Herkunft handelt, was dieses wiederum gefressen hat.

Abschied vom Soja

Soja und seine Bestandteile haben inzwischen alle Bereiche unseres Nahrungsmittelangebots durchdrungen. Soja ist überall: in Tofu und Edamame natürlich sowieso, aber auch in weit weniger offensichtlichen Produkten wie Eiweißriegeln und -pulver, Nahrungsergänzungsmitteln, Eiscreme, Käse und Schokolade (in Form von Sojalecithin oder einfach Lecithin) und in vielen anderen Lebensmitteln. Einer der Meilensteine auf dem Siegeszug von Soja war die Empfehlung der American Heart Association als »herzgesund«; diese Empfehlung beruhte auf Nachweisen, dass Soja zur Senkung des Cholesterins beiträgt. Doch Sojaprodukte und solche, die Soja enthalten, sind oft stark industriell verarbeitete Nahrungsmittel, die Sie ohnehin meiden sollten. Womöglich liegt es an seiner schier überwältigenden Präsenz, dass Soja es mittlerweile auf die Hitliste der Lebensmittelallergene geschafft hat.

Zudem ist Soja, ebenso wie glutenhaltiges Getreide, reich an Phytaten, die, wie bereits erläutert, zu den *Antinährstoffen* gehören (s. S. 81). Unter anderem beeinträchtigen Phytate die Absorption essentieller Mineralien. Indem es beispielsweise die Selenaufnahme verringert, hemmt es unsere Fähigkeit, das Schilddrüsenhormon Thyroxin zu aktivieren. Es ist, als trieben Sie ohne Entsalzungsanlage auf dem Meer, sodass Sie trotz des vielen Wassers um Sie herum nicht in der Lage sind, Trinkwasser aufzubereiten. Ihr Körper könnte in primärem Schilddrüsenhormon T4 schwimmen, doch ohne Selen ist er nicht fähig, dieses in seine aktive Form, das T3 umzuwandeln, sodass die Schilddrüse ihre anregende Wirkung auf den Stoffwechsel nicht ausüben kann. In der Folge fühlen Sie sich müde und geistig träge, sind anfällig für Gewichtszunahme und entwickeln Symptome wie Haarausfall, brüchige Fingernägel und trockene Haut.

Soja kann noch in einer weiteren Hinsicht problematisch für Ihre Schilddrüse sein: Wie alle Nahrungsmittel, die Lektin enthalten, begünstigt es die Entstehung autoimmuner Schilddrüsenerkrankungen. Die in diesem Rahmen gebildeten Antikörper können die Schilddrüse langfristig so weit zerstören, dass sie nicht mehr in der Lage ist, ausreichend Schilddrüsenhormone zu produzieren, um den Körper mit der nötigen Energie zu versorgen.

Da die enthaltenen Phytate auch die Aufnahme von Kalzium und Magnesium behindern, wirkt sich Soja negativ auf die Knochenmineraldichte aus, vor allem bei Frauen nach der Menopause und Männern über sechzig.

Die stoffwechselstörende Wirkung lässt sich allein durch die Fermentation von Soja abmildern, da dieses Behandlungsverfahren den Phytinsäuregehalt reduziert. In asiatischen Ländern wird Soja traditionell verzehrt – jedoch in geringen Mengen und meist in Form von fermentiertem Miso, Tempeh, Tofu und Sojasoße, nicht jedoch in dem Umfang und all den verarbeiteten Formen, wie wir es im Westen konsumieren.

Wenn Sie weder an Schilddrüsenproblemen noch an anderen hormonellen Ungleichgewichten oder Unverträglichkeit gegenüber Soja leiden, dürfen Sie nach Abschluss des 28-tägigen

Happy-Darm-Programms fermentierten Bio-Soja in geringen Mengen in Ihre Ernährung aufnehmen. Wie bei allen anderen Lebensmitteln gilt auch für Soja: Je weiter ein Nahrungsmittel vom Ursprungsprodukt entfernt ist, desto schlechter ist es für uns. Damit komme ich zu einem weiteren schwerwiegenden Problem bei Soja: seiner gentechnischen Veränderung.

Hierzulande ist der Anbau und die Verarbeitung von Gensoja in Nahrungsmitteln offiziell verboten. Über einen Umweg gelangt es dennoch massenhaft in unser Essen – und zwar ohne jede Kennzeichnung: Fleisch, Milch und Eier aus konventioneller Erzeugung stammen heute überwiegend von Tieren, die mit gentechnisch verändertem Soja gefüttert wurden. Laut einer Studie des WWF handelt es sich bei 80 Prozent der deutschen Sojaimporte um Gensoja, der vor allem aus Südamerika und den USA stammt. Die weltweit verbreitetste gentechnisch veränderte Pflanze ist die Sojasorte »Roundup Ready«. Eine genetische Veränderung, mit deren Hilfe die Resistenz dieser Pflanze gegen Pflanzenschutzmittel (Herbizide) erhöht wird, ermöglicht es Bauern, nach dem Keimen der Pflanze ein Herbizid zur Unkrautvernichtung einzusetzen. Das ist praktisch für die Bauern, allerdings weniger vorteilhaft für uns. Die Sicherheit und die gesundheitlichen Auswirkungen für den Menschen wurden nie in Langzeitstudien untersucht. Wir leben in einem gigantischen, die gesamte Bevölkerung umfassenden Experiment, da nicht als solche gekennzeichnete Produkte mit genetisch veränderten Organismen (GVO) massenhaft in die Regale unserer Supermärkte gelangen. Wenn Sie der Themenkomplex genmanipulierte Nahrung tiefergehend interessiert, lesen Sie das Buch *Trojanische Saaten* von Jeffrey M. Smith.

Für die kommenden 28 Tage möchte ich, dass Sie Soja komplett von Ihrem Speiseplan streichen. Dies mag zwar mit einigen Herausforderungen verbunden sein, doch ich versichere Ihnen, dass die Vorteile die Mühen, die Sie auf eine solche Veränderung Ihrer Essgewohnheiten verwenden, weit überwiegen. Und dank der köstlichen Rezepte ab S. 331 werden Sie Soja überhaupt nicht vermissen.

Nein zu Mais

Ebenso wie Soja haben Mais und seine Folgeprodukte jeden Winkel unserer Lebensmittelversorgung infiltriert. Maisstärke, Maissirup, Dextrose, Maltodextrin und Fruktose-Glukose-Sirup (HFCS) – das sind nur einige der Formen, in denen Mais in unseren Speisen und Getränken steckt. Selbst ein genaues Studium der Zutatenliste wird Sie nicht immer zu 100 Prozent vor diesen Inhaltsstoffen schützen – Mais kann sich zum Beispiel über den Umweg als Futtermittel für Hühner und Rinder auf Ihren Teller stehlen. Natürlich sollten Sie sich dessen ungeachtet so genau wie möglich über die Herkunft und Zusammensetzung Ihrer Lebensmittel informieren. Die Happy-Darm-Diät hilft Ihnen, alle Arten von gesundheitsschädlichen Nahrungsmitteln zu vermeiden, die sonst regelmäßig auf unserem Speiseplan stehen.

Bei Mais handelt es sich um ein hochglykämisches Lebensmittel. Das bedeutet, dass es nach seinem Konsum zu ähnlich hohen Spitzen im Blutzuckerspiegel kommt wie nach dem Verzehr von Zucker. Wenn ich meine Patienten danach frage, wie viel Zucker sie konsumieren, antworten viele: »Nicht besonders viel.« Sie glauben, indem sie ihren Speisen und Getränken keinen Zucker zufügen und keine Zuckeraustauschstoffe verwenden, würden sie die verheerenden gesundheitlichen Folgen von Zucker umgehen. Dabei nehmen sie möglicherweise Zucker in vielen anderen, weniger offenkundigen Formen zu sich. Sie sind sich nicht im Klaren darüber, dass Nahrungsmittel mit einer ähnlichen glykämischen Wirkung wie Zucker im Hinblick auf ihre Auswirkung auf unsere Hormonaktivität genauso gesundheitsschädlich sind wie Zucker. Das betrifft beispielsweise Insulin, das zu einer Insulinresistenz führt, oder Leptin, das zu einer Letpinresistenz, zu Gewichtszunahme und einem größeren Taillenumfang führt. Noch dazu wissen wir mittlerweile, dass Mais, ebenso wie die meisten anderen hochglykämischen Lebensmittel, entzündungsfördernde Eigenschaften hat: Erst kürzlich wurden zwei neue Proteine in der Maispflanze entdeckt, die das Immunsystem aktivieren. Aufgrund seiner zuckerähnlichen glykämischen Wirkung löst Mais zudem mitunter Erschöpfung, Schlafstörungen, Stimmungsschwankungen, hyperaktives Verhalten bei Kindern, Nasennebenhöhlenverstopfung und Infektanfälligkeit aus. Obendrein ist Mais reich an Lektinen. Lektine heften sich an die Darmschleimhaut und verursachen damit kleine Löcher in den interzellularen Verbindungen, durch die größere, teilweise unverdaute Nahrungspartikel gelangen können. Das schädigt die Darmflora, Entzündungen entstehen und es kann zu Insulin- und Leptinresistenzen kommen. Mais ist in der Menge, in der er in unseren Lebensmitteln steckt, für uns Menschen einfach nicht gesund.

Eine Maisunverträglichkeit kann eine Vielzahl von Reaktionen nach sich ziehen, ähnlich den durch Gluten oder andere Lebensmittelallergene verursachten. Die häufigsten Reaktionen, die mir in meiner Praxis begegnen, sind Hautausschläge wie beispielsweise Ekzeme (eine gerötete, schuppige und gelegentlich juckende Hautirritation, die stellenweise auftritt und normalerweise nach ein paar Tagen bis Wochen abklingt) und Nesselsucht (juckende, manchmal auch brennende, äußerst unangenehme rote Quaddeln auf der Haut, die Minuten nach dem Verzehr eines Lebensmittels auftreten können und nach einigen Minuten bis Stunden wieder verschwinden). Doch auch andere Symptome von Lebensmittelunverträglichkeiten wie Migräne, Gelenk- und Gliederschmerzen und depressive Verstimmungen können auftreten. Machen Sie daher einen Bogen um dieses entzündungsfördernde Nahrungsmittel. Während des 28-tägigen Happy-Darm-Programms werden Sie Mais und seine Folgeprodukte vollkommen aus Ihrer Ernährung verbannen.

Genmais

In Bezug auf Genmais gilt dasselbe, was ich bereits im Zusammenhang mit Gensoja erläutert habe (s. S. 98): Der Anbau ist zwar zurzeit in Deutschland (außer zu Forschungszwecken), in Österreich und der Schweiz verboten, doch über importierte Futtermittel landet er trotzdem auf unseren Tellern – und zwar ohne jede Kennzeichnung. Zudem laufen auf EU-Ebene immer wieder Diskussionen um die Zulassung.

Eine verbreitete Sorte Genmais ist dahingehend verändert, dass er widerstandsfähig gegenüber dem Herbizid Roundup[22] (Wirkstoff: Glyphosat) ist und enthält dementsprechend Rückstände dieses Präparates. Eine andere Sorte Genmais wurde durch genetische Manipulation dazu gebracht, Bt-Toxine zu produzieren, die als Insektizid wirken. Auf den ersten Blick erscheint die Züchtung einer Maispflanze genial, die ihr eigenes Insektizid herstellt, oder einer, die resistent gegen Unkrautvernichtungsmittel ist. Doch denken Sie mal eine Minute darüber nach: Wo landen die Herbizid-Rückstände und Bt-Toxine letztendlich?

Bisher wurde die Wirkung von Genmais nur an Ratten untersucht – mit schockierenden Ergebnissen: Bei weiblichen Ratten nahmen hormonelle Probleme, ausgelöst durch die endokrin schädigende Wirkung des Herbizids Roundup, überhand, während es bei den männlichen Ratten vor allem zu Leberstauungen und -schäden kam. Beide Geschlechter entwickelten Nierenprobleme. Leider erstrecken sich die ausführlichsten Untersuchungen an Laborratten nur über einen Zeitraum von drei Monaten. Was ist mit der Langzeitwirkung auf Kinder und Erwachsene? Die Untersuchungen wurden weder von einer unabhängigen Instanz durchgeführt noch sind sie verpflichtend vorgeschrieben. Und wenn sie tatsächlich durchgeführt werden, werden Daten und Ergebnisse in vielen Fällen geheim gehalten. Was man allerdings aus einer Vergleichsanalyse über die Auswirkungen von verschiedenen Genmaissorten auf Laborratten weiß, ist, dass es sich bei den beiden am meisten betroffenen Organen um Leber und Nieren handelt – die Entgiftungsorgane. Auch wenn wir keine Laborratten sind, können wir diese negativen Auswirkungen nicht ignorieren.

Bis Langzeitstudien zur gesundheitlichen Ungefährlichkeit für Menschen vorliegen – die Beweislast sollte hier meines Erachtens übrigens bei den Produzenten liegen, wobei das Mandat den Behörden der Lebensmittelkontrolle übertragen werden und die Durchführung bei unabhängigen, unparteiischen Institutionen liegen sollte –, empfehle ich, auf den Verzehr von Genmais in allen seinen Formen zu verzichten.

Hülsenfrüchte – Freunde oder Feinde?

Hülsenfrüchte sind Pflanzen (genauer gesagt die Früchte oder Samen von Pflanzen) aus der Familie der sogenannten *Leguminosen*; zu ihnen gehören Alfalfa (Luzerne), Bohnen, Carob, Kichererbsen, Linsen, Erbsen, Sojabohnen und Tamarinde – auch Erdnüsse sind Hülsenfrüchte und nicht, wie der Name suggeriert, Nüsse. Hülsenfrüchte sind reich an Lektinen, ebenso wie Mais und Soja. Das bedeutet, dass Hülsenfrüchte dieselben gravierenden Probleme wie diese beiden Lebensmittel aufwerfen können und Entzündungen und Gewichtszunahme begünstigen.

Hülsenfrüchte sind für ihre blähende Wirkung berüchtigt, die sehr unangenehm, manchmal sogar schmerzhaft ausfallen kann. Jeder, der sich schon einmal wegen Blähungen vor Schmerzen gekrümmt hat, weiß, wovon ich spreche. Manche Hülsenfruchtsorten sind schlimmer als andere, zum Beispiel Bohnen: Diese enthalten eine Zuckerart, ein *Oligosaccharid* namens

Galactan, das unser Verdauungssystem nicht aufzuspalten vermag, weil uns das dazu erforderliche Enzym fehlt. Daher übernehmen unsere Darmbakterien diese Aufgabe, die dabei allerdings Wasserstoff- oder Methangas produzieren.

Erdnüsse sind ein Kapitel für sich. Erdnüsse sind hochallergen, wobei die Allergie meist durch eine Reaktion auf die Proteine der Erdnuss ausgelöst wird. Darüber hinaus sind Erdnüsse häufig mit *Aflatoxin* verunreinigt, einem Pilzgift, das auf den Menschen toxisch wirkt und ebenfalls starke allergische Reaktionen hervorruft.

Es gibt weitere Gründe, die dafür sprechen, auf Erdnüsse und Produkte, die diese enthalten, zu verzichten: Zunächst sind Erdnüsse, wie auch andere Hülsenfrüchte, reich an Phytaten und Lektinen. Diese belasten die Verdauung, den Darm und den ganzen Körper. Zudem enthalten Erdnüsse viele gesättigte Fettsäuren, jedoch nur einen verschwindend geringen Anteil an gesunden Omega-3-Fettsäuren, wie sie in Nüssen vorkommen. Erdnussbutter ist ein besonders tückisches Nahrungsmittel: Die meisten Anbieter setzen viel Zucker und Salz zu, um den Geschmack zu verstärken. Diese Kombination führt geradewegs in eine Insulinresistenz und zu Wassereinlagerungen. Die Gelenke schmerzen, die Hände und Füße schwellen an, und man wird den »Schwimmring« um den Bauch einfach nicht los.

Greifen Sie anstatt zu Erdnüssen und Erdnussbutter nach einer Alternative aus Nüssen oder Saaten, wie zum Beispiel Mandelmus, das reich an herzgesunden Omega-3-Fettsäuren ist, oder Mus aus Sonnenblumenkernen, einer hervorragenden Quelle für die antientzündliche Linolsäure.

Zubereitung von Bohnen und Linsen

Wenn Sie getrocknete Hülsenfrüchte folgendermaßen zubereiten, verursachen sie weniger Blähungen:

1. Waschen Sie die Bohnen oder Linsen mit kaltem Wasser. Anschließend lassen Sie Linsen mindestens 1½ Stunden und Bohnen über Nacht in der dreifachen Menge Wasser einweichen. Im Anschluss schütten Sie das Einweichwasser weg und spülen die Hülsenfrüchte abermals durch, bevor Sie das Kochwasser zugeben.
2. Essen Sie zu Bohnen oder Linsen keine weitere Proteinquelle in der gleichen Mahlzeit.
3. Essen Sie keine Kartoffeln zu den Hülsenfrüchten, da Kartoffeln deren Verdauung beeinträchtigen können und ebenfalls Lektine enthalten.
4. Verwenden Sie verdauungsfördernde Gewürze: Durch die Zugabe von Fenchel und Ingwer werden Hülsenfrüchte leichter verdaulich.
5. Genießen Sie den Geschmack und kauen Sie gründlich! Sie wissen ja: Der Verdauungsprozess beginnt bereits im Mund.
6. Beginnen Sie mit leicht verdaulichen Sorten wie Mungo- und Adzukibohnen.

Wenn Sie vegetarisch oder vegan leben, benötigen Sie Hülsenfrüchte, um Ihren Eiweißbedarf zu decken. Es gibt Methoden, diese bekömmlicher zuzubereiten, sodass sie deutlich weniger Blähungen verursachen und das Verdauungssystem besser damit zurechtkommt. Dabei wird der Gehalt an schwer verdaulichen

Phytaten reduziert und damit auch ihre antinutriente Wirkung auf den Körper. Vergessen Sie dabei jedoch nicht, dass Hülsenfrüchte auch Lektine enthalten, Sie sollten es daher nicht damit übertreiben.

Nichts für jeden: Nachtschattengewächse

»Nachtschattengewächse« ist die gebräuchliche Bezeichnung einer großen Pflanzenfamilie, zu denen so bekannte Arten wie Engelstrompete, Belladonna und Tabak gehören. Zu den Vertretern, die in unserer Küche häufig Verwendung finden, gehören Tomaten, Physalis, Auberginen, Kartoffeln, Paprika, Peperoni und Chilis. Zwar zählen auch Süßkartoffeln zur Ordnung der Nachtschattengewächse, sie gehören jedoch zu einer anderen Unterart, den Windengewächsen. Der Verzehr von Nachtschattengewächsen hat für zahlreiche Menschen, die an arthritischen Beschwerden und Autoimmunerkrankungen leiden, eine regelrechte Tortur zur Folge. Pflanzen dieser Gattung produzieren Alkaloide – einen natürlichen Insektenschutz, der in großen Mengen giftig für uns ist. Die Nachtschattengewächse, die wir üblicherweise verzehren, enthalten zu geringe Mengen dieser Alkaloide, um tödlich zu wirken; allerdings reagieren einige Menschen, die an Entzündungserkrankungen leiden, schon auf sehr geringe Mengen hochempfindlich. Beim Kochen wird der Gehalt an Alkaloiden zwar um 40 bis 50 Prozent gesenkt, aber nicht einmal das reicht aus, um Betroffene vor der schädigenden Wirkung zu bewahren.

Ebenso wie in glutenhaltigen Getreidesorten stecken in Nachtschattengewächsen Lektine – Proteine, die Zuckermoleküle binden, was unter Umständen zu einer Aktivierung des Immunsystems führt und somit Entzündungen und Schmerzen verstärken kann.

Obwohl es nicht unbedingt erforderlich ist, komplett auf Nachtschattengewächse zu verzichten, rate ich Ihnen dennoch dringend, sie während des 28-tägigen Happy-Darm-Programms wegzulassen, falls bei Ihnen eine Autoimmunerkrankung oder irgendeine Form von Arthritis oder Schmerzerkrankung vorliegt. Nachtschattengewächse können sogar an der Entstehung Ihres Schmerzsyndroms beteiligt sein, und der einzige Weg, das herauszufinden, besteht in einem mindestens vierwöchigen Verzicht. Führen Sie sie danach wieder in Ihre Ernährung ein und achten dabei genau darauf, welche körperlichen Symptome Sie binnen drei Tage nach dem Verzehr beobachten. Sollten Nachtschattengewächse Ihnen Probleme bereiten, wird Ihnen die Erfahrung, wie gut es Ihnen ohne diese Lebensmittel geht, Motivation genug für einen Komplettverzicht sein.

Legen Sie los

Sie wissen nun, warum Gluten, Eier, Milchprodukte, Soja, Hülsenfrüchte, Mais und Zucker (und bei manchen auch Nachtschattengewächse) Entzündungen verursachen und die Gesundheit Ihres Darms beeinträchtigen. Am Ende dieses Teils finden Sie eine Einkaufsliste mit empfehlenswerten, antientzündlichen

Lebensmitteln. Wenn Sie Ihre Nahrungsmittel danach auswählen und sich an die Happy-Darm-Diät halten, schaffen Sie es, ihre körperliche Balance wiederherzustellen. Das nächste Kapitel widmet sich detailliert dem Happy-Darm-Programm, und im Anschluss daran erhalten Sie einen Überblick über die tägliche Routine, die Sie währenddessen erwartet. Dieser Überblick soll Ihnen als Planungshilfe für die bevorstehenden achtundzwanzig Tage dienen, nach denen Sie sich jünger, schöner und so gut wie nie zuvor fühlen werden.

Als Inspiration gebe ich Ihnen den Erfahrungsbericht eines meiner Patienten mit auf den Weg, den dieser kurz nach Abschluss des Programms verfasst hat. Als der 34-jährige Mark zu mir in die Praxis kam, war er stark übergewichtig und hatte einen großen Hüftumfang, sodass sein Risiko für Diabetes, Herzerkrankungen und Schlaganfall erhöht war. Tatsächlich ergaben Blutuntersuchungen bereits Anzeichen des metabolischen Syndroms, einem Vorboten von Diabetes. Innerhalb von achtundzwanzig Tagen, für die wir das Programm mithilfe einiger Modifikationen seinem Lebensstil angepasst haben, kam es jedoch zu bemerkenswerten Verbesserungen. Diese nützte er für sich als Sprungbrett zu einem gesünderen Lebensstil. Das ist Marks Geschichte:

Meine Essgewohnheiten zu verändern ist mir ungeheuer schwergefallen. Ich habe in der Vergangenheit kaum auf meine Ernährung und mein Essverhalten geachtet. Wie so viele andere war ich süchtig nach Salz, Zucker und Fett aus industriell gefertigten Nahrungsmitteln und kam nicht mehr ohne Koffein aus, das ich als Antriebsmittel brauchte, seit ich meinem Körper nicht mehr genügend Energie und Nährstoffe zuführte. Frühstück und Mittagessen habe ich generell ausgelassen, um mich dann mit Nudelgerichten, Brot und Fastfood vollzustopfen; danach fiel ich in ein Tief, und das Ganze fing von vorne an.

Dr. Pedre machte mir klar, dass ich meiner Gesundheit höchste Priorität einräumen musste – und mich jeden Tag aufs Neue dazu entscheiden, das zu tun, was auf lange Sicht gut für mich ist. Er riet mir, auf Weizen – also auf Brot und Pasta –, auf Milchprodukte, Soja und Kaffee zu verzichten.

Obwohl ich von der Richtigkeit dieser Maßnahmen überzeugt war, hätte ich am liebsten schon am ersten Tag das Handtuch geworfen – mein Körper schrie regelrecht nach dem gewohnten Essen. Ich litt an diesem Abend unter fürchterlichen Kopfschmerzen und war mir nicht sicher, ob ich mich von meinen Süchten je würde befreien können. Doch ich habe nicht aufgegeben, und mit jedem Tag wurde es leichter. Anstelle von Kaffee trinke ich jetzt grünen Tee. Ich esse gegrilltes Hühnchen und Fisch, anstatt zu Frittiertem zu greifen, und statt Milch gibt es jetzt Obst-und Gemüsesmoothies. Ersatzlos gestrichen habe ich den halben Liter Eiscreme, den ich mir jeden Abend genehmigt habe. Das Resultat kann sich sehen lassen: Nach achtundzwanzig Tagen hatte ich elf Pfund abgenommen und meinen Hüftumfang um gute drei Zentimeter verringert. Außerdem schlafe ich besser. Doch am meisten habe ich mich darüber gefreut, dass ich es geschafft habe, diese schädlichen Angewohnheiten zu überwinden und dass ich weiß, dass ich stärker als diese Abhängigkeiten bin.

Die Happy-Darm-Einkaufsliste

Damit Sie Ihre Vorratskammer entsprechend füllen können und sich beim Einkaufen besser zurechtfinden, haben wir Ihnen eine umfassende Liste der Lebensmittel zusammengestellt, die während des Happy-Darm-Programms generell empfehlenswert sind beziehungsweise weggelassen werden müssen.

In	Out
Gemüse Grünes Blattgemüse alle sonstigen Gemüsesorten (gedämpft, gebacken, sautiert, entsaftet oder gegrillt) sämtliche Arten Süßkartoffeln, Rote Bete, Kürbis (z. B. roter oder gelber Zentner, Butternuss- oder Spaghettikürbis) Kichererbsen, Erbsen und Meeresalgen Zwiebeln und Knoblauch in Maßen	**Gemüse** Kartoffeln Mais Yams Nachtschattengewächse[23] (Tomaten, Auberginen, Paprika, Gojibeeren etc.) und Hülsenfrüchte (ausgenommen Erbsen und Kichererbsen) Auf Zwiebeln, Knoblauch, Kohl und Rosenkohl sollten Sie bei starken Blähungen verzichten.
Obst frische oder tiefgekühlte Beeren biologisch angebaute grüne Äpfel, Orangen, Zitronen und Limetten	**Obst** alle anderen Obstsorten, darunter auch rote Äpfel und Trockenfrüchte (außer in sehr geringen Mengen) Fruchtsäfte

In	Out
Milchprodukte und Alternativen	**Milchprodukte und Alternativen**
Ghee aus Heumilch in Bioqualität[24]	Butter
Hanf- und Nussmilch (am besten selbstgemacht aus Mandeln, Haselnüssen, Cashewkernen etc.[25])	Eiscreme
Kokosmilch und Kokosöl	Hüttenkäse
	Joghurt
	Käse
	Milch
	Milchschokolade
	Proteinpulver (Casein, Whey/Molke)
	Sahne und Sahneersatz
Getreide	**Getreide**
Amarant	glutenhaltige Getreidesorten in allen Formen: Dinkel, Gerste, Hafer, Roggen, Triticale und Weizen in Form von Bulgur, Couscous, Flocken, Grieß, Malz und Seitan
Buchweizen	
Haferflocken (vorzugsweise in Form von Hafergrütze)	
Hirse, Naturreis	
Reiskleie, Quinoa	
Teff	
Fleisch und Fisch	**Fleisch und Fisch**
Ente, Hühnchen und Pute aus Freilandhaltung ohne Antibiotikaeinsatz	Fleisch von mit Mais oder Getreide gefütterten Tieren
Lamm	Fleischkonserven
Kaltwasserfisch aus Wildfang, frisch oder tiefgefroren (Heilbutt, Lachs, Sardinen, Thunfisch mit niedrigem Quecksilbergehalt etc.)	Geräuchertes
mageres Weiderind	Wurst und Aufschnitt
Wild (Hase, Hirsch, Reh etc.)	Zuchtfisch

In	**Out**
Nüsse und Saaten Cashews in geringen Mengen Hanf Macadamianüsse Mandeln Nuss- und Saatencremes (Mandel, Sesam, Sonnenblumenkerne etc.) Paranüsse Pecanüsse in geringen Mengen Pistazien Sesam Sonnenblumenkerne Walnüsse	**Nüsse und Saaten** Erdnüsse und Erdnussbutter
Pflanzliche Proteine Bienenpollen Mikroalgen (Spirulina und Chlorella)	**Pflanzliche Proteine** Bohnen Sojabohnen (inklusive Sojasauce und Sojaöl)
Fette und Öle Avocado und Avocadoöl Distelöl Ghee aus Heumilch in Bioqualität Kokosnuss und Kokosöl Leinsamenöl Mandelöl Olivenöl extra-vergine Sesamöl Sonnenblumenöl Walnussöl	**Fette und Öle** Backfett Butter gehärtete Fette Margarine Mayonnaise Rapsöl verarbeitetes Öl

In	Out
Getränke Entsaftetes grünes Gemüse Grüner Tee Kokoswasser in geringen Mengen Kräutertee Matetee Oolong-Tee Wasser: gefiltertes Wasser und geringe Mengen Mineralwasser Weißer Tee	**Getränke** Alkohol Erfrischungsgetränke (Limonaden, Eistee und Co.) Fruchtsäfte Kaffee und koffeinhaltige Getränke (ausgenommen Tee wie z. B. Grüntee)
Süßungsmittel in geringen Mengen: Erythrit, Stevia, Xylitol[26], in sehr geringen Mengen: Ahornsirup, Bio-Rohrohrzucker, Honig und Kokosblütenzucker	**Süßungsmittel** Agavendicksaft Fruktose-Glukose-Sirup künstliche Süßungsmittel (Aspartam, Sucralose, Acesulfam) Saftkonzentrate Reissirup Zucker (weiß und braun) Zuckerrohrsaft verdampft

In	Out
Gewürze	**Gewürze**
Apfelessig in Bioqualität sowie andere Essigsorten in geringen Mengen	Chutney und Relish
Bragg Liquid Aminos (rohes Tamari)	Fertigsoßen (Barbecue, Teriyaki, Soja etc.)
Carob	Ketchup
Coconut Aminos (sojafreie Würzsoße aus Kokospalm-Blütensaft)	Salatdressings
Fenchelsamen (zur Förderung der Verdauung und für frischen Atem)	
Kräuter (alle Arten)	
Meersalz	
rohe, zuckerfreie Schokolade (aus kalt gemahlenen, ungerösteten Kakaobohnen, vegan)	
schwarzer Pfeffer	
Senf, steingemahlen	
Tamari (glutenfreie Sojasoße)	

In 28 Tagen
zu einem neuen Selbst

Symptomfrei und gesund mit dem Happy-Darm-Programm

Jetzt kennen Sie die wichtigsten Ursachen für Darmprobleme und können mit der Wiederherstellung beginnen, um Ihren Gesundheitszustand zu verbessern und Ihr allgemeines Wohlergehen zu steigern. Wahrscheinlich geht es Ihnen wie vielen meiner Patienten: Sie haben es satt, ständig erschöpft zu sein und von Blähungen, Krämpfen, Gasansammlungen und Schmerzen gequält zu werden und sind dazu bereit, alles zu tun, um ihre gesundheitlichen Probleme für immer zu lösen. An dieser Stelle möchte ich, dass Sie eine Selbstverpflichtung abgeben: Halten Sie sich streng an die Vorgaben und geben Sie dem Happy-Darm-Programm 28 Tag Zeit, um wieder dauerhaft gesund zu werden.

Reinigung	Entgiften von Stoffen, die den Darm reizen und von Toxinen aus Lebensmitteln, Beseitigen von Infektionen und Nahrungsmittelunverträglichkeiten
Aktivierung	Aktivierung einer gesunden Verdauung durch essentielle Nährstoffe und Enzyme
Wiederherstellung	Wiederansiedeln von nützlichen Bakterien zur Wiederherstellung einer gesunden Darmflora
Stärkung	Instandsetzung, Regeneration und Heilung der Darmschleimhaut

Neustart für den Darm

Beim Happy-Darm-Programm geht es darum, zu einer normalen Darmfunktion zurückzufinden. Das Programm wird Ihnen helfen, die Balance in einem aus dem Gleichgewicht geratenen System wiederherzustellen. Die wohltuenden Veränderungen, die die Heilung des Darms mit sich bringen – des Primärorgans für die Nährstoffaufnahme und der Schutzbarriere gegenüber den Einflüssen der Außenwelt –, werden Sie im ganzen Körper spüren.

Warum 28 Tage?

Jede Phase des Happy-Darm-Programms dauert eine Woche, insgesamt also 28 Tage. Das hat folgenden Grund: Wenn der Körper durch eine ungünstige Ernährungsweise in Mitleidenschaft gezogen wurde, dauert es mindestens zwei Wochen, bis der Heilungsprozess der durch die Nahrung verursachten Entzündungen im Körper einsetzt. Das heißt, es kann zwei Wochen dauern, bis sich erste positive Auswirkungen bemerkbar machen. Während manche Menschen bereits nach ein paar Tagen Anzeichen für eine Besserung verspüren, ist das bei anderen erst einige Zeit später der Fall, je nach Schwere der Erkrankung.

Nehmen Sie sich zunächst vier Tage Zeit, um das Prä-Programm-Ernährungs- und Symptomtagebuch für den Happy Darm (S. 413) auszufüllen, während Sie die Lektüre dieses

Buches fortsetzen. Sobald dies erledigt ist, füllen Sie unmittelbar zu Beginn der achtundzwanzig Tage den Prä-Programm-Symptom-Fragebogen (S. 59) aus, damit Sie nach Ablauf der vier Wochen eine Vergleichsbasis zur Bewertung Ihres gesundheitlichen Zustandes haben.

Was auch immer Ihre persönliche Herausforderung ist – mithilfe des Happy-Darm-Programms beseitigen Sie alles, was Ihr Wohlbefinden stört: überschüssige Pfunde verschwinden ebenso wie Blähungen, Sie gewinnen an geistiger Klarheit und fühlen sich nicht nur jünger, sondern sehen auch jünger aus. Sie müssen jedoch damit rechnen, sich während der ersten Woche erst einmal weniger gut zu fühlen. Während der Körper von Toxinen aus Lebensmitteln der »Out«-Liste gereinigt wird, kann es unter Umständen zu einer Erstverschlimmerung kommen. Das kann einerseits daran liegen, dass die Beseitigung dieser Rückstände dem Körper besonders schwerfällt, oder aber der Entgiftungsprozess lässt die Leber ins Stocken kommen.

Die zweite Hälfte des Happy-Darm-Programms ist der Darmstabilisierung gewidmet; in dieser Zeit findet der eigentliche Heilungsprozess statt. Der Körper hat sich von den Antigen-Antikörper-Komplexen befreit, die das Immunsystem bisher in Schach hielten, und die Zellen der Darmschleimhaut (*Enterozyten*) erholen sich wieder. Die Verbindungen zwischen den Zellen der Darmwand werden verstärkt, und die erhöhte Durchlässigkeit (*Hyperpermeabilität*) des Darms lässt nach. Während die innerlichen Entzündungen und der durchlässige Darm heilen, nehmen Sie kontinuierlich ab.

In 28 Tagen haben Sie es geschafft. Ich habe bereits mit

den verschiedensten Menschen zusammengearbeitet und kann Ihnen versichern, dass sogar diejenigen, die am wenigsten daran glaubten, dass sie durchhalten würden, das Happy-Darm-Programm erfolgreich absolviert haben. Sie können das auch!

Selbstpflege und Achtsamkeit

In unserer schnelllebigen Welt haben wir die Fähigkeit zur Selbstpflege verloren. Wir verbringen unser Leben damit, von einem Termin zum nächsten zu hetzen oder sitzen wie festgekettet hinter unserem Schreibtisch, wo wir uns regelmäßig deutlich länger als die vertraglich vereinbarten acht Stunden aufhalten. Wir essen in großer Eile, mitunter sogar vor dem Bildschirm oder lassen Mahlzeiten ausfallen, weil wir einfach nicht die Zeit dafür finden. Erschwerend kommt hinzu, dass die optimale Speisenauswahl für Menschen, die eine sitzende Tätigkeit ausüben, keine ganz einfache Sache ist. Wenn es dann noch an der nötigen Achtsamkeit mangelt, wird das Essen zu einem Vorgang, der unbeachtet neben anderen Aktivitäten abläuft und nicht zu einem Moment der Ruhe, der Besinnung und der Transzendenz, wie es eigentlich sein sollte.

Beim Happy-Darm-Programm geht es vor allem darum, wieder ein Bewusstsein für diese Dinge zu entwickeln. Es geht um *Selbstpflege*. Es geht darum, uns selbst etwas Gutes zu tun, durch die Art des Einkaufs und der Zubereitung unserer Nahrungsmittel, durch die Gestaltung unserer Mahlzeiten und die Menschen, mit denen wir gemeinsam am Tisch sitzen. Essen sollte in unserem Alltag eine Art ritueller Handlung sein.

Nehmen Sie sich die Zeit, den Duft Ihrer Speisen zu genießen – saugen Sie das Aroma in sich auf, entschleunigen Sie, kauen Sie gründlich, statt Ihre Mahlzeiten achtlos in sich hineinzuschlingen. Atmen Sie ein, öffnen Sie Ihren Brustkorb, statt die Arme zu verschränken. Nehmen Sie an der Unterhaltung teil, denken Sie an etwas Schönes und seien Sie dankbar. Teilen Sie, erfreuen Sie sich am Geschmack und genießen Sie jeden Bissen Ihrer Mahlzeit.

Sicher, Happy-Darm ist auch ein Akronym für die einzelnen Schritte des Programms, die ich im Folgenden erklären werde. Doch ich habe den Begriff gewählt, weil er so viel mehr ausdrückt: Er beschreibt die Art zu denken, die ich mir von Ihnen erhoffe, wenn Sie sich auf das Happy-Darm-Programm einlassen. Essen war in alten Kulturen stets ein Ritual, und auch heute sollten wir es uns als einen besonderen Moment bewahren, statt es als irgendetwas zu behandeln, das schnell zwischen den verschiedensten Verpflichtungen erledigt wird, damit man endlich mit seinem hektischen Leben fortfahren kann.

Kümmern Sie sich um sich selbst, kümmern Sie sich umeinander, und machen Sie Ernährung zu einem Familienereignis. Es heißt, Liebe geht durch den Magen: Sorgen Sie daher dafür, dass die Speisen, für die Sie sich entscheiden, ein Ausdruck der Liebe für sich selbst sind. Denken Sie darüber nach, wie Sie sich bisher ernährt haben. Sehen Sie noch einmal das Ernährungstagebuch durch, das Sie in den vier Tagen vor Beginn des Programms ausgefüllt haben (s. S. 413), und denken Sie über die Aspekte nach, die zeigen, dass Sie nicht gut mit sich umgegangen sind. An welcher Stelle haben Sie Entscheidungen getroffen, die durch Stress oder Impulsivität motiviert waren? Wann haben Sie eine Mahlzeit so lange hinausgezögert, bis der Hunger übermächtig war? Denken Sie darüber nach, wie Sie liebevoller mit sich umgehen können – indem Sie darauf achten, was Sie essen, wie Sie essen und wann Sie essen. Machen Sie Ihre Ernährung zu etwas Ganzheitlichem, das Sie auf allen Ebenen nährt – sowohl körperlich wie auch geistig und seelisch.

Happy-Darm-Stufe I: Reinigung (Woche 1)

Wir beginnen mit der Reinigung: Sie helfen Ihrem Körper, schädliche Substanzen und Organismen (Parasiten, Hefepilze, Bakterien) auszuscheiden und entgiften ihn von all jenen Lebensmitteln, die Ihre Darmgesundheit in Mitleidenschaft ziehen. An die Stelle negativer Gedanken tritt Dankbarkeit.

Vereinfacht ausgedrückt bedeutet Entgiftung, sich von all dem zu reinigen, was schlecht für den Körper ist. Kompliziert wird es, weil der Begriff für verschiedene Menschen mit unterschiedlichen Implikationen verbunden sein kann. Vielleicht bedeutet das Weglassen von Zucker und Süßigkeiten für Sie einen Verzicht, oder die Tatsache, dass Sie einen Monat lang keinen Alkohol trinken werden. Doch was ist mit all den anderen Dingen, die Ihren Körper genauso stark belasten?

Auslöser vermeiden

Während der ersten Stufe des Happy-Darm-Programms geht es vorrangig darum, die Nahrungsmittel und Umweltgifte wegzulassen, die den Körper seiner Energie berauben.

Der Durchschnittsmensch konsumiert im Laufe seines Lebens zwischen dreißig und sechzig Tonnen Nahrungsmittel. In der Reinigungsphase wollen Sie sich von allen Krankheitsauslösern, die dabei unbemerkt in Ihren Darm gelangt sind, befreien – von Bakterien, Viren, Hefepilzen, Parasiten und toxischen Substanzen aus der Umwelt. Die schlimmsten Übeltäter sind in der Regel die künstlichen Zusatzstoffe und Farbstoffe, die stark industriell verarbeiteten Lebensmittel und Süßungsmittel, die viele von uns täglich verzehren. Sie verursachen giftige Ablagerungen im Körper, die es nun zu beseitigen gilt. Was Sie essen, beeinflusst nicht nur das bakterielle Gleichgewicht in Ihrem Körper, sondern bringt häufig eine riesige Belastung mit Antigenen mit sich, die das darmassoziierte Immunsystem aktivieren. Am einfachsten gelingt die Entgiftung, wenn man alle Nahrungsmittel vom Speiseplan streicht, die häufig Nahrungsmittelallergien, -sensitivität und -unverträglichkeiten auslösen. Auch auf Alkohol und Kaffee sollten Sie verzichten. Auch auf einige Nahrungsmittel, die im Allgemeinen als Bestandteil einer gesunden Ernährung gelten, werden Sie während dieser Diät verzichten, damit die Darmheilung gewährleistet ist. Im Anschluss, sobald Sie die 28 Tage hinter sich gebracht haben, werden diese langsam wieder in den Speiseplan eingeführt.

Eine detaillierte Einkaufsliste steht Ihnen bereits zur Verfügung (s. S. 110). Mithilfe der folgenden Tabelle, können Sie sich die wichtigsten Prinzipien der Happy-Darm-Diät noch einmal in Erinnerung rufen.

In	Out
• frisches Gemüse, vor allem dunkles, grünes Blattgemüse • Quinoa • Naturreis • Süßkartoffeln • Ghee (geklärte Butter) • Grüner und/oder Kräutertee • fermentierte Lebensmittel (Kimchi, Sauerkraut) • Nüsse, Saaten und Nusscremes • Avocado • Kokosnuss und Kokosöl • frische oder tiefgekühlte Beeren • Fisch aus Wildfang • Geflügel aus Freilandhaltung, ohne Einsatz von Antibiotika • Rindfleisch aus Weidehaltung • Wild • (in der Wiedereinführungsphase: Bio-Eier)	• Weizen/Gluten • Linsen, Bohnen • weißer Reis • Kartoffeln • Milchprodukte • Kaffee • Alkohol • Raffinierter, weißer Zucker und künstliche Süßstoffe • Fertiggerichte • gehärtete Fette, Transfette • fast alle Obstsorten • Zuchtfisch • Fleisch von mit Getreide gefütterten Tieren • Eier, die nicht aus ökologischer Freilandhaltung stammen

Die Happy-Darm-Prinzipien

Haben Sie die Happy-Darm-Prinzipien noch parat? Zur Erinnerung noch einmal in aller Kürze: Im Zentrum der Happy-Darm-Diät stehen reine, möglichst naturbelassene Zutaten, insbesondere Lebensmittel, die leicht verdaulich sind, wenig Fruktose und Zucker enthalten und keinerlei Substanzen, die den Darm belasten. Der Fokus liegt auf Lebensmitteln aus biologischem, pestizidfreiem Anbau, die reich an gesunden Fetten sind und aus regionaler, nachhaltiger Landwirtschaft stammen. Und wenn ich sage »aus der Region«, dann meine ich damit, dass Sie die Bauern in Ihrer Umgebung unterstützen sollten. Sie können sich zum Beispiel einer SoLaWi (solidarischen Landwirtschaft) in Ihrer Nähe anschließen.

Halten Sie sich bei der Ernährung an folgende Grundprinzipien:

- Bioqualität (nicht gentechnisch verändert)
- gesunde Fette
- Nüsse/Saaten
- ballaststoffreiche, niedrig glykämische Kohlenhydrate
- nicht stärkehaltiges Gemüse
- hypoallergene pflanzliche Proteine (Erbsen, Reis, Chia, Hanf)
- fettarme, gesunde tierische Proteine

Wenn Sie diese Aspekte beherzigen, brauchen Sie keine Kalorien zu zählen! Wenn Sie den Körper mit den Nährstoffen versorgen, die er braucht, besteht kein Anlass mehr, ihn mit Lebensmitteln mit geringer Nährstoff- und hoher Kaloriendichte zu mästen, die ständig Ihren Heißhunger befeuern, sodass Sie immer mehr essen, ohne jedoch Ihren tatsächlichen Bedarf zu decken. Durch Ihre neue Ernährungsweise, die ausschließlich auf nährstoffreiche Speisen mit einer hohen Dichte an sekundären Pflanzenstoffen setzt, werden Sie sich voller Energie fühlen. Betrachten Sie diese 28 Tage als Auftakt für Ihre neue Lebens- und Ernährungsphilosophie.

Indem Sie auf Gluten, Milchprodukte, Soja, Mais, Hülsenfrüchte und zugesetzten Zucker verzichten, halten Sie sich an eine sogenannte *oligoantigene Diät*, also an eine Diät, die nur wenige Nahrungsmittel enthält, die Immunreaktionen oder Intoleranzen auslösen.[27] Für diejenigen unter Ihnen, die an Autoimmunerkrankungen, Arthritis oder chronischen Schmerzen leiden, gilt es überdies, Nahrungsmittel aus der Familie der Nachtschattengewächse zu vermeiden.

Neben den Substanzen, die Lebensmittelallergien, -unverträglichkeiten und -intoleranzen auslösen, gibt es auch noch weitere Schadstoffe in unseren Speisen und dem Trinkwasser, deren wir uns im Hinblick auf die angestrebte Entgiftung bewusst sein sollten.

Reines Wasser

Grundsätzlich ist die Trinkwasserqualität in unseren Breiten vergleichsweise hoch. Allerdings lassen sich auch hierzulande Rückstände verschiedener Chemikalien aus Pestiziden, Düngemitteln und Arzneimitteln in Gewässern und im Grundwasser nachweisen, die teilweise – wenn auch in geringer Konzentration – ins Trinkwasser gelangen. Arzneimittelwirkstoffe sind häufig chemisch sehr stabil und werden vom Körper unverändert wieder ausgeschieden. Daher sind in vielen Regionen Spuren und Stoffwechselprodukte von Medikamenten wie Antibiotika, krampflösenden Mitteln, Stimmungsaufhellern und Sexualhormonen im Trinkwasser. Noch nicht einmal die abgelegenen Bergseen in den Schweizer Alpen bleiben davon unberührt! Lassen Sie sich das durch den Kopf gehen, bevor Sie sich ein Glas Wasser aus der Wasserleitung einschenken.

Stoffwechselprodukte von Arzneimitteln sind nicht das einzige Problem. In manchen Gegenden oder nach schweren Überschwemmungen wird das Wasser zudem mit Chlor versetzt, um uns vor Bakterien, Viren und Parasiten zu schützen. Leider ist die Verdauung von Chlor der Gesundheit wenig zuträglich, da bei dessen Verdauung Stoffe entstehen, die die Funktion der Schilddrüse, unseres zentralen Stoffwechselorgans, beeinträchtigen. Durch ältere Rohrleitungen aus Blei und ungeeignete Armaturen können zudem Schwermetalle ins Trinkwasser gelangen. Eine kürzlich in Washington, D.C., durchgeführte Studie bringt erhöhte Bleiwerte im Trinkwasser mit einer ungewöhnlich hohen Rate von späten Fehlgeburten sowie spontanen Aborten in Zusammenhang.[28] Auch hier gilt: Informieren Sie sich. Unter Umständen ist es im Rahmen des Entgiftungsblocks des Happy-Darm-Programms nötig, Maßnahmen zur Verbesserung Ihres Trinkwassers in Erwägung zu ziehen.

Hier kommt unter anderem der Einsatz von Aktivkohlefiltern infrage. Aktivkohlefilter beseitigen Chlor und Fluoride aus dem Wasser und verbessern es geschmacklich. Sie sind in jeder Haushaltswarenabteilung erhältlich und ausgesprochen einfach in der Anwendung – wichtig ist lediglich, die Filter regelmäßig auszutauschen, damit die Schadstoffe aus dem vollen Filter nicht wieder ins Wasser ausgewaschen werden.

Anders arbeiten Umkehrosmose-Wassersysteme. Sie beseitigen Arzneimittelrückstände, Bleimetall-Ionen und Chlor, indem sie das Leitungswasser durch eine Membran pressen. Die meisten Wasseraufbereitungsanlagen dieser Art müssen fachgerecht installiert werden; mittlerweile gibt es aber Auf-Tisch-Geräte. Der Nachteil von Umkehrosmose ist, dass es dem Wasser neben den Schadstoffen auch Mineralien entzieht, sodass es langfristig zur Unterversorgung kommen kann. Ähnlich verhält es sich bei destilliertem Wasser. Destilliertes Wasser zu trinken, mag bei einem Menschen mit Schwermetallvergiftung angebracht sein, allerdings nicht, ohne es zuvor mit essentiellen Spurenelementen und Mineralien anzureichern. Eine solche Behandlung sollte nur unter Aufsicht eines Arztes oder Heilpraktikers, der sich auf Entgiftung spezialisiert hat, durchgeführt werden. Zudem wird destilliertes Wasser in Plastikbehältern verkauft, die Bisphenol A (BPS) und andere Giftstoffe enthalten können. Diese hormonaktive Substanz hat auf den Körper eine östrogenähnliche Wirkung und kann hormonelle Störungen verursachen, die sich durch Laboruntersuchungen nicht so einfach aufdecken lassen.

Kur für die Küche

Auch Behälter für Lebensmittel, Kochgeschirr und -utensilien enthalten häufig chemische Verbindungen, die ein potenzielles Gesundheitsrisiko für unseren Körper darstellen. Viele dieser Verbindungen reichen sich über die Jahre in unserem Körper an und werden im Körperfett eingelagert. In einer Studie der Environmental Working Group wurden 287 Industriechemikalien im Nabelschnurblut von zehn Neugeborenen gefunden, darunter sind acht Perfluorchemikalien, die wegen ihrer öl- und schmutzabweisenden Wirkung Bestandteil von Fast-Food-Verpackungen, Kleidungsstücken und Textilien sind. Eine davon ist die Perfluorectansäure (PFOA), eine Substanz in Antihaftbeschichtungen wie Polytetrafluorethylen (PTFE), besser bekannt als Teflon. Vom Beratungsausschuss der US-amerikanischen Umweltschutzbehörde EPA wurde sie als wahrscheinlich krebserregend eingestuft. Zudem kommt sie als Auslöser für einige Störungen aus dem Autismus-Spektrum infrage.[29,30]

So praktisch antihaftbeschichtete Pfannen und Töpfe sein mögen: Ihre Verwendung fordert einen hohen Preis. Persistente organische Schadstoffe (POP) gelangen über die Speisen, die wir in beschichteten Töpfen zubereitet haben, in unseren Körper. Als *persistent*, also langlebig, werden sie bezeichnet, weil man sie nur schwer wieder loswird. Sie bleiben buchstäblich eine Ewigkeit in Ihrem Körper und lagern sich überall dort ab, wo sich Fett befindet. Auf diese Weise vergiften POP langsam aber sicher Ihre zelluläre Energiemaschinerie, während sie gleichzeitig bewirken, dass Sie zunehmen, sich erschöpft fühlen und anfällig werden für Krankheiten, deren Ursache kaum auszumachen ist. Organische Schadstoffe scheinen sogar mit der weltweiten Diabetes- und Adipositasepidemie in Verbindung zu stehen.[31]

Grund genug, zum Start der Reinigungsphase auch Ihre Küche einer Kur zu unterziehen: Entgiften Sie Ihre Küchenschränke, indem Sie beim Kauf von Kochgeschirr auf das Label »PTFE- und PFOA-frei« achten.

Wir alle schätzen Lebensmittelaufbewahrungsboxen, weil sie praktisch sind und Müll reduzieren helfen. Vermeiden Sie es jedoch, Boxen aus Kunststoff zu verwenden, die BPA oder andere

Kochgeschirr für die gesunde Küche

Es gibt Alternativen zu Töpfen und Pfannen mit gesundheitsschädlichen PFOA-haltigen Beschichtungen. Frei von gesundheitsbedenklichen Stoffen sind

- keramische Anti-Haftbeschichtung
- porzellanemailliertes Gusseisen
- und Edelstahl – Letzteres eignet sich hervorragend für die Zubereitung von Reis und Suppen oder zum Dampfgaren von Gemüse.

Vergessen Sie nicht, dass auch das übrige Kochzubehör häufig eine Antihaftbeschichtung aufweist, die toxisch sein kann. Verwenden Sie stattdessen lieber Utensilien aus Edelstahl oder aus nachwachsenden Rohstoffen wie Holz oder Bambus.

Gefahr aus der Mikrowelle

Erhitzen Sie Speisen möglichst nicht im Mikrowellenherd, da dies ihren Nährwert verringern kann. Erschwerend kommt hinzu, dass bei einigen Geräten Mikrowellen nach außen gelangen. Dabei handelt es sich um eine Art elektromagnetischer Wellen, die bei manchen Menschen Erschöpfung und Depressionen auslösen können.

- Sollten Sie einen Mikrowellenherd besitzen, halten Sie sich niemals davor auf, während er läuft.
- Verwenden Sie Ihre Mikrowelle so selten wie möglich. Es dauert unwesentlich länger, Reste auf dem Herd oder im Backofen aufzuwärmen, und es ist vollkommen ungefährlich für Ihre Gesundheit.
- Geben Sie niemals Lebensmittel in Kunststoffbehältern in die Mikrowelle, weil dadurch die gefährliche Chemikalie BPA aus dem Plastik in Ihr Essen gelangt.
- Mikrowellenpopcorn gehört aufgrund der hitzebeständigen Beschichtung der Verpackung wahrscheinlich zum Schlimmsten und Giftigsten überhaupt.

Bisphenole enthalten. Greifen Sie stattdessen lieber zu Alternativen aus Glas oder Borosilikatglas.

Anstelle von Frischhaltefolie empfiehlt es sich, Lebensmittel mit dem guten, alten Wachspapier einzuwickeln, das Sie, falls nötig, mit einem Klebestreifen fixieren können. Lässt es sich nicht vermeiden, dann verwenden Sie Frischhaltefolien aus

Polyethylen – das ist weniger schädlich als Polyvinylidenchlorid. Bei Geschirrspülmitteln sollten Sie Produkte mit dem antibakteriellen Wirkstoff Triclosan meiden. Besser sind Reinigungsmittel auf pflanzlicher Basis aus dem Biosupermarkt. Sie brauchen keinen antibakteriellen Wirkstoff – es sei denn, Sie möchten in einem sterilen Klinikumfeld leben.

Entgiftung für den Geist

Während Sie Ihren Darm reinigen und ihn von schädlichen Stoffen, Bakterien, Viren und Parasiten befreien, sollten Sie es nicht versäumen, auch Ihren Geist zu entgiften. Nehmen Sie sich während der folgenden achtundzwanzig Tage Zeit für den Ausdruck von positiven Gefühlen. Machen Sie Ihren Geist frei von destruktiven Gedanken. Womöglich flüstert Ihnen in der Anfangsphase eine innere Stimme zu: »Ganz egal, was ich tue, mir wird es immer schlecht gehen. Daher kann ich ebenso gut weiterhin alles essen, worauf ich Lust habe.« Lassen Sie sich davon nicht beeinflussen. Gegen Ende der ersten Woche des Happy-Darm-Programms wird Ihr Gehirn damit aufhören, Lebensmittel zu verlangen, die Ihnen nicht guttun.

Beginnen Sie den Tag mit Dankbarkeit: Um gut in den Tag zu starten, sollten Sie gleich nach dem Aufwachen Ihr Ernährungstagebuch (S. 418) zur Hand nehmen und aufschreiben, wofür Sie heute dankbar sind. Das können ganz einfache Dinge sein. Dankbarkeit erzeugt positive Gedanken und hilft uns dabei, negative Denkmuster zu durchbrechen. Egal, wie schlecht Sie sich fühlen, es gibt immer etwas, für das Sie dankbar sein können. Machen Sie es sich zur Gewohnheit, Ihrer Dankbarkeit jeden Tag Ausdruck zu verleihen, und Sie werden merken, wie sich Ihr Leben verändert. Notieren Sie in den kommenden 28 Tagen täglich etwas in Ihrem Ernährungstagebuch, für das Sie dankbar sind, nehmen Sie die Veränderungen, die Sie erleben, aktiv an, und verabschieden Sie sich von dem Pessimisten in Ihrem Kopf. Richten Sie Ihren Blick auf die Aspekte Ihres Lebens, in denen Sie vom Glück begünstigt sind.

Am Ende der 28 Tage nehmen Sie die lange Liste der Dinge, für die Sie dankbar sind, zur Hand, übertragen sie auf ein Blatt Papier oder tippen sie ab und heften sie an eine Pinnwand. Seien Sie kreativ: Erstellen Sie ein Vision Board, auf dem Sie Ihre Ziele und Visionen und alles, wofür Sie dankbar sind, festhalten. Fügen Sie Bilder ein, auf denen Sie sich als einen Menschen darstellen oder die Aktivitäten zeigen, die Sie angehen wollen, wenn Sie gesundheitlich wieder auf der Höhe sind. Das wird Sie nach Ablauf des Programms motivieren, Ihren eigenen, gesunden Lebensentwurf zu gestalten.

Der Plan für Stufe I

1. Streichen Sie alle Lebensmittel, die häufig Lebensmittelunverträglichkeiten auslösen sowie Kaffee und Alkohol von Ihrem Speiseplan.
2. Befreien Sie Ihre Küche von allen potentiell gesundheitsschädlichen Kochutensilien.
3. Bereiten Sie sich jeden Morgen einen Happy-Darm- Entgiftungsshake nach einem der sieben Rezepte in Kapitel 9 zu.

4. Trinken Sie sauberes Wasser in ausreichender Menge.
5. Entgiften Sie Ihren Geist und drücken Sie täglich Ihre Dankbarkeit aus. Halten Sie Ihre Notizen in Ihrem Ernährungs- und Symptomtagebuch auf S. 418 fest.

Happy-Darm-Stufe II: Aktivierung (Woche 2)

Die zweite Stufe unseres Programms ist der Aktivierung gewidmet: In dieser Stufe geht es darum, Sie reichlich mit Mineralien, Vitaminen, hypoallergenen Proteinen, gesunden Fetten und Ballaststoffen zu versorgen und den Vorrat an Verdauungsenzymen, Gallensalzen und Magensäure aufzufüllen, um die gesunden Darmfunktionen zu reaktivieren.

Ein aus dem Gleichgewicht geratener Darm produziert nicht genügend Enzyme zur Aufspaltung der Nahrung. Die Folge sind unangenehme Symptome in Darm und Körper.

Zu den wichtigsten Enzymen, die in Ihrem Körper möglicherweise nicht in ausreichender Menge zur Verfügung stehen, gehören die folgenden:

- *Amylasen* spalten Kohlenhydrate in Einfachzucker auf, hauptsächlich in Glukose.
- *Proteasen* zerteilen Proteine in verwertbare Aminosäuren.
- *Lipasen* spielen eine wichtige Rolle bei der Verdauung von Fetten.
- *Gallensalze* emulgieren Fette, bauen Cholesterin und Toxine wie Arzneimittelrückstände und Schwermetalle ab.

Weitere wichtige Enzyme sind *Cellulasen* – sie sorgen für den Abbau pflanzlicher Zellwände – und *Saccharidasen*, die für die Spaltung von Einfachzuckern verantwortlich sind.

Alle diese Enzyme werden normalerweise von den Zellen der Darmschleimhaut abgesondert beziehungsweise von der Leber, der Gallenblase und der Bauchspeicheldrüse in den Darm abgegeben. Wenn jedoch der Darm entzündet ist, werden diese Zellen und Organe in ihrer Funktion beeinträchtigt.

Daher kann es unter Umständen sinnvoll sein, während der Aktivierungsphase Nahrungsergänzungsmittel einzunehmen, um sicherzustellen, dass Ihrem Körper alles zur Verfügung steht, was er braucht, um die Lücken in Ihren Beständen aufzufüllen und Ihr Verdauungssystem wieder ins Gleichgewicht zu bringen. Wenden Sie sich hierzu gegebenenfalls an Ihren Arzt oder Heilpraktiker.

Magensäuremangel

Mit zunehmendem Alter sinkt die Magensäureproduktion. Selbst wenn Sie Symptome einer Übersäuerung des Magens zeigen, produzieren Sie unter Umständen zu wenig Magensäure. Häufige Ursachen von Magensäuremangel (Hypochlorhydrie) sind:

- Alterung
- Stress
- Fasten
- chronische virale oder bakterielle Infektionen
- belastende chronische Erkrankungen

- PPIs (zum Beispiel Omeprazol, Esomeprazol, Pantoprazol, Lansoprazol)
- H_2-Rezeptorenblocker (zum Beispiel Cimetidin, Famotidin, Nizatidin, Ranitidin)
- übermäßige Einnahme von Antaziden zur Neutralisierung der Magensäure (zum Beispiel Riopan, Talcid)

Weil für die Produktion von Magensäure unter anderem Zink benötigt wird, kann auch Zinkmangel die Ursache von zu wenig Magensäure sein.[32]

Magensäuremangel führt zu:

- Dünndarmfehlbesiedelung (s. S. 240)
- Candida-Überwucherung im Darm
- mangelhafte Aufnahme von Kalzium (*Kalzium-Malabsorption*, kann zu Osteoporose führen)
- erhöhtes Risiko für bakterielle Infektionen[33]
- unzureichende Verdauung von Eiweißen. Dies kann sogar in eine Depression münden, da bei Aminosäuremangel nicht genügend Neurotransmitter produziert werden, die die Voraussetzung für eine gesunde Hirnfunktion sind.

Symptome, die auf einen Magensäuremangel hinweisen, finden Sie beschrieben auf S. 254.

Mit Säureblockern (H_2-Rezeptorenblocker und Protonenpumpenhemmer) haben wir uns im ersten Teil dieses Buches (S. 34) bereits befasst.

Säurehemmende Medikamente gehören zu der weltweit am häufigsten verschriebenen Medikamentengruppe. Das hat Folgen: Eine Studie hat ergeben, dass Krankenhauspatienten, denen säurehemmende Arzneimittel verabreicht wurden, ein um 74 Prozent erhöhtes Risiko hatten, an einer Infektion durch *Clostridium difficile* zu erkranken, einer schwer behandelbaren bakteriellen Darminfektion, die vor allem nach längerer Antibiotikaeinnahme auftritt. Magensäure schützt uns vor diesen wie auch anderen Bakterien.

Ab einem Alter von sechzig Jahren steigt die Wahrscheinlichkeit, dass nicht genügend Magensäure gebildet wird und es in der Folge zu Verdauungsproblemen kommt. Bei zu niedrigem Magensäuregehalt – auch wenn er durch säureblockierenden Medikamente verursacht ist – kommt es zu einer mangelhaften Aufnahme wichtiger Nährstoffe, darunter Vitamin B_6, B_{12}, Folsäure und Eisen.

Die Rolle der Verdauungsenzyme

Der Aktivierung kommt eine wesentliche Rolle bei der Darmheilung zu: Indem wir die Verdauung durch das Auffüllen fehlender Enzyme aktivieren, verbessern wir die Aufspaltung von Proteinen, Fetten und Kohlenhydraten und die Nährstoffaufnahme. Sobald Ihr Körper wieder in der Lage ist, die zugeführte Nahrung vollständig in ihre Bestandteile zu zerlegen, werden Ihre Unverträglichkeitsreaktionen und Verdauungsstörungen der Vergangenheit angehören – aus dem einfachen Grund, weil unser Körper nicht auf aufgespaltene Moleküle wie zum Beispiel Aminosäuren reagiert.

Der wichtigste Punkt beim Beheben eines Enzymmangels ist der Verzehr enzymreicher Nahrungsmittel. Unter Umständen – etwa bei Gelenkentzündungen – kann es jedoch notwendig sein, zusätzlich Verdauungsenzyme einzunehmen. Fragen Sie hierzu Ihren Arzt oder Heilpraktiker.

Sobald wir einmal den Verdauungsprozess aktiviert haben, sind wir bereit für die nächste Stufe. Es ist an der Zeit, jenem Ökosystem, das Ihr Darm ist, alles das wieder zuzuführen, an dem es ihm mangelt.

Der Plan für Stufe II

1. Beginnen Sie jeden Tag mit einem Happy-Darm-Frühstückssmoothie (Rezepte s. S. 331), der reich an rohen, enzymreichen Zutaten ist.
2. Prüfen Sie, ob bei Ihnen ein Magensäuremangel vorliegen könnte (S. 254) und überlegen Sie, welche der oben beschriebenen Ursachen dafür infrage kommen.
3. Suchen Sie die Unterstützung eines Arztes oder Heilpraktikers, der nach den Grundsätzen der funktionellen Medizin praktiziert, um Bereiche wie zum Beispiel die Fettverdauung oder Malabsorption von Eiweiß zu identifizieren, in denen Sie besondere Unterstützung benötigen. Besprechen Sie mit ihm, inwieweit in Ihrem Fall die unterstützende Einnahme von Verdauungsenzymen oder anderen Präparaten zur Darmregulierung sinnvoll oder notwendig ist.

Happy-Darm-Stufe III: Wiederherstellung (Woche 3)

In der Wiederherstellungsphase, der dritten Stufe des Happy-Darm-Programms, geht es darum, den Darm wieder mit nützlichen Bakterien zu besiedeln und deren Vermehrung zu begünstigen.

Unser Ziel ist es, Wachstum und Vermehrung der guten Bakterien, die durch die verschiedensten Darmbeeinträchtigungen, allen voran durch Antibiotika, bakterielle Infektionen, Parasiten und Hefepilze dezimiert wurden, durch Probiotika und Präbiotika zu fördern, um das mikrobielle Gleichgewicht im Ökosystem Darm wiederherzustellen.

Freunde und Helfer: Probiotika

Es macht keinen Unterschied, ob Sie jedes Jahr einmal oder lediglich wenige Male in Ihrem Leben Antibiotika eingenommen haben. Durch jede Antibiotikabehandlung hat Ihre Darmflora Schaden genommen. Wir sprechen von über fünfhundert verschiedenen Arten von Mikroorganismen, die zusammen mit mehreren Billionen Bakterien (damit übertreffen sie sogar die Anzahl unserer Körperzellen oder die der Sterne in der Milchstraße!) den menschlichen Darm besiedeln. Das empfindliche Gleichgewicht in diesem Ökosystem beeinflusst nicht nur die Darmfunktion, sondern Ihren gesamten gesundheitlichen Zustand. Eine Störung unserer Darmflora führt dazu, dass schädliche Mikroben sich ausbreiten und das Kommando übernehmen.

Die guten probiotischen Bakterien hingegen tragen wesentlich dazu bei, die gesunde Durchlässigkeit der Darmschleimhaut aufrechtzuerhalten. Sie erfüllen unterschiedliche Aufgaben, doch eine ihrer wichtigsten Funktionen besteht in ihrer zahlenmäßigen Überlegenheit gegenüber unerwünschten Krankheitserregern im Verdauungstrakt. Diese Fähigkeit wird als »Kolonisationsresistenz« bezeichnet – einfacher ausgedrückt verhindern sie die Besiedelung unseres Darms durch unerwünschte Mikroorganismen. Bei diesen Krankheitserregern kann es sich um schädliche Bakterien, Hefepilze oder Parasiten handeln. Studien weisen darauf hin, dass unsere gesunde Darmflora sogar ihre eigenen Antimikrobiotika absondert.[34]

Probiotika – unsere Helferlein – konkurrieren zudem mit ungünstigen Bakterien um geeignete Stellen für die bakterielle Bindung an unsere Darmschleimhaut. Das ist ein weiterer Mechanismus, der uns vor schädlichen Erregern schützt.

Probiotika schützen nicht nur vor Krankheitserregern, indem sie deren Eindringen verhindern oder sie unschädlich machen, sie tragen außerdem dazu bei, eine ungesunde Durchlässigkeit des Darms zu verringern und unser Immunsystem zu unterstützen, sodass es uns noch besser beschützen kann. So zeigten Studien, dass die Einnahme von Probiotika bei anfälligen Kindern die Häufigkeit von Entzündungen der Nasennebenhöhlen, der Ohren und der oberen Atemwege senkt.[35]

Geballte Kraft für Ihr Immunsystem

Einige fermentierte oder milchsauer vergorene Nahrungsmittel wirken sich positiv auf das Wachstum und die Vermehrung der nützlichen Bakterien aus. Folgende sollten Sie unbedingt in Ihren Speiseplan aufnehmen:

- milchsauer vergorene Lebensmittel wie fermentiertes Gemüse, Sauerkraut und Kimchi (auf traditionell koreanische Art zubereitetes Gemüse)
- fermentierte Getränke, die lebende, nützliche Bakterien enthalten wie Kombucha oder Kokoswasser-Kefir (Rezept s. S. 347)

Auch fermentierte Milchprodukte wie Joghurt oder Kefir haben diese positive Wirkung. Einige davon sind auch für Menschen mit Laktoseintoleranz interessant, da es während des Herstellungsprozesses zur partiellen Aufspaltung des Milchzuckers kommt. Während des 28-tägigen Happy-Darm-Programms sollten Sie dennoch komplett auf Milchprodukte verzichten. In der darauf folgenden Wiedereinführungsphase können Sie es mit fermentierten Milchprodukten versuchen. Setzen Sie auch hier auf Erzeugnisse aus biologischer Landwirtschaft.

Eine Alternative können probiotische Nahrungsergänzungsmittel in Form von Pulver, Tabletten oder Kapseln sein, die gefriergetrocknete Bakterien enthalten.

Fragen Sie in diesem Zusammenhang Ihren Arzt oder Heilpraktiker um Rat.

DER NUTZEN VON PROBIOTIKA UND PRÄBIOTIKA

PROBIOTIKA

Probiotika sind Mikroorganismen in unserem Verdauungstrakt, die zur Verdauung beitragen und uns in vielfältiger Weise gesundheitlich nützen.

- Sie regulieren die Immunfunktionen des Darms und des gesamten Körpers.
- Sie helfen lokale und systemische Entzündungsprozesse kontrollieren.
- Die haben einen günstigen Einfluss auf die Darmmotilität (Bewegungsfähigkeit des Darmes).
- Sie unterstützen die Schleimhautbarriere des Darms.
- Sie erhöhen unsere Widerstandsfähigkeit gegen Krankheitserreger.

PRÄBIOTIKA

Präbiotika sind unverdauliche Kohlenhydrate, die probiotischen Bakterien als Nahrung dienen.

- Sie beeinflussen die Zusammensetzung des Darmmikrobioms.
- Sie beugen Infektionen vor – sowohl im Magen-Darm-System als auch im gesamten Organismus.
- Sie regulieren die Ausschüttung der Hormone Leptin und Ghrelin und damit den Appetit.
- Sie verhindern die Umwandlung normaler Zellen in Tumorzellen *(neoplastische Transformation).*
- Sie sorgen für eine bessere Nährstoffverwertung.

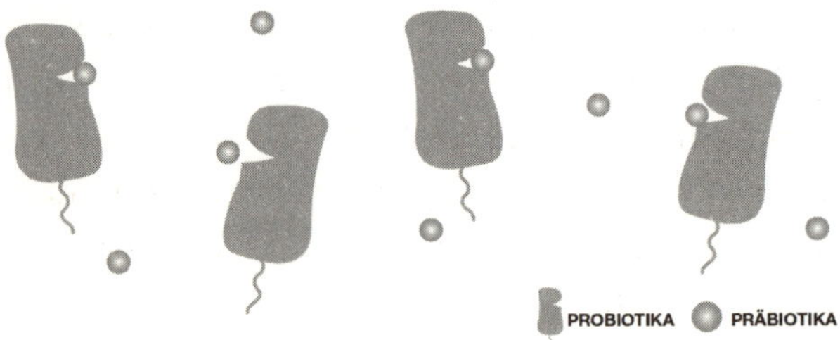

Nützlicher Ballast: Präbiotika

Bei Präbiotika handelt es sich um nichtverdauliche Ballaststoffe, die den nützlichen Bakterien im Darm als Nahrungssubstrat dienen und damit dem Wachstum einer gesunden Darmflora förderlich sind. Präbiotika können Sie essen – sie sind beispielsweise in Topinambur und rohen Frühlingszwiebeln enthalten.

Die folgenden Lebensmittel haben den höchsten Gehalt an Präbiotika:

- roher Chicorée besteht zu etwa 65 Prozent seines Gesamtgewichts aus Präbiotika,
- roher Topinambur zu 32 Prozent,
- rohe Löwenzahnblätter zu 24 Prozent (fördern die Entgiftung der Leber und der Nieren),
- roher Knoblauch zu 18 Prozent,
- roher Lauch zu 12 Prozent
- gegarte Zwiebel zu 5 Prozent,
- Spargel zu 5 Prozent
- und Banane enthält 1 Prozent Präbiotika.

Nehmen Sie vermehrt Lebensmittel, die reich an Präbiotika sind, in Ihre Ernährung mit auf, doch gehen Sie dabei langsam vor. Wenn Sie den Anteil präbiotischer Lebensmittel zu schnell erhöhen, kann das zu Blähungen führen. Präbiotika können auch in Form von Nahrungsergänzungsmitteln zugeführt werden, doch sollte dies am besten unter der Aufsicht eines Arztes oder Heilpraktikers geschehen.

Lösliche Ballaststoffe

Wasserlösliche Ballaststoffe dienen nicht nur den nützlichen Darmbewohnern als Präbiotikum, sie sind auch aus anderen Gründen wichtig für uns:

Sie tragen zum Sättigungsgefühl bei, indem sie Wasser binden und eine gelartige Substanz im Darm bilden. Dies verzögert die Magenentleerung. Zudem gelangt dadurch Zucker, der in die einzelnen Kohlenhydratbausteine aufgespalten wurde, langsamer in die Blutbahn, was die Insulinreaktion abschwächt. Das wiederum verringert die negativen Effekte von Insulin auf den Körper, insbesondere Gewichtszunahme und die gefährlichen Fettansammlungen um die inneren Organe. Lösliche Ballaststoffe hemmen zudem die Cholesterinaufnahme und helfen damit, den LDL-Wert im Blut – das sogenannte »böse« Cholesterin – zu senken. Aus all diesen Gründen sind lösliche Ballaststoffe ein wichtiger Bestandteil einer darmgesunden Ernährungsweise. Die besten Quellen für lösliche Ballaststoffe sind:

- Äpfel
- Blaubeeren
- Birnen
- Bohnen
- Erdbeeren
- Flohsamenschalen
- Gurken
- Haferflocken
- Haferkleie
- Karotten
- Leinsamen (am besten geschrotet)
- Linsen
- Nüsse
- Orangen
- Sellerie

Beginnen Sie während des Happy-Darm-Programms zunächst mit den erlaubten Nahrungsmitteln, und nehmen Sie nach Ablauf der 28 Tage allmählich mehr Lebensmittel aus dieser Liste in Ihre Ernährung auf. Beachten Sie, dass Sie deutlich mehr Flüssigkeit zuführen müssen, wenn Sie die Ballaststoffzufuhr erhöhen. Da lösliche Ballaststoffe Wasser binden, wird die Stuhlmasse andernfalls zu dick und kann nicht mehr ohne Probleme weitertransportiert werden – es kommt zu Verstopfung. Gehen Sie schrittweise vor, denn eine zu schnelle Erhöhung der Ballaststoffmenge kann unangenehme Gasansammlungen und Blähungen zur Folge haben. Geben Sie Ihrem Körper ausreichend Zeit, um sich an die Veränderungen anzupassen.

Unlösliche Ballaststoffe

Um Ihre gesunde Darmfunktion wiederherzustellen, müssen Sie auch Lebensmittel mit in Ihre Ernährung aufnehmen, die reich an unlöslichen Ballaststoffen sind. Diese verleihen dem Stuhl eine gewisse Masse und verhindern so Verstopfung. Weil diese Ballaststoffe nicht wasserlöslich sind, passieren sie in relativ intaktem Zustand den Darm und treiben dabei den Durchgang der Nahrung und die Ausscheidung der Abfallstoffe voran. Sie sind vor allem in Vollkorngetreide und Gemüse enthalten.

Zu den besten Quellen für unlösliche Ballaststoffe gehören folgende Lebensmittel:

- Brokkoli
- dunkelgrünes Blattgemüse
- grüne Bohnen
- Gurken
- Kohl
- Karotten
- Naturreis
- Nüsse
- Obst
- Saaten
- Sellerie
- Vollkorngetreide
- Zucchini

Der durchschnittliche Deutsche nimmt nach Angaben der Deutschen Gesellschaft für Ernährung (DGE) täglich 24 Gramm Ballaststoffe mit seiner Nahrung auf; empfohlen sind mindestens 30 Gramm. Sie brauchen sich nicht den Kopf über die Art der Ballaststoffe zu zerbrechen, außer, Sie haben ein bestimmtes gesundheitliches Ziel vor Augen, wie zum Beispiel den Cholesterinspiegel zu senken – dafür müssten Sie einen größeren Anteil löslicher Ballaststoffe zuführen. Die einfache Grundregel ist, Nahrungsmittel in allen Farben des Regenbogens zu essen. Indem Sie täglich mindestens neun Portionen von verschiedenfarbigem Obst und Gemüse – grün, gelb, orange, rot, blau, violett, hellbraun, braun und weiß – mit einer großen Bandbreite verschiedener sekundärer Pflanzenstoffe essen, erhalten Sie alle löslichen und unlöslichen Ballaststoffe, die für eine gesunde Ernährung nötig sind.

Der Plan für Stufe III

1. Nehmen Sie präbiotische Nahrungsmittel mit in Ihre Ernährung auf.

2. Ergänzen Sie Ihren Speiseplan durch fermentierte Lebensmittel wie Kokoswasser-Kefir.
3. Essen Sie täglich neun Portionen der erlaubten Obst- und Gemüsesorten.
4. Achten Sie darauf, eine möglichst große Bandbreite sekundärer Pflanzenstoffe aufzunehmen.

Happy-Darm-Stufe IV: Stärkung (Woche 4)

In der Stärkungsphase geht es um die Reparatur und Regeneration der beschädigten Darmschleimhaut mit dem Ziel, die Verdauung, die Nährstoffaufnahme und die Abwehrfunktion des Darms zu verbessern. Nur mit einer optimalen Nährstoffversorgung ist eine Heilung des Magen-Darm-Trakts möglich.

Die Darmschleimhaut ist ein Flechtwerk aus Zellen auf der Innenseite unseres Darms und hat die Aufgabe, Erreger abzuwehren und Nährstoffe aufzunehmen. In gesundem Zustand hält sie unverdaute Speisepartikel davon ab, durch die Darmwand in den Organismus zu gelangen. – In Stufe 1, der Reinigungsphase, haben wir Giftstoffen, schlecht verträglichen Speisen und schädlichen Mikroben, die die Darmschleimhaut fortwährend schädigen, den Kampf angesagt und damit den Reparaturprozess vorbereitet. Im Rahmen der Aktivierungsphase (Stufe 2) haben wir den Gehalt an Enzymen und Nährstoffen wieder aufgefüllt, um die Heilung der Schleimhaut zu unterstützen. Während der Wiederherstellungsphase – Stufe 3 – haben wir für die Besiedelung des Magen-Darm-Traktes mit einer gesunden Mikrobenflora gesorgt. In Stufe vier, der Stärkungsphase, werden wir diesen Prozess vollenden, indem wir die Unversehrtheit der interzellulären Verbindungen in der Darmschleimhaut wiederherstellen und auf diese Weise vermeiden, dass weiterhin nicht vollständig verdaute Nahrungspartikel, Giftstoffe und Mikroben in die Blutbahn gelangen.

Die Heilung unterstützen

So verletzlich die Darmschleimhaut ist – gleichzeitig verfügt sie über eine beeindruckende Regenerationsfähigkeit. Im Darm findet sich die größte Anzahl von rasch teilungs- und damit erneuerungsfähigen Zellen des ganzen Körpers. Dank dieser Voraussetzung und mit der richtigen Unterstützung kann der Darm es schaffen, sich selbst zu heilen.

Grundsätzlich wird sich Ihr Körper, sofern er die Möglichkeit dazu hat, für die Regeneration entscheiden – Sie brauchen ihm lediglich das für die Heilung Nötige zur Verfügung zu stellen.

Es gibt einige Nährstoffe, die bei der Regeneration der Darmschleimhaut eine Schlüsselrolle einnehmen. Mithilfe dieser Nährstoffe werden die Darmschleimhautzellen ihre normalen Funktionen bald wieder aufnehmen können. Die wichtigsten darunter sind L-Glutaminsäure, Omega-3-Fettsäuren und Zink.

L-Glutaminsäure

L-Glutaminsäure ist eine der am reichlichsten im Körper vorhandenen Aminosäuren und die bevorzugte Energiequelle der Zellen in der Dünndarmschleimhaut. Bei einem Mangel an Glutamin kommt es nach Beeinträchtigungen wie zum Beispiel Infektionen, Operationen, Stress oder Strahlenbelastung zu degenerativen Veränderungen im Dünndarm. Studien über Glutamin-Supplementierung haben gezeigt, dass L-Glutaminsäure die Heilung des Dünndarms beschleunigen kann.[36] Das macht Glutamin zu einem der wichtigsten Nährstoffe für den Reparationsprozess. Wenn Sie Rindfleisch, Kaltwasserfisch, Hafer und Linsen auf Ihrem Speisezettel stehen haben, sind Sie gut versorgt. L-Glutamin dämpft übrigens auch Heißhunger auf Süßes.

Essentielle Fettsäuren

Von den beiden wichtigsten Omega-3-Fettsäuren, EPA (Eicosapentaensäure) und DHA (Docosahexaensäure), die eine stark entzündungshemmende Eigenschaft haben, nehmen wir im Rahmen der modernen westlichen Ernährung häufig zu geringe Mengen auf. Studien haben gezeigt, dass diese Omega-3-Fettsäuren zur Linderung von Entzündungen im Darm beitragen und sogar Verletzungen der Schleimhaut rückgängig zu machen vermögen.[37,38] Durch einen gesteigerten Verzehr von Omega-3-Fettsäuren werden nach einer gewissen Zeit ungesunde Fette wie Transfettsäuren, die Sie zu einem früheren Zeitpunkt konsumiert haben, in der Zellmembran durch diese gesunden Fette ersetzt. Das hat einen positiven Einfluss auf die Zellkommunikation, was wiederum die zelluläre Entgiftung anregt, da Abfallprodukte beseitigt werden und mehr Wasser in die Zellen gelangt. Darüber hinaus profitieren Sie von günstigen Effekten auf die zelluläre Signalübertragung, die Hormonrezeption und sogar auf die neuronale Kommunikation im Gehirn.

Nehmen Sie vermehrt Kaltwasserfische in den Speiseplan auf, um die tägliche Zufuhr von Omega-3-Fettsäuren zu erhöhen. Eine Portion aus 85 Gramm Hering oder Lachs liefert dem Körper etwa 1,5 Gramm Omega-3-Fettsäuren.

Zink

Zinkmangel ist in unserer Gesellschaft weit verbreitet und kann die Gesundheit der Magenschleimhaut ungünstig beeinflussen; darüber hinaus wurde ein Zusammenhang mit entzündlichen Darmerkrankungen nachgewiesen.[39,40]

Gute Zinklieferanten sind Rindfleisch, Sonnenblumenkerne, Hafer, Hirse und Nüsse, vor allem Cashews.

Unter Umständen kann es für eine optimale Nährstoffversorgung sinnvoll sein, Omega-3-Fettsäuren, L-Glutaminsäuren und Zink über Nahrungsmittelsupplemente zuzuführen. Sprechen Sie mit Ihrem Arzt oder Heilpraktiker, bevor Sie Nahrungsergänzungsmittel einnehmen.

Was Sie sonst noch tun können

Über die richtige Ernährung hinaus kann die Einnahme von pflanzlichen Präparaten aus Süßholzwurzel und Aloe vera die Regeneration unterstützen – auch das sollten Sie mit Ihrem Arzt oder Heilpraktiker besprechen.

Die Süßholzwurzel ist für ihre antiulzerösen, abführenden, antientzündlichen, immunmodellierenden sowie antidiabetischen Eigenschaften bekannt.[41,42,43] Einer der Hauptbestandteile der Süßholzwurzel ist das leberschützende Glycyrrhizin, das allerdings unter bestimmten Umständen Bluthochdruck auslösen kann.[44,45] Daher werden auch Süßholzwurzelextrakte angeboten, denen der Stoff entzogen wurde.

Aloe barbadensis (gemeinhin Aloe vera genannt), eine Saftpflanze mit sehr dicken gallerthaltigen Blättern, wurde bereits im alten Ägypten als Heilpflanze verwendet, wo sie auf sechstausend Jahre alten Steinreliefs als »Pflanze der Unsterblichkeit« porträtiert wird. Aloe vera hat antientzündliche, krampflösende und zellschützende Eigenschaften, die dem Darm zugute kommen können. Eine Tierstudie über das Reizdarmsyndrom hat ergeben, dass eine Kombination von Aloe vera mit deutscher Echter Kamille die Symptome des stressinduzierten Reizdarmsyndroms lindert.[46] Und Stress ist, wie wir alle wissen, einer der Hauptauslöser für Darmleiden. Gel aus der Aloe-vera-Pflanze wirkt sogar gegen das Helicobacter pylori, ein Bakterium, das als einer der Hauptauslöser von Magengeschwüren und Gastritis gilt.[47,48]

Von den positiven Wirkungen der Echten Kamille und der

Süßholzwurzel können Sie auch ohne Nahrungsergänzungsmittel profitieren: Beide finden bei Magen- und Darmbeschwerden traditionell als Tee Anwendung.

Der Plan für Stufe IV

Stellen Sie Ihre Glutamin-Versorgung sicher, indem Sie proteinreiche Nahrungsmittel wie Rindfleisch, Hafer und Linsen essen.

Nehmen Sie vermehrt Kaltwasserfische in den Speiseplan auf, um die tägliche Zufuhr von Omega-3-Fettsäuren zu erhöhen.

Sorgen Sie für eine ausreichende Zinkzufuhr: Gute Zinklieferanten sind Rindfleisch, Sonnenblumenkerne, Hafer, Hirse und Cashewkerne.

Suchen Sie den Rat Ihres Arztes oder Heilpraktikers, wenn Sie das Gefühl haben, dass Sie in der Regenerationsphase zusätzliche Unterstützung durch Nahrungsmittelsupplemente oder Naturheilmittel benötigen.

Das Happy-Darm-Programm wird für die nächsten 28 Tage Ihr Leitfaden sein. Es soll Ihnen als Ausgangsbasis dienen, um Ihren Darm und Ihren allgemeinen Gesundheitszustand in Ordnung zu bringen, und eignet sich hervorragend zur Entgiftung und sollte möglichst zwei- bis dreimal pro Jahr angewendet werden – beispielsweise, um die überschüssigen Weihnachtspfunde wieder loszuwerden. Sie legen damit den Grundstein für die dauerhafte Heilung Ihres Darms und für die Linderung von durch Entzündungen entstandenen Schäden im ganzen Körper. Beginnen Sie also Ihren Weg zu einem lebenslang glücklichen Darm.

Ein Tag mit der Happy-Darm-Diät

Damit Ihnen die Umsetzung der Happy-Darm-Ernährung möglichst leichtfällt, führe ich Sie auf den folgenden Seiten durch einen exemplarischen Tag der Happy-Darm-Diät, von Sonnenaufgang bis Sonnenuntergang. Dabei fehlen auch ein paar darmfreundliche Snacks nicht, die Sie sich zwischen den Mahlzeiten oder auch nach dem Abendessen genehmigen dürfen. Allerdings sollten Sie ein bis zwei Stunden vor dem Schlafengehen möglichst auf Essen verzichten.

Eventuell haben Sie sich in Rücksprache mit Ihrem Arzt oder Heilpraktiker dazu entschlossen, die Diät mit Nahrungsmittelsupplementen zu ergänzen. Für diesen Fall habe ich jeweils die Tageszeit angegeben, zu der Sie die in diesem Buch erwähnten Ergänzungsmittel einnehmen sollten.

In den Tag starten

- Überlegen Sie gleich nach dem Aufwachen, wofür Sie heute dankbar sind, und fassen Sie einen Vorsatz für den Tag. Notieren Sie den Grund Ihrer Dankbarkeit in Ihrem Ernährungs- und Symptomtagebuch (ab S. 418).
- Nehmen Sie sich fünf Minuten Zeit für eine Yoga-Übung (siehe S. 295), während der Sie bewusst atmen, um mit Ihrem Körper in Verbindung zu treten. Meditieren Sie fünf Minuten:

Begeben Sie sich in eine für Sie angenehme Position, entweder im Schneidersitz oder auf einem Stuhl; leeren Sie Ihren Geist, atmen Sie, konzentrieren Sie sich auf Ihre Körpermitte und verbinden Sie sich mit Ihrem Inneren.

- Im Anschluss an die morgendliche Yoga- und Meditationsübung pressen Sie sich eine halbe Zitrone in ein Glas mit 250 ml zimmerwarmem oder heißem Wasser und trinken Sie es. Diese Routine aktiviert Ihre Leber und bereitet den Darm für den Tag auf seine Verdauungsfunktion vor.

Frühstück

Zum Frühstück gibt es einen Smoothie, in den Sie drei bis vier Esslöffel hypoallergenes Eiweißpulver mischen. Auf den Seiten 335 bis 343 finden Sie sieben Rezepte für sieben Tage. Entscheiden Sie selbst, was Sie morgens möchten. Sie können auch Ihre eigenen Rezepte mit Zutaten aus der Lebensmittelliste auf S. 110 ff. zusammenstellen. Versuchen Sie, die Rezepte zu variieren, wobei Sie jedoch immer ein hypoallergenes Eiweißpulver verwenden sollten.

Sollten Sie sich für die Einnahme von Verdauungsenzymen und probiotischen Präparaten entschieden haben, nehmen Sie die erste Dosis fünfzehn bis zwanzig Minuten vor dem Morgensmoothie mit einer Tasse Zitronenwasser ein. L-Glutamin, Omega-3-Kapseln und pflanzliche Präparate zur Wiederherstellung der Darmflora nehmen Sie am besten zusammen mit dem Frühstückssmoothie ein.

Mittagessen

Zum Mittagessen gibt es eine Mahlzeit nach den Prinzipien der Happy-Darm-Diät, die Sie in den vorhergehenden Kapiteln kennengelernt haben. Auf S. 160 bis 166 erfahren Sie, wie Sie für ein ausgeglichenes Verhältnis von Proteinen, Gemüse und gesunden Fetten auf Ihrem Teller sorgen können, sodass jede Mahlzeit der Darmgesundheit zugutekommt.

Der richtige Zeitpunkt für die Einnahme der zweiten Dosis Verdauungsenzyme wäre fünfzehn bis zwanzig Minuten vor dem Mittagessen. Pflanzliche Präparate zur Wiederherstellung der Darmflora nehmen Sie am besten gemeinsam mit dem Mittagessen ein.

Zwischenmahlzeit

Die Zwischenmahlzeiten sind optional – Sie sollten sich im Rahmen des Happy-Darm-Programms niemals hungrig fühlen. Der kleine Imbiss am Nachmittag hält den Stoffwechsel in Schwung und beugt allzu großem Hunger beim Abendessen vor – und hält Sie damit davon ab, eine ungünstige Speisenauswahl zu treffen.

Zur Auswahl stehen:

- rohes oder gedämpftes Gemüse
- Nüsse (Cashews in begrenzten Mengen) und Saaten (am besten eingeweicht und gekeimt)[49]
- 1 Teelöffel bis zu 1 Esslöffel Kokosöl[50]. Kokosöl ist eine

großartige Quelle für mittelkettige Triglyceride, die das Gehirn auch noch gegen Ende eines Arbeitstags mit Energie versorgen.
- ein grüner Apfel, in Spalten geschnitten und mit Nuss- oder Saatenmus bestrichen (nicht bei FODMAP-Problemen, Details s. S. 228)
- Hummus mit rohen Karotten (nicht bei FODMAP-Problemen, Details s. S. 228).

Abendessen

Das Abendessen besteht ebenfalls aus einer Mahlzeit nach den Prinzipien der Happy-Darm-Diät. Sie können sich eines der Rezepte auf S. 162 bis 166 aussuchen, die aus einer Proteinquelle mit einem großen Salat oder mit Gemüse bestehen. Nehmen Sie sich einen Moment Zeit, um den Tag Revue passieren zu lassen. Versuchen Sie, spätestens drei Stunden vor dem Zubettgehen zu essen. Damit minimieren Sie das Risiko für Säurereflux, der durch unverdaute Speisen im Magen ausgelöst wird.

Falls Sie sich für die Einnahme von Verdauungsenzymen und L-Glutamin entschieden haben, erfolgt diese optimalerweise fünfzehn bis zwanzig Minuten vor dem Abendessen. Auch für eine eventuelle zweite Dosis Präbiotika, zum Beispiel bei übermäßigem Hefepilzbefall, ist das der richtige Zeitpunkt.

Omega-3-Kapseln und Präparate zur Wiederherstellung der Darmflora nehmen Sie direkt zum Abendessen ein.

Abendlicher Imbiss

Der Snack nach dem Abendessen ist optional – wenn Sie zu denjenigen Menschen gehören, die bis spät in der Nacht aufbleiben, haben Sie vielleicht das Bedürfnis, ein bis zwei Stunden vor dem Zubettgehen noch eine Kleinigkeit zu essen. Um diese Tageszeit überfallen einen gerne die gefürchteten, spätabendlichen Heißhungerattacken – das kleine Teufelchen auf der Schulter fängt an, einem all die Speisen schmackhaft zu machen, die einen in so große Schwierigkeiten gebracht haben. Die Versuchung ist immer dann am stärksten, wenn wir uns gestresst oder müde fühlen. Da Sie Ihre Vorratsschränke jedoch bereits entrümpelt haben, stehen Ihnen glücklicherweise gar keine gesundheitsschädlichen Snacks zur Verfügung – und damit ist diese Versuchung erfolgreich gebannt.

In Wahrheit fordert das Gehirn bei Lust auf Süßes gar nicht unbedingt eine Süßigkeit, ebenso wenig, wie Sie zwingend Chips essen müssen, wenn Sie die Lust auf Salziges überkommt. Sie können das Verlangen nach Süßem auch durch natürliche Nahrungsmittel stillen. Bei großem Appetit auf Salziges hilft es oft, etwas Knuspriges zu essen.

Empfehlenswerte Optionen sind

- 1 Schüssel Beeren,
- 3 Stängel Sellerie, in Nussmus gedippt,
- 5 grüne Apfelspalten, dünn bestrichen mit Nuss- oder Saatenmus (nicht bei FODMAP-Problemen, Details s. S. 228).

Nach jeder Mahlzeit

Sie sollten, wann irgend möglich, nach jeder Mahlzeit fünf bis zehn Minuten lang spazieren gehen, um den Verdauungsprozess anzuregen. Das ist besonders wichtig, wenn Sie am Schreibtisch arbeiten und den größten Teil des Tages sitzend verbringen. Bewegung fördert die Darmperistaltik – also seine Bewegungsfähigkeit –, sorgt für einen klaren Kopf und verringert die geistige Anspannung. Wenn Sie vorhaben, ein anstrengendes Trainingsprogramm zu absolvieren, warten Sie nach den Mahlzeiten mindestens zwei bis drei Stunden, weil beim Sport der Fokus der Durchblutung auf den Muskeln liegt, sodass die Nahrung unverdaut bleibt.

Den Tag beschließen

Beschließen Sie den Tag mit einer zehn- bis fünfzehnminütigen Meditation. Wir werden uns diesem Thema ab S. 291 detaillierter widmen. Als Basis genügt es, wenn Sie wissen, dass Meditation das vegetative Nervensystem beruhigt, sodass Sie sich vor dem Zubettgehen besser entspannen können und Sie vor nächtlichen Heißhungerattacken gefeit sind. Sobald Sie sich die tägliche Meditationseinheit zur Gewohnheit gemacht haben, werden Sie feststellen, dass Ihr Schlaf erholsamer ist und Sie morgens erfrischt und energiegeladen aufwachen.

Einige Nahrungsmittelsupplemente, Naturheilmittel und ayurvedische Kräutermischungen zur Förderung der Verdauung werden erst kurz vor dem Zubettgehen – etwa 30 Minuten vorher – eingenommen, darunter Aloe-vera-Präparate, Triphala oder Magnesiumcitrat. Halten Sie sich an die Anweisungen Ihres Arztes oder Heilpraktikers.

Erfolgstipps für einen glücklichen Darm

Nun wissen Sie, wie das Happy-Darm-Programm funktioniert. Jetzt ist es an der Zeit, es umzusetzen. In den kommenden 28 Tagen werden Sie auf alle Nahrungsmittel verzichten, die Nahrungsmittelunverträglichkeiten, Immunreaktionen, Wassereinlagerungen und Gewichtszunahme verursachen.

Es mag ungerecht erscheinen, dass es ausgerechnet die weltweit beliebtesten und am häufigsten verzehrten Lebensmittel sind, die Ihre Darmgesundheit schädigen und Ihre Versuche abzunehmen untergraben. Am härtesten sind die ersten drei bis sieben Tage, da in dieser Zeit die Nahrungsmittel wegfallen, die besonders häufig schwere Unverträglichkeiten auslösen. In diesem Kapitel erfahren Sie alles über den Einstieg in das Happy-Darm-Programm und bekommen Antworten zu häufig gestellten Fragen. Zum Einstieg möchte ich Ihnen vorstellen, wie der Speiseplan in den ersten beiden Wochen des Happy-Darm-Programms aussehen kann.

Der Happy-Darm-Speiseplan

Bei der Zusammenstellung Ihres persönlichen Speiseplans kommt es vor allem darauf an, Lebensmittel auszuwählen, die Ihnen wirklich schmecken. Sie können in den 28 Tagen des Happy-Darm-Programms für den Darm aus einer Vielzahl von

Rezepten wählen, die ich zusammen mit meinen Happy-Darm-Köchen kreiert habe (diese sind auf dem Speiseplan mit einem Sternchen markiert), sowie aus den zusätzlichen Gerichten, die auf dem Plan aufgelistet sind (ohne Sternchen). Daher ist der Speiseplan so konzipiert, dass Sie sich niemals hungrig oder »auf Diät« fühlen müssen, und enthält ausreichend gesunde, darmfreundliche Snacks, die Ihnen bei Bedarf über die Zeit zwischen den Mahlzeiten hinweghilft. Mit einer guten Speisenauswahl wird es einfacher und kann sogar zum Genuss werden, auf dem richtigen Weg zu einem gesünderen Darm und einem schlankeren Selbst zu bleiben.

Sie sollten sich für jeden Tag zwei Mahlzeiten aussuchen sowie zwei bis drei Snacks, die Sie über den Tag verteilt essen können. Auf dem Plan entspricht Montag Tag 1, doch Sie können natürlich auch an jedem anderen Wochentag beginnen. Es ist völlig in Ordnung, ein Gericht öfter einzuplanen, wenn es Ihnen besonders zusagt. Sie können den Empfehlungen nach Belieben gedämpftes Gemüse oder Gewürze aus der Liste der erlaubten Nahrungsmittel zufügen (S. 110). Rezepte, die mit einem Sternchen (*) markiert sind, finden Sie in der Happy-Darm-Rezeptsammlung ab S. 331.

Ich habe die Speisen, deren Zubereitung mit einem höheren Aufwand verbunden sind, für die Wochenenden eingeplant. Die Suppen lassen sich sehr gut einfrieren, sodass Sie sich davon einen kleinen Vorrat anlegen können. Es ist auch möglich, am Wochenende bereits Gemüse vorzubereiten, damit Sie es unter der Woche, wenn Sie es für einen Salat oder einen gesunden Snack brauchen können, parat haben.

Ihr Speiseplan

Täglicher Start in den Tag: 250 ml lauwarmes oder heißes Wasser mit dem Saft einer halben Zitrone

	Frühstück	Zwischen-mahlzeit	Mittag-essen	Nach-mittags-imbiss	Abend-essen	vor dem Zubett-gehen
Tag 1	Matcha-Energie-Smoothie*	grüne Bio-Apfel-spalten mit Nuss- oder Mandelmus	Buchweizen-Nudeln und Gemüse in selbstge-machter Gemüse-brühe*	Gemüse-sticks mit Hummus	Hähnchen-Piccata*, serviert mit geröstetem oder gedämpf-tem Gemüse	Pfefferminz-tee
Tag 2	Mangold-Erdbeer-Smoothie*	Kokos-joghurt mit Bio-Blau-beeren	Puten-schnitzel, serviert mit Avocado-scheiben auf gedämpftem Spinat	Hummus mit Leinsa-men-Super-saaten-Cra-cker*	Brathähn-chen* auf Gemüsebett (Reste aufbewah-ren)	Kräutertee
Tag 3	Himbeer-Energie-Smoothie*	knusprige Grünkohl-chips*	Hühnchen-curry* mit Naturreis und ge-dämpftem Gemüse	Leinsamen-Supersaa-ten-Cra-cker* mit Sonnenblu-menmus	gebackener Kürbis, in Scheiben geschnitten, mit milch-freiem Kokosjo-ghurt und gerösteten Kürbis-kernen	Kokos-wasser-Kefir*

	Frühstück	**Zwischenmahlzeit**	**Mittagessen**	**Nachmittagsimbiss**	**Abendessen**	**vor dem Zubettgehen**
Tag 4	würziger Avocado-Smoothie*	Gemüsesticks	Scheiben vom Brathähnchen* (von Tag 2) auf Bio-Mesclun-Salat mit Dr. Pedre's Frühlingszwiebel Vinaigrette*	Nuss-Saaten-Riegel*	Rindfleischspieße* mit gedämpftem Gemüse	eine kleine Schale Bio-Beeren
Tag 5	Grüner Smoothie*	Grüntee mit Zitrone	Thunfisch aus Wildfang, mariniert mit Olivenöl, Zitrone, Koriander, Salz und Pfeffer, auf jungem Bio-Blattgemüse	Leinsamen-Supersaaten-Cracker* mit selbst gemachter Guacamole	gefüllter mexikanischer Truthahnburger mit Korianderpesto* und jungem, grünem Bio-Blattgemüse	grüne Bio-Apfelspalten oder Kräutertee
Tag 6	blauer Ingwer-Smoothie*	Knochensuppe vom Weiderind*	gebratener Wildlachs mit Dillsoße*, serviert mit jungem grünem Blattgemüse (bio)	Gemüsesticks mit Hummus	Hühnchencurry, serviert mit Basmati-Vollkornreis (bio)	2 Mandel-Hanf-Schokoladentrüffel*

	Frühstück	**Zwischen-mahlzeit**	**Mittag-essen**	**Nach-mittags-imbiss**	**Abend-essen**	**vor dem Zubett-gehen**
Tag 7	schokola-diger Mandel-smoothie*	Babykarot-ten (Bio)	Salat-Wraps mit Hühn-chen und Pistazien*	mediterra-ner Kichererb-sensalat*	Mahi-Mahi mit Limette und Gemüse in Pergament-papier*	1 Kokos-makrone*
Tag 8	grüner Smoothie*	Grüntee mit Zitrone	Salat aus ge-mischtem Bio-Blattge-müse, Gurken, Avocado, Karotten, Roter Bete und Brat-hähnchen* mit Olivenöl, Apfelessig, Salz und Pfeffer	Quinoasalat mit Äpfeln und Walnüssen*	Pfannen-gemüse mit Garnelen auf Reisnu-deln*	kleine Schale gemischte Bio-Beeren oder Kräutertee

	Frühstück	Zwischen-mahlzeit	Mittag-essen	Nach-mittags-imbiss	Abend-essen	vor dem Zubett-gehen
Tag 9	Mangold-Erdbeer-Smoothie*	grüner Bio-Apfel	sommerlicher Zitrussalat mit Mandelblättchen* (optional: Geben Sie Knoblauch und gegrilltes Hühnchen oder Scheiben vom Brathähnchen von Tag 2 dazu.)	Nuss-Saaten-Riegel*	gebratener Wildlachs mit Dillsoße*, serviert mit jungem Bio-Blattgemüse und Dr. Pedres Frühlingszwiebel-Vinaigrette*	Pfefferminztee
Tag 10	blauer Ingwer-Smoothie*	Kokoswasser-Kefir*	gegrillte Zucchinistreifen (mariniert in Olivenöl, Meersalz, Zitronensaft und Knoblauch), serviert mit Kichererbsen	frische Beeren mit gehackten Walnüssen	Bison-Burger*, serviert mit Süßkartoffel-Wedges aus dem Ofen mit gerösteten Kürbiskernen*	Knochensuppe vom Weiderind* (kalt oder warm)

	Frühstück	Zwischenmahlzeit	Mittagessen	Nachmittagsimbiss	Abendessen	vor dem Zubettgehen
Tag 11	Matcha-Energie-Smoothie*	knusprige Grünkohlchips*	sommerlicher Zitrussalat mit Mandelblättchen* und Frühlingsrollen mit Gemüsefüllung*	Gemüsesticks mit Hummus	kurz gebratene Steaks mit Meerrettich-Senf-Soße*, serviert mit gerösteten Bio-Süßkartoffeln oder kleinem Salat	kleiner, grüner Bio-Bratapfel, mit einer Prise Zimt und gehackten Walnüssen
Tag 12	würziger Avocado Smoothie*	Nuss-Saaten-Riegel*	herbstlicher Wildreis-Eintopf*	Grüntee mit Zitrone	Brathähnchen auf Bio-Mesclun-Salat	frische Beeren mit Kokossahne*
Tag 13	Himbeer-Energie-Smoothie*	Rooibostee Vanille	gemischter grüner Salat mit pochiertem Wildlachs, Gurkenscheiben, schwarzen Oliven und Dill	Cremesuppe vom Butternusskürbis mit gerösteten Walnüssen*	Rosmarinlamm* und Ofenblumenkohl mit Walnüssen*	Kräutertee
Tag 14	schokoladiger Mandelsmoothie*	Gemüsesticks	mediterraner Kichererbsensalat* mit Leinsamen-Supersaaten-Cracker*	Knochensuppe vom Weiderind	Salat-Wraps mit Hühnchen und Pistazien*	grüne Bio-Apfelspalten mit Mandelmus oder Kräutertee

Begleiterscheinungen der Entgiftung

Weil Sie dem Körper nun nicht mehr all die Speisen zuführen, die das Gehirn dazu bringen, immer mehr davon zu verlangen, kann es in der ersten Woche des Programms zu Entgiftungsreaktionen kommen. Es mag erstaunlich klingen, dass Ihnen gerade jetzt, wo Sie die Nahrungsmittel weglassen, die in Ihrem Körper Entzündungen und Schmerzen ausgelöst und Ihnen so viel Energie geraubt haben, unangenehme Begleiterscheinungen drohen sollen, ist jedoch nichts Ungewöhnliches. Der Körper macht schlicht und ergreifend Entzugserscheinungen durch, nicht anders als bei einer Entgiftung von Drogen. Für ein paar Tage wird das Verlangen nach diesen Lebensmitteln möglicherweise sogar noch zunehmen – das wird eine große Herausforderung für Ihre Willenskraft! Sie werden an Kopfschmerzen leiden, an Schmerzen, Gelenkbeschwerden und allgemeinem Unwohlsein und sich benebelt und müde fühlen. Unter Umständen verschlimmern sich zunächst auch Ihre Symptome. Das liegt daran, dass der Körper dabei ist, die entzündungsfördernden Speisen, die das Immunsystem aktiviert haben, auszuschwemmen.

Während das Immunsystem die Eiweißmoleküle spaltet, die es aktiviert haben, befindet es sich im Zustand höchster Alarmbereitschaft. Wurden diese Eiweiß-Antigene erst einmal verarbeitet und beseitigt, beruhigt sich das Immunsystem wieder; innerliche Entzündungen klingen ab, Schmerzen lassen nach, der Bauch ist weniger aufgetrieben, und der Kopf wird wieder klar.

ANTIGEN-ANTIKÖRPER-REAKTIONEN

Antigene sind Lebensmittelproteine, die das Immunsystem aktivieren, wenn Sie an einem durchlässigen Darm leiden. Auf den drei Abbildungen finden Sie eine schematische Darstellung der Abläufe beim Weglassen problematischer Lebensmittel: Ihr Körper beginnt dann, die Nahrungsmittel-Antigene zu beseitigen. Sobald sich das Immunsystem ein wenig beruhigt hat, werden Sie sich deutlich gesünder fühlen.

▲ ANTIGEN   ANTIKÖRPER

SCHRITT 1   **SCHRITT 2**   **SCHRITT 3**

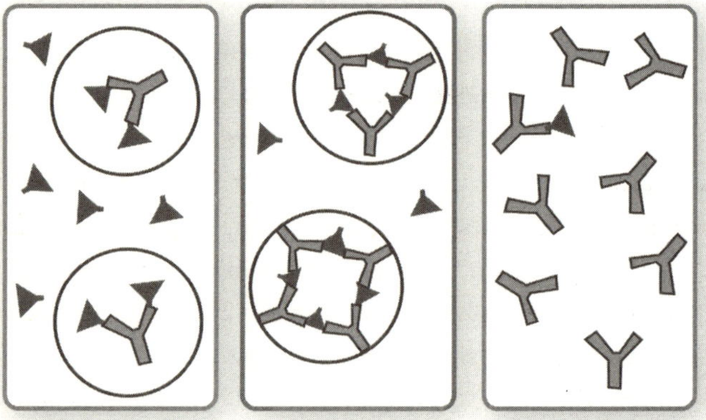

BILDUNG VON ANTIKÖRPERN

Wenn Sie große Mengen an Nahrungsmitteln zu sich nehmen, die bei Ihnen Unverträglichkeiten auslösen, erkennt Ihr Immunsystem diese als Antigene und bildet Antikörper, die sich an die Antigene heften.

IMMUN-KOMPLEXE

Verzichten Sie auf diese Speisen, so bilden sich für einen begrenzten Zeitraum aus Antigenen und Antikörpern größere Antigen-Antikörper-Komplexe (sogenannte Immunkomplexe). In der Folge fühlen Sie sich unter Umständen noch schlechter.

ABKLINGEN DER IMMUNREAKTION

Während des Happy-Darm-Programms befreit sich der Körper mehr und mehr von Lebensmittel-Antigenen, die Aktivität des Immunsystems lässt insgesamt nach, sodass Sie sich immer besser fühlen werden.

Das Happy-Darm-Programm hilft Ihnen, die Entgiftungsphase leichter zu überstehen: Durch die Inhaltsstoffe des Happy-Darm-Frühstückssmoothies werden Leber, Nieren und Darm in die Lage versetzt, mit den Belastungen in der Anfangsphase des Programms fertigzuwerden. Dabei werden nicht nur Toxine ausgeschieden, sondern auch überschüssiges Wasser, das infolge der Entzündungen im Gewebe eingelagert worden war. Dadurch wird das Gefühl, aufgequollen zu sein, deutlich nachlassen – und ganz nebenbei nehmen Sie ab, ohne Kalorien zu zählen. So einfach ist das.

Neu essen lernen

Die Art und Weise, wie wir essen, ist genauso wichtig wie das, was wir essen. Unsere Haltung zum Essen beeinflusst nicht nur unsere Speisenauswahl, sondern auch die Art, wie unser Körper Nahrung verdaut und aufnimmt. Indem Sie ein paar einfache Grundsätze befolgen, fällt es Ihnen leichter, nur so viel zu essen, wie Sie benötigen, um satt zu werden, und Sie verbessern den gesamten Verdauungsprozess.

Gemeinsame Mahlzeiten

Wenn der Darm unberechenbar ist, neigen Betroffene dazu, auf den sozialen Aspekt des Essens zu verzichten. Es ist unangenehm und peinlich, während eines Restaurantbesuchs mit Freunden oder einer romantischen Verabredung vom Tisch aufzuspringen, weil der Darm rebelliert. Innerhalb der kommenden 28 Tage des Happy-Darm-Programms ist es an der Zeit, wieder an die Ursprünge der Nahrungsaufnahme anzuknüpfen. Seit Menschengedenken war Essen ein Gemeinschaftserlebnis, bei dem das Beisammensein ebenso wichtig war wie die Speisen selbst.

Bewusst genießen

Sorgen Sie beim Essen für Entschleunigung. Genießen Sie die Gespräche. Wie oft ist es schon vorgekommen, dass Sie gedankenverloren irgendetwas in sich hineingestopft haben, um plötzlich zu realisieren, dass Sie innerhalb von fünf Minuten den Teller leergeräumt haben? Wenn wir unsere Mahlzeiten in einer positiven Atmosphäre gemeinsam mit anderen einnehmen und bewusst essen, nehmen wir den Geschmack intensiver wahr und sind entspannter. Das führt dazu, dass die Verdauung stimuliert wird und reibungslos abläuft. Aufregung, Stress und hektisches Essen stören den Verdauungsprozess oder bringen ihn komplett zum Erliegen.

Auch, wenn Sie alleine essen, sollten Sie sich ausreichend Zeit gönnen. Halten Sie einen Moment inne, um Ihrer Dankbarkeit für die Speise, die Sie gleich verzehren werden und die Ihren Körper nähren wird, Ausdruck zu verleihen. Sie beeinflussen damit unmittelbar die Dynamik des gesamten Prozesses. Der Essensvorgang gelangt in den Bereich des Bewusstseins. Sie werden ganz von selbst langsamer essen, gründlicher kauen und die Vielfalt der Aromen genießen. All das aktiviert wiederum den Parasympathikus, den Teil unseres vegetativen Nervensystems, der für die Entspannung und den Stoffwechsel zuständig ist, sodass die Nährstoffe problemlos vom Darm aufgenommen werden.

Die Ein-Viertel-/Drei-Viertel-Regel

Auch für das Befüllen des Tellers gibt es eine einfache Regel: Stellen Sie sich vor, Ihr Teller wäre in Viertel unterteilt. Füllen Sie nun ein Viertel mit Proteinen und gesunden Fetten, die reich an Omega-3-Fettsäuren sind (fetter Fisch aus Wildfang, Fleisch von Tieren aus Weidehaltung, Geflügel aus artgerechter, antibiotikafreier Zucht, Avocado etc.), und belegen Sie die verbliebenen drei Viertel mit Salat und Gemüse (roh, aus dem Backofen oder gedämpft). Diese einfache Vorgehensweise stellt sicher, dass Sie ausgewogen mit Proteinen, Fett und Kohlenhydraten versorgt werden, ohne irgendetwas abwiegen oder Kalorien zählen zu müssen. Sie können sich ganz unbeschwert dem Essen widmen.

Es gibt noch eine weitere Faustregel: Speisen dürfen nie den Tellerrand berühren. Laden Sie also keine Berge auf. Wenn Sie sich vorgenommen haben, kleinere Portionen zu essen, nehmen Sie einfach einen kleineren Teller und halten sich an die Ein-Viertel-/Drei-Viertel-Regel. Dadurch essen Sie weniger und bewusster und erleichtern dem Magen und dem Gehirn wahrzunehmen, wann Sie satt sind.

Gründlich kauen

Wie bereits erläutert, beginnt die Verdauung im Mund. Während Sie kauen, vermischen sich die mechanisch zerkleinerten Nahrungspartikel mit Speichel, und der Verdauungsprozess setzt ein. Kauen Sie die Speisen so lange, bis sie zu einem weichen Brei geworden sind. Je nach Konsistenz der Nahrung dauert dies unterschiedlich lange. Manche Speisen sind weicher und müssen nicht so oft gekaut werden, während bei anderen mehr Aufwand erforderlich ist, damit sie gut verdaut werden können.

Sobald Sie schlucken, bewegt sich der Speise-Speichel-Brei durch die Speiseröhre in die saure Umgebung des Magens, wo unter anderem die Proteine in Aminosäuren aufgespalten werden. Dieser Schritt ist besonders wichtig, weil der Körper die Aminosäuren für die Reparatur und Bildung von Gewebe benötigt, ebenso wie für die Produktion von Enzymen und Neurotransmittern. Denken Sie also daran: Je gründlicher Sie kauen, desto leichter kann der Magen seine Aufgaben erfüllen.

Seien Sie beim Hinunterschlucken des Speisebreis ebenso achtsam. Schlingen Sie das Essen nicht hinunter. Andernfalls gelangt mit der Nahrung viel Luft in Ihren Bauch und verursacht Ihnen Schmerzen. Vor allem, wenn Sie an Säurereflux leiden, sollten Sie sich immer wieder ins Gedächtnis rufen, langsam zu essen; in diesem Fall sollten Sie auch kleinere Portionen zu sich nehmen und bei den Mahlzeiten besonders auf Regelmäßigkeit achten. Indem Sie sich die Zeit nehmen, gründlich zu kauen und den Nahrungsbrei in Ruhe hinunterzuschlucken, vermeiden Sie es auch sehr effektiv, sich zu überessen.

Essen und Trinken

Wenn Sie gründlich kauen, produzieren Sie automatisch so viel Speichel, dass Sie beim Essen nichts trinken müssen. Das klingt vielleicht widersinnig, vor allem weil uns außer Haus stets ein Getränk zum Essen angeboten wird.

Wenn Sie dennoch etwas trinken wollen, beschränken Sie sich auf geringe Mengen, um die Magensäure nicht zu stark zu verdünnen. Ja, es ist wichtig, mindestens zwei Liter Wasser (etwa acht Gläser) täglich aufzunehmen, doch sollten Sie das besser möglichst zwischen den Mahlzeiten beziehungsweise 15 bis 30 Minuten nach einer Mahlzeit erledigen, da Sie dem Körper auf diese Weise die Verdauungsarbeit erleichtern.

Wenn Sie das Gefühl haben, Sie müssten trinken, um die Nahrung besser schlucken zu können, essen Sie wahrscheinlich zu schnell, schlucken dabei außerdem Luft und kauen zu wenig. Die Folgen sind ein aufgeblähter Magen sowie Beschwerden im Oberbauch.

Wann aufhören?

Lernen Sie den Moment zu erspüren, an dem Sie etwa zu 75 Prozent satt sind. Hören Sie dann nach ein paar weiteren Bissen mit dem Essen auf. Warten Sie ein paar Minuten, um festzustellen, ob Sie noch Hunger haben. Häufig wird, wenn Sie an diesem Punkt weiteressen, das Verlangen nach mehr in der Regel vor allem vom Kopf und von den Augen gesteuert, nicht jedoch vom viszeralen Sinn, also der Wahrnehmung der inneren Organe.

Wenn Sie lernen, auf diese Wahrnehmung zu hören, werden Sie es schaffen, nur so viel zu essen, wie Sie wirklich benötigen.

Übung in achtsamem Essen

Stecken Sie sich eine Blaubeere in den Mund. Kauen Sie diese nicht; behalten Sie sie lediglich auf der Zunge oder zwischen den Zähnen. Fühlen Sie in sich hinein. Beobachten Sie: Wie fühlt sie sich an? Wie ist ihre Oberfläche beschaffen? Schmecken Sie etwas? Nehmen Sie sich einen Moment Zeit, um all das wahrzunehmen, dann beißen Sie hinein. Was passiert als Nächstes? Das weiche Fruchtfleisch dringt hervor. Intensivere Aromen umspielen Ihre Geschmacksknospen. Sie spüren das feuchte Fruchtfleisch auf der Zunge. Da sind süße Töne und die Säure aus der Haut. Seien Sie ebenso achtsam beim Kauen und Hinunterschlucken. Spüren Sie hin, genießen Sie das Essen mit allen Sinnen.
Es passiert so viel mehr beim Essen, als wir uns normalerweise bewusst machen. Sie können dieses Experiment mit allen Arten von Speisen durchführen. Probieren Sie es gemeinsam mit Ihrer Familie aus und tauschen Sie sich über Ihre Erfahrungen aus.

Lebensstil und Darmgesundheit

Die meisten denken nicht weiter darüber nach, wie sie ihren Alltag verbringen, er ist uns einfach zur Normalität geworden. Normal heißt häufig, fortwährend unter Zeitdruck zu stehen, schnell irgendetwas vor dem Bildschirm zu essen, ständig über die Arbeit oder sonstige potenzielle Stressauslöser nachzugrübeln und sich kaum die nötige Zeit für sich selbst zu nehmen, die so wichtig für ein Leben in Balance und einen gesunden, glücklichen Darm ist.

Ausgeschlafen?

Schlafstörungen jeglicher Art, ob es sich nun um Probleme beim Einschlafen, Durchschlafen oder beides handelt, stören den empfindlichen inneren Rhythmus des Körpers. Jeder, der schon mal ein paar schlaflose Nächte hintereinander durchlitten hat, weiß, dass Schlafmangel uns darüber hinaus übererregbar macht: Man fühlt sich aufgedreht und müde zugleich. Das hat Auswirkungen auf den Darm: Die Folge sind Durchfall oder Verstopfung.

Nachtschichten sind ebenfalls ein großes Problem. Je länger Sie aufbleiben, desto stärker wird der Heißhunger auf Süßes oder Stärkehaltiges. Der Körper ist müde und verlangt nach schneller Energie, um weiter zu funktionieren. Am nächsten Morgen ist das Verdauungssystem dann aus dem Tritt geraten, und auch der Magen ist häufig empfindlicher als gewöhnlich.

Nun unterliegt Ihr Schlafrhythmus, wenn Sie im Schichtdienst arbeiten, natürlich nicht mehr Ihrer alleinigen Kontrolle. Doch die meisten von uns haben es selbst in der Hand, wie viel und zu welchen Zeiten sie schlafen.

Ich kann nicht genug betonen, wie wichtig ein regelmäßiger Schlafrhythmus ist. Der Schlüssel liegt in einer gewissen Kontinuität – der Körper und insbesondere der Darm lieben die Vorhersehbarkeit.

Stress reduzieren

Stress ist ein wesentlicher und häufig unterschätzter Aspekt, der sich auch dann negativ auf den Darm niederschlägt, wenn Ihr Lebensstil in jeder anderen Hinsicht vorbildlich ist. Stress verstärkt Entzündungen, unabhängig davon, wie gesund Sie sich ernähren. Er aktiviert die Fight-or-Flight-Reaktion, also den Impuls, entweder zu kämpfen oder zu fliehen; Sie fühlen sich, als würden Sie angegriffen, obwohl dies nicht der Fall ist. Weitere Effekte sind erhöhter Blutdruck, Herzklopfen und verminderte Durchblutung des Darms, was wiederum in einer schlechteren Verdauung und verminderten Nährstoffaufnahme resultiert.

Viele Menschen sind täglich so starkem Stress ausgesetzt, dass sie inzwischen glauben, dies sei völlig normal. Ihnen fällt nicht mehr auf, welche immensen Auswirkungen dieser Stress auf ihr Leben und ihre Darmfunktion hat, weil sie ihre Stresssymptome überhaupt nicht mehr wahrnehmen. Ich weise meine Patienten immer wieder darauf hin, darauf zu achten, wie viel sie sich aufladen – beruflich wie privat –, und dass es keineswegs »normal« ist, ständig unter Druck zu stehen, auch wenn es ihnen so erscheint.

Stress hat die Tendenz, jedwedes körperliche Leiden negativ zu beeinflussen. Auf den Seiten 295 bis 329 erfahren Sie, wie Sie mithilfe von Yoga und Atemübungen Ihre Stressreaktion reduzieren und Ihr Leben auf diese Weise rundum gesünder gestalten.

Häufige Fragen zum Happy Darm

Es gibt ein paar Fragen, die mir meine Patienten im Zuge des Happy-Darm-Programms immer wieder stellen, und Probleme, mit denen viele von ihnen konfrontiert sind. An dieser Stelle möchte ich die häufigsten Fragen beantworten und Ihnen Lösungen für verbreitete Schwierigkeiten anbieten.

Frage: Ich fühle mich nach einundzwanzig Tagen Happy-Darm-Programm großartig; kann ich schon früher aufhören?

Antwort: Um es kurz und bündig zu sagen: Nein, das sollten Sie auf keinen Fall tun. Wenn Sie früher aufhören, haben Sie, auch wenn es Ihnen gut geht, den Lebensmittelunverträglichkeiten nicht ausreichend Zeit gelassen, sich zu legen. Sie laufen dann Gefahr, eine wesentlich stärkere Reaktion auf die Nahrungsmittel, die Sie wieder einführen, zu provozieren. Geben Sie dem Darm die Zeit, die er benötigt, um zur Ruhe zu kommen und im Rahmen des Happy-Darm-Programms zu heilen. Was den Darm angeht, hilft nur Geduld – Abkürzungen zahlen sich nicht aus.

Frage: Ich habe das Happy-Darm-Programm abgeschlossen. Wie geht es jetzt weiter?

Antwort: Nach achtundzwanzig Tagen können Sie mit der Wiedereinführungsphase (siehe Seite 186 bis 191) beginnen. In dieser Phase konfrontieren Sie Ihren Körper mit Lebensmitteln, auf die Sie während des Happy-Darm-Programms verzichtet haben. Wenn diese Konfrontation neue Symptome hervorruft oder die alten wieder aufleben lässt, sollten Sie das Happy-Darm-Programm für mindestens drei weitere Monate, noch besser sechs Monate, durchführen. Damit stellen Sie eine umfassende Heilung sicher.

Frage: Ich habe das Gefühl, dass es kaum noch etwas gibt, was ich essen darf. Was raten Sie mir?

Antworten: Bei Ernährungsumstellungen neigen viele Menschen dazu, die Diät auf ein paar wenige Nahrungsmittel, die sie gewöhnt sind, zu beschränken. Das kann in einer Übergangsphase die Planung der Mahlzeiten erleichtern, doch mit der Zeit wird diese begrenzte Speisenauswahl jeden anöden – und gesund ist eine einseitige Ernährung auch nicht. Die Happy-Darm-Diät bietet Ihnen vielfältige Optionen. Blättern Sie zurück zum Beispiel-Speiseplan auf den Seiten 162 bis 166, hier finden Sie eine Orientierungshilfe für die abwechslungsreiche Gestaltung Ihrer Ernährung. Probieren Sie Dinge aus, die Sie bisher noch nie oder nur selten gegessen haben. Suchen Sie sich eines der Rezepte auf den Seiten 333 bis 409 aus – wählen Sie ein Gericht, bei dem Sie skeptisch sind, weil es Zutaten enthält, die Sie normalerweise nicht verwenden oder essen. Bei der Happy-Darm-Diät steht nicht die Beschränkung im Fokus, ganz im Gegenteil: Sie gibt Ihnen Gelegenheit, Ihren geschmacklichen Horizont zu erweitern.

Frage: Ich leide an häufigem Säurereflux. Wie kann ich diesen auf natürliche Weise lindern?

Antwort: Es gibt eine ganze Reihe Maßnahmen, um die Symptome von Säurereflux oder Magenbrennen loszuwerden:

1. Verzichten Sie vor und während den Mahlzeiten auf kohlensäurehaltige Getränke.
2. Kauen Sie die Speisen gründlich. Essen Sie langsam, um zu vermeiden, dass Sie mit der Nahrung größere Mengen Luft schlucken, die den Druck im Magen erhöhen würde.
3. Verzichten Sie auf all jene Nahrungsmittel, die bekanntermaßen Säurereflux auslösen. Dazu gehören:
   - Kaffee/Koffein (Schwarz- oder Grüntee können Sie unter Umständen trinken)
   - säurehaltige Säfte (etwa Orangensaft) und Früchtetees
   - Alkohol, insbesondere säurebetonte Weine
   - Frittiertes
   - Tomatensoßen und Ketchup
   - Milchprodukte
   - würzige Speisen, insbesondere mit scharfen Gewürzen wie Curry oder Cayennepfeffer
   - Röstzwiebeln
   - Schokolade
   - Minze
4. Essen Sie spätestens drei Stunden vor dem Zubettgehen; legen Sie sich nach dem Essen nicht hin.
5. Hören Sie mit dem Rauchen auf. Rauchen verschlechtert

den Muskeldruck des unteren Schließmuskels der Speiseröhre, was den Reflux begünstigt.

6. Beschränken Sie Ihren Kaugummigenuss.
7. Führen Sie Tagebuch über Ihre Ernährung und die Symptome, um die Auslöser für den Säurereflux zu identifizieren. Diese Auslöser können sehr individuell sein und nur Sie betreffen.
8. Trinken Sie zwischen den Mahlzeiten viel Wasser, jedoch nicht zu den Mahlzeiten. Ich empfehle mindestens 2 Liter pro Tag, abhängig von Ihrer Aktivität und dem Wetter.
9. Nehmen Sie rezeptfreie Medikamente nie länger als zwei Wochen ein, ohne darüber mit Ihrem Arzt zu sprechen.
10. Manche Menschen schwören auf die Einnahme von Verdauungsenzymen zur ergänzenden Behandlung von Refluxsymptomen. Diese sollten Sie in Rücksprache mit Ihrem Arzt oder Heilpraktiker abhängig von der Schwere Ihrer Symptome für ein bis vier Wochen jeweils 15 Minuten vor den Mahlzeiten einnehmen.

Frage: Auf Reisen scheint sich mein Darm komplett anders zu verhalten. Wie kommt es dazu? Ist es normal?

Antwort: Auf Reisen gerät das Verdauungssystem meist aus dem Rhythmus. Die häufigste unangenehme Begleiterscheinung auf Reisen ist Verstopfung.

Es gibt einige verbreitete Gründe, warum der Darm sich auf Reisen anders verhält:

1. **Mehr Bewegung**: Auf Reisen sind viele aktiver: Sie laufen mehr, schwimmen oder treiben Sport und schwitzen mehr, sodass der Körper dehydriert und der Stuhl härter wird. Härterer Stuhl gelangt schwerer durch den Dickdarm.
2. **Dehydrierung**: Grundsätzlich neigen viele dazu, weniger zu trinken, wenn sie unterwegs sind – aber ausreichende Wasserzufuhr ist eine Voraussetzung für eine optimale Stuhlkonsistenz. Darüber hinaus wirkt Fliegen stark dehydrierend. Auch alkoholische Getränke haben diesen Effekt; außerdem beeinträchtigen sie die Verdauung.
3. **Weniger Ballaststoffe**: Im Urlaub nimmt man meist weniger Ballaststoffe zu sich und mehr Speisen, die den Darmtransit verlangsamen.
4. **Mehr Brot**: Im Urlaub unterliegen viele der Versuchung, ihre gesunden Ernährungsgrundsätze über Bord zu werfen, und essen mehr Brot. Im Darm bildet es eine zähe Masse, die sich ebenso zäh weiterbewegt.
5. **Schlafstörungen**: Auf Reisen leidet der Tag-Nacht-Rhythmus, insbesondere dann, wenn Sie die Zeitzone wechseln. Das bringt Ihr empfindliches enterisches (Darm-)Nervensystem durcheinander. Die Folge sind Verstopfungen. Essen Sie abends eine leichte Mahlzeit, genau zu der Zeit, zu der Sie, bezogen auf die neue Zeitzone, auch zu Hause das Abendessen einnehmen würden, um wieder Regelmäßigkeit zu schaffen. Sie wissen ja: Ihr Darm liebt feste Abläufe.

Frage: Was hilft am besten bei Verstopfung?

Antwort: Viele Menschen leiden unter Verstopfung – manche nur zeitweise, andere ständig. Ein verstopfter Darm ist ein »unhappy« Darm und beeinträchtigt das gesamte Wohlbefinden. Der aufgestaute Stuhl steckt voller Giftstoffe, die aus dem Körper ausgeschieden werden müssen; daher sollte man mindestens einmal am Tag Stuhlgang haben.

Es gibt eine ganze Reihe hilfreicher Strategien gegen Verstopfung; die beiden wichtigsten sind eine ausreichende Zufuhr von Flüssigkeit und Ballaststoffen: Achten Sie darauf, täglich mindestens zwei Liter Wasser zu trinken und sich nicht durch Koffein zu dehydrieren, und nehmen Sie stets die täglich empfohlene Menge Ballaststoffe zu sich. Der Richtwert liegt bei mindestens 30 g. Wenn diese beiden Maßnahmen keine Abhilfe schaffen, können Heilpflanzen oder Nahrungsmittelsupplemente eine Alternative sein – bevor Sie zu entsprechenden Präparaten greifen, sollten Sie jedoch auf jeden Fall ärztlichen Rat einholen. Die Dosis sollte entsprechend Ihrer Beschwerden und Ihrer Ernährung gewählt werden.

- **Magnesiumcitrat**: Dieses organische Magnesiumsalz hilft, den Stuhl mit mehr Wasser anzureichern. Beginnen Sie in Rücksprache mit Ihrem Arzt mit 200 Milligramm vor dem Zubettgehen, und erhöhen Sie jeden zweiten Tag die Menge um 100 bis 200 Milligramm, bis Sie eine Wirkung feststellen. Möglicherweise hilft es Ihnen auch bei morgendlicher Einnahme besser.
- **Gepuffertes Vitamin C**: Bei genügend hoher Dosierung för-

dert Vitamin C die Darmbewegung, allerdings sollte diese Behandlung nur bei schwerer Verstopfung, wenn nichts anderes mehr wirkt, und in Rücksprache mit Ihrem Arzt oder Heilpraktiker erfolgen. Nehmen Sie in stündlichem Abstand so lange jeweils 1000 Milligramm gepuffertes Vitamin C ein, bis Sie Stuhlgang haben. Notieren Sie sich die eingenommene Gesamtmenge als individuelle Rettungsdosis bei Verstopfung.

- **Triphala**: Bei Triphala handelt es sich um eine Kräutermischung aus der ayurvedischen Medizin, die jeden Körpertyp wieder ins Gleichgewicht bringt und für eine leichtere Verdauung und Stuhlgang sorgt. Für bestmöglichen Erfolg sollten Sie es täglich einnehmen.
- **Flohsamenschalen**: Die löslichen Ballaststoffe aus der äußeren Schale der Flohsamen fördern, in Kombination mit sehr viel Wasser, den Stuhlgang. Setzen Sie Flohsamenschalen jedoch mit Bedacht ein: Eine Studie, die an Patienten mit kolorektalem Adenom durchgeführt wurde (eine Art gutartiger Tumor, der jedoch bösartig werden kann), hat ergeben, dass die löslichen Ballaststoffe aus den Flohsamenschalen das Risiko einer Wiedererkrankung an diesem Adenom um 67 Prozent erhöhen.[51]
- **Senna**: Aus den Blättern der Sennapflanze wird ein natürliches Abführmittel gewonnen. Es reizt die Darmschleimhaut und fördert auf diese Weise den Stuhlgang. Bei übermäßiger Verwendung kann es jedoch abhängig machen. Hängt der Stuhlgang von einem Abführmittel ab, so stört das den empfindlichen inneren Rhythmus des Darms. Nehmen Sie Senna

nur punktuell ein, wenn die Verstopfung wirklich schlimm ist, und keinesfalls regelmäßig.

Frage: Welche Kräutertees helfen bei Magenschmerzen?

Antwort: Alte und bewährte Mittel bei Magenschmerzen und Übelkeit sind Kamillen-, Ingwer- und Fencheltee, eventuell mit einem Teelöffel Honig. Um einen stärkeren, medizinisch wirksamen Tee zuzubereiten, lässt man den Teebeutel für bis zu zehn Minuten ziehen. Für einen wirkungsvollen nerven- und darmberuhigenden Kamillentee benötigen Sie getrocknete Kamillenblüten aus dem Reformhaus oder aus der Apotheke. Bringen Sie diese in einem Topf mit Wasser zum Kochen und lassen Sie sie weitere 10 bis 15 Minuten sieden. Sie können den Tee warm trinken oder ihn mit einem Zweig Minze zu einem erfrischenden Kamillen-Eistee aufpeppen.

Nach dem Happy-Darm-Programm

Die Wiedereinführungsphase

In der Wiedereinführungsphase erweitern Sie Ihre Ernährung schrittweise wieder um jene Nahrungsmittel, auf die Sie während des 28-tägigen Happy-Darm-Programms verzichtet haben. Jetzt kommt es darauf an, den Körper ganz genau zu beobachten – wie reagiert er auf diese Lebensmittel, die häufig Auslöser von Unverträglichkeiten sind?

Halten Sie sich bei der Wiedereinführung an folgende Reihenfolge:

1. Bio-Eier: Beginnen Sie mit gekochten oder pochierten Eiern oder gedämpften Spiegeleiern oder Eiweißomelettes. Vermeiden Sie zunächst Rühreier oder Volleiomelettes; diese sind aufgrund des bei der Zubereitung verwendeten Öls schwerer verdaulich.
2. Bio-Milchprodukte: Beginnen Sie mit fermentierten Milchprodukten wie Naturjoghurt oder Kefir. Sie können auch Rohmilchkäse oder Ziegenkäse essen. Verzichten Sie auf (künstlich oder natürlich) gesüßte oder aromatisierte Produkte.
3. Mais: Führen Sie Mais in moderaten Mengen ein. Er ist zwar glutenfrei, sollte aber nicht zu einem Grundnahrungsmittel werden. Viele glutenfreie Alternativen enthalten Mais; vergessen Sie jedoch nicht, dass Mais in Zucker verstoffwechselt wird und eine Insulinreaktion herbeiführt – das macht ihn zu einer potenziellen Ursache für Gewichtszunahme.

4. fermentierte Sojaprodukte wie Tempeh oder Miso
5. Hülsenfrüchte: Weichen Sie die Hülsenfrüchte stets sorgfältig ein, wie auf S. 105 beschrieben, um die enthaltenen Phytate zu entfernen.
6. Weizen/Gluten

Vorgehensweise bei der Re-Provokation

Führen Sie alle vier Tage ein neues Nahrungsmittel wieder ein. Verzehren Sie dieses am Tag der Wiedereinführung mehrmals, um Körper und Darm auf die Probe zu stellen. Wenn Sie keine Symptome entwickeln, setzen Sie sich dem betreffenden Lebensmittel am nächsten Tag beim Frühstück erneut aus. Kommt es innerhalb der ersten vierundzwanzig bis sechsunddreißig Stunden zu gewohnten oder auch zu neuartigen körperlichen Reaktionen – wenn Sie sich beispielsweise erschöpft, benebelt oder müde fühlen, steife Glieder bekommen oder Schmerzen haben –, sollte diese Nahrungsmittelgruppe wieder auf die Vermeiden-Liste gesetzt werden. Sind Sie auch zwei Tage nach Wiedereinführung einer Speise völlig beschwerdefrei, so warten Sie sicherheitshalber zwei weitere Tage ab, ob sich noch verspätete Reaktionen ergeben. Nach vier Tagen führen Sie das nächste Nahrungsmittel ein. Speisen, auf die Sie nicht reagieren, dürfen wieder in die Ernährung mit aufgenommen werden. Es sollten pro Woche auf keinen Fall mehr als zwei Lebensmittel wieder eingeführt werden, um eine Überexposition mit Sensitivitäten oder Unverträglichkeiten auslösenden Speisen auszuschließen.

Gehen Sie folgendermaßen vor:

TAG 1	Wiedereinführung von Eiern	Notieren Sie jedes neue oder wiederauftretende bekannte Symptom.
TAG 2	Re-Provokation mit Eiern (nur wenn am Tag der Wiederein-führung keine bekannten oder neuen Symptome aufgetreten sind)	Notieren Sie jedes neue oder wiederauftretende bekannte Symptom.
TAG 3	Vermeiden	Beobachten Sie, wie es Ihnen geht.
TAG 4	Vermeiden	Beobachten Sie, wie es Ihnen geht.
TAG 5	Wiedereinführung von Milch-produkten	Notieren Sie jedes neue oder wiederauftretende bekannte Symptom.
TAG 6	Re-Provokation mit Milchpro-dukten (nur wenn am Tag der Wiedereinführung keine bekannten oder neuen Symptome aufgetreten sind)	Notieren Sie jedes neue oder wiederauftretende bekannte Symptom.
TAG 7	Vermeiden	Beobachten Sie, wie es Ihnen geht.
TAG 8	Vermeiden Sie alles oder essen Sie, falls Sie nicht auf diese reagieren, Eier.	Beobachten Sie, wie es Ihnen geht.

... und so weiter bis Tag 24.

Nicht jeder hat ein Problem mit Nachtschattengewächsen. Sollten Sie während der 28 Diättage auf diese verzichtet haben, dauert es anstelle von 24 insgesamt 28 Tage, bis die komplette Wiedereinführungsphase abgeschlossen ist.

Sonderfall Zucker

Ein Sonderfall ist Zucker: Sicherlich ist Ihnen aufgefallen, dass ich über seine Wiedereinführung kein Wort verloren habe. Zucker ist einer der Hauptgründe für die toxische Wirkung von Lebensmitteln, dafür, dass sie uns Energie entziehen, zu Entzündungen führen und unsere Stimmung negativ beeinflussen. Künstliche Süßungsmittel sollten generell nicht wieder eingeführt werden. Süßungsmittel aus Agave stammen zwar aus einer natürlichen Quelle und werden aufgrund ihrer niedrigen glykämischen Wirkung oft als gesündere Alternative zum Zucker angepriesen – aber in Wahrheit sind sie keinen Deut besser als Fruktose-Glukose-Sirup. Die Ernährung in beschränktem Maße um Honig, Ahornsirup oder Rohrohrzucker zu ergänzen ist vertretbar, doch gehen Sie dabei schrittweise vor. Süßspeisen sollten ein gelegentlicher Leckerbissen sein, den Sie sich nicht öfter als zweimal pro Woche gönnen – immer in Einklang mit dem jeweiligen Abschnitt der Wiedereinführungsphase, in dem Sie sich gerade befinden. Wenn Sie in der Vergangenheit häufig an Candida- oder anderen Pilzinfektionen litten, sollten Sie den Zuckerkonsum für mindestens sechs Monate drastisch einschränken – wenn möglich, sogar länger. Hinsichtlich der

Obstsorten, die während der Happy-Darm-Diät nicht erlaubt waren, sollten Sie nach der Diät saisonalen Produkten den Vorzug geben und insgesamt nicht mehr als zwei Portionen pro Tag verzehren.

Falls Sie weiterhin mit Gewichtszunahme, Blähungen oder anderen Symptomen auf bestimmte Nahrungsmittel reagieren, empfehle ich Ihnen, diese für insgesamt drei Monate (gerechnet ab Tag 1 des Happy-Darm-Programms) von Ihrem Speiseplan zu streichen. Das wird sicher nicht leicht, doch Sie werden davon langfristig gesehen sehr profitieren. Damit Sie in dieser Zeit nicht jeden Tag das Gleiche essen, wechseln Sie einfach all die Lebensmittel, die Sie gut vertragen, im drei- bis viertägigen Rhythmus durch.

Zu Beginn des vierten Monats re-provozieren Sie den Darm dann erneut mit diesen Lebensmitteln, die häufig Unverträglichkeiten auslösen. Gehen Sie dabei nach der oben beschriebenen Methode vor, und achten Sie sehr genau darauf, wie Sie sich nach dem Verzehr dieser Speisen fühlen. Zeigen sich abermals Symptome, lassen Sie die betreffenden Nahrungsmittel für weitere drei Monate weg, bevor Sie sich erneut damit konfrontieren. Indem man dem Immunsystem eine längere Erholungszeit gönnt, während sich der Darm regeneriert, lassen sich die ungünstigen Auswirkungen von Speisen am besten minimieren.

Wenn der Darm erneut »unhappy« wird

Falls Sie immer noch auf diese Nahrungsmittel reagieren, sollten Sie sich weiterhin an die Happy-Darm-Diät halten. Sehen Sie außerdem im Kapitel »Ursachenforschung« (Seite 213 bis 259) nach, welche Tests infrage kommen, um Ihren Leiden auf den Grund zu kommen. Besprechen Sie mit Ihrem Arzt oder Heilpraktiker zudem, ob Sie Supplemente zur Unterstützung der Darmheilung einnehmen sollten. Verzweifeln Sie nicht – im Laufe der Zeit, mit fortschreitender Heilung des Darms, werden Sie einen Großteil der Nahrungsmittel wiedereinführen können, ohne darauf zu reagieren. Möglicherweise müssen Sie jedoch weiterhin auf eine oder mehrere Nahrungsmittelkategorien verzichten, weil diese das Verdauungssystem beharrlich reizen oder Ihre Darmprobleme verschlimmern. Anfangs ist das häufig ein Schock für die Betroffenen; doch sobald sie am eigenen Leib erfahren, wie gut es ihnen ohne diese Speisen geht, fällt ihnen die Entscheidung pro Gesundheit, contra – vermeintlichen – Genuss nicht länger schwer.

Der Happy-Darm-Plan für Ihr weiteres Leben

Inzwischen sollten Sie detaillierte Kenntnisse darüber haben, welche Speisen Ihr Darm verträgt und welche noch immer Verdauungsprobleme oder andere körperliche Symptome hervorrufen. Ich habe Ihnen alle Werkzeuge an die Hand gegeben, die Sie benötigen, um diesen Prozess auf eigene Faust weiterzuverfolgen. Dennoch kann es darüber hinaus sehr hilfreich sein, mit einem Arzt, einem Heilpraktiker oder einem Ernährungs- oder Gesundheitsberater zusammenzuarbeiten, damit dieser Ihnen helfen kann, weiterhin bestehende oder möglicherweise neu auftauchende Symptome besser zu verstehen und Lösungen zu entwickeln.

Sie dürfen nicht vergessen, dass sich der Darm stetig verändert, je nachdem, was Sie dem Körper zuführen, welchen Einflüssen Sie ausgesetzt sind und wie es Ihnen geht. *Happy Darm* soll Ihnen bewusst machen, dass Sie deutlich mehr Macht über diese Dinge haben, als Sie es bisher vielleicht für möglich gehalten hätten.

Beachten Sie daher weiterhin die aus dem Happy-Darm-Programm gewonnenen Erkenntnisse und Prinzipien, wenn Sie darüber nachdenken, wie Sie sich künftig ernähren wollen.

Entgiften hält gesund

Entgiften ist eine ausgezeichnete Möglichkeit, Verdauungssystem und Körper vital und gesund zu erhalten. Indem Toxine beseitigt und exakt die benötigten Nährstoffarten zugeführt werden, wird die Zellerneuerung angeregt. Auch, wenn Sie sich nicht dauerhaft beschränken wollen, werden Sie möglicherweise feststellen, dass es Ihnen guttut, wenn Sie zeitweise alle oder einige der potentiell Intoleranzen oder Sensitivität auslösenden Lebensmittel aus Ihrer Ernährung streichen. Dies lässt sich gut bewerkstelligen, indem Sie sich zweimal pro Jahr das Reinigungsprogramm aus dem Happy-Darm-Plan gönnen. Es wirkt, als würden Sie nach einer Periode der nicht ganz optimalen Ernährung den »Neustart«-Knopf für Körper und Darm drücken.

Achten Sie auf den jeweils aktuellen Zustand und die Signale Ihres Darms und sorgen Sie für ein ausgeglichenes Verhältnis zwischen gehaltvolleren und leichteren Mahlzeiten. Essen Sie nicht nur, weil Essenszeit ist. Nehmen Sie Ihre Mahlzeit ein, weil Sie hungrig sind, und essen Sie nur so viel, bis Sie satt sind. Die Grundsätze für einen glücklichen Darm sollten auch zukünftig Ihre Leitlinien beim Essen sein.

Ärztliche Untersuchungen bei Darmbeschwerden

Gebrauchsanweisung für dieses Kapitel

Ebenso wie Julie, die wir in der Einleitung kennengelernt haben, haben auch Sie möglicherweise an irgendeinem Punkt Ihrer Leidensgeschichte die Grenzen Ihrer Belastbarkeit erreicht: Sie haben seit geraumer Zeit mit Magen-Darm-Problemen oder damit zusammenhängenden Symptomen zu kämpfen und die Hoffnung auf Heilung verloren. Vielleicht wurden Ihnen Medikamente verordnet, die zwar die Symptome unterdrücken, ohne jedoch die eigentlichen Ursachen zu bekämpfen.

Ohne eine Kombination aus schulmedizinischen Standarduntersuchungen und den Tests der funktionellen Medizin, wie ich sie in diesem Kapitel vorstellen werde, würde Julie noch immer unter ihren Symptomen leiden und wäre, versehen mit dem Label »Reizdarmsyndrom«, als eine der Patientinnen abgeschrieben, die nie mehr völlig gesund werden. Mit dem Happy-Darm-Programm und den richtigen Untersuchungen und Tests haben wir es hingegen geschafft, die Ursache von Julies Leiden herauszufinden, und die Selbstheilungskräfte ihres Körpers so weit zu mobilisieren, dass er sich von seinen chronischen Erkrankungen erholen konnte. Diese Möglichkeiten stehen auch Ihnen offen.

In diesem Kapitel sind zahlreiche diagnostische Tests und Krankheitsbilder aufgeführt, von denen Sie möglicherweise noch nie etwas gehört haben. Es ist eine Menge Information, und vielleicht möchten Sie diese zunächst nur überfliegen, um sich einen Überblick über die verschiedenartigen Darmleiden und Diagnoseformen zu verschaffen. Sie brauchen nicht zwingend im Detail zu wissen, warum der Darm in Ihrem individuellen Fall aus dem Gleichgewicht geraten ist, um mit dem Happy-Darm-Programm anfangen zu können und davon zu profitieren. Selbst der kränkste Mensch kann sich an die Methoden aus diesem Buch halten und das Happy-Darm-Programm durchführen, um seinen aus dem Gleichgewicht geratenen Darm zu heilen. Allerdings können Ihnen die im Folgenden beschriebenen Tests durchaus dabei behilflich sein, Ihren Weg zu Darmgesundheit und allgemeinem Wohlbefinden zu finden und zu gehen. Lassen Sie sich nicht von der Fülle der Information einschüchtern. Nutzen Sie dieses Kapitel, um gemeinsam mit Ihrem Arzt herauszufinden, welche konkreten Ursachen Ihrem Leiden zugrunde liegen. Sollten Sie das Happy-Darm-Programm bereits absolviert haben, und die Symptome tauchen nach der Wiedereinführungsphase erneut auf, hilft Ihnen dieses Kapitel im nächsten Schritt, die richtigen Tests zu finden, um weiterzukommen und vollkommen gesund zu werden.

Ich habe versucht, die Test-Übersicht möglichst einfach zu gestalten: Die Tests sind tabellarisch den am weitesten verbreiteten darmassoziierten Krankheitsbildern und Symptomen zugeordnet, die wichtigsten Diagnoseverfahren und Nachweismethoden werden ausführlicher erläutert, und ich gehe ausführlich auf die Unterschiede zwischen Nahrungsmittelallergie, -intoleranz und -sensitivität ein.

Die wichtigsten Tests

Es gibt einige Routineuntersuchungen, die Ihnen Hinweise auf allgemeine, mit dem Darm zusammenhängende Abweichungen geben. Diese Tests sind für jeden sinnvoll, da Sie Ihnen für Ihre Heilung hilfreiche Informationen geben, wie das Beispiel von Lynne zeigt:

Die sechzigjährige Lynne hielt sich – bis auf ihren leicht erhöhten Blutdruck – für völlig gesund. Sie bat ihren Arzt, im Rahmen ihrer jährlichen Vorsorgeuntersuchung einige Routineuntersuchungen vorzunehmen. Obwohl Lynne kaum industriell verarbeitete Nahrungsmittel und Zucker aß, ergaben die Tests einen Mangel an Vitamin D, Omega-3-Fettsäuren und Magnesium sowie erhöhte Nüchternglukose- und Triglycerid-Werte. Zudem war die Schilddrüse aus dem Gleichgewicht geraten. Ausgestattet mit diesem Wissen, verbannte Lynne augenblicklich Brot und andere versteckte Zuckerquellen aus ihrer Ernährung. In der Folge normalisierte sich ihr Blutdruck zusehends. Als Dreingabe nahm sie innerhalb von zwei Wochen fünf Pfund ab.

Damit Sie wissen, um welche Untersuchungen Sie bei Ihrem Arzt bitten sollten, sind die zehn wichtigsten im Folgenden mit ihrer medizinischen Bezeichnung und einer kurzen Erläuterung aufgeführt.

Großes Blutbild

Im Rahmen des großen Blutbildes werden die Merkmale der weißen und roten Blutkörperchen und die Thrombozytenzahl (Anzahl der Blutplättchen) untersucht, um Informationen über das Immunsystem, Mangelerscheinungen wie zum Beispiel Eisenmangel und Hinweise auf bestimmte Erkrankungen zu erhalten.

Bestimmung des Eisen- und Ferritinspiegels

Dieser Test eignet sich am besten, um Eisenmangel zu erkennen. Ein niedriger Ferritingehalt bedeutet, dass der Speichereisenspiegel des Körpers niedrig ist. Das kann an Blutverlust durch die Menstruation liegen, es kann aber auch auf etwas Ernsteres hindeuten wie eine innere Blutung im Darm. Ein niedriger Eisenwert weist unter Umständen auch auf eine auf ungenügende Absorption aufgrund von Magensäuremangel hin. Ein hoher Ferritinspiegel ist ein Zeichen für Entzündungen und tritt häufig bei Autoimmunerkrankungen wie rheumatoider Arthritis und Lupus erythematodes auf und geht oft mit einer Anämie (Blutarmut, verminderter Hämoglobin-Gehalt im Blut) einher, weil chronische Entzündungen die Produktion roter Blutkörperchen hemmen.

Nüchternglukose

Zur Feststellung des Nüchternblutzuckers wird morgens auf nüchternen Magen der Gehalt an Zucker (Glukose) im Blut gemessen. Ein Spiegel von weniger als 100 mg/dl wird als normal betrachtet, ideal ist ein Wert von < 90 mg/dl. Ein Wert zwischen 100 und 125 mg/dl weist auf eine bestehende Insulinresistenz oder Prädiabetes (Diabetesvorstufe) hin. Wenn der Wert bei ≥ 126 mg/dl liegt, sind Sie Diabetiker, doch auch wenn der Gelegenheits-Blutzuckerwert (nicht nüchtern) bei > 140 mg/dl liegt, ist das aussagekräftig. Diabetes kann Gastroparese auslösen – eine Magenlähmung, die dazu führt, dass der Magen sich deutlich langsamer entleert.

Umfassendes metabolisches Panel

1. Im Rahmen der Routineuntersuchungen sollte auch die Untersuchung der Leber sowie der Gallenblase, der Nierenfunktion und der Elektrolyte nicht fehlen. In Bezug auf den Darm richten wir unser Augenmerk insbesondere auf Störungen der Leber- und Gallenblasenfunktion. Eine Entzündung der Leber lässt sich anhand eines Anstiegs der Leberenzyme (Transaminasen – kurz: ALAT und ASAT) feststellen. Die Ursache für einen solchen Anstieg können Fettablagerungen in der Leber (»Fettleber«) sein, wenn die Ernährung allzu reich an Zucker – insbesondere Fruktose-Glukose-Sirup – und raffinierten Kohlenhydraten ist.

Amylase- und Lipase-Bestimmung

Die Bestimmung der Verdauungsenzyme Amylase und Lipase im Blut ist ein nützliches Screening-Werkzeug, um Entzündungen der Bauchspeicheldrüse (die endokrine Drüse, in der Lipase, das Enzym zur Fettverdauung sowie das blutzuckerregulierende Hormon Insulin gebildet werden) zu diagnostizieren. Ein erhöhter Amylase- oder Lipasewert bedeutet, dass die Bauchspeicheldrüse aus irgendeinem Grund beschädigt ist. Allerdings lässt sich anhand dieser Marker nichts über die Funktion der Bauchspeicheldrüse aussagen.

Bestimmung des Insulinspiegels

Insulin ist ein Peptidhormon, das in den Beta-Zellen der Bauchspeicheldrüse produziert wird und uns hilft, Zucker (Glukose) als Energiequelle zu erschließen. Wenn Sie eine Mahlzeit zu sich nehmen, die Zucker oder Kohlenhydrate enthält, regt die darin enthaltene Glukose die Ausschüttung von Insulin an. Verzehren Sie jedoch zu viel Zucker oder Stärke, werden extreme Mengen Insulin ausgeschieden, was langfristig zu einer Insulinresistenz und der Ablagerung von Fett rund um Ihren Bauch führt.

Schilddrüsenfunktionstest

Unter den verschiedenen Verfahren zum Test der Schilddrüsenfunktion ist das häufigste die Bestimmung des Thyreoidea-stimulierenden-Hormons (TSH).[52] Zu den Symptomen einer Schilddrüsenunterfunktion gehören Haarausfall, brüchige Fingernägel, Verstopfung, körperliche und geistige Erschöpfung und trockene Haut. Allerdings liegt der TSH-Wert zahlreicher Menschen mit einer leichten Schilddrüsenunterfunktion im Normbereich, während gleichzeitig ein Mangel an Schilddrüsenhormonen vorliegt. Zu den Hormonen, die in der Schilddrüse produziert werden, gehören T4 und T3. Beide existieren sowohl gebunden an Bluteiweiße (wie *Albumin* und *Thyreoglobulin*), die sie durch den Blutkreislauf transportieren, als auch ungebunden. Während T4 sich mit einem Sparkonto vergleichen lässt, entspricht T3 der gültigen Währung, die ihren Einfluss auf den Körper geltend macht. Um T3 herzustellen, muss T4 mithilfe des Enzyms 5'Deiodinase, das wiederum auf das Spurenmineral Selen als Cofaktor angewiesen ist, in T3 umgewandelt werden. Wenn Sie zu wenig Selen mit der Nahrung aufnehmen, können Sie trotz eines normalen TSH-Werts Symptome einer Schilddrüsenunterfunktion haben, weil die Umwandlung von T4 zu T3 beeinträchtigt ist.

Bestimmung der Schilddrüsenantikörper

Weil die Produktion von Schilddrüsenantikörpern eng mit durch die Nahrung zugeführtem Soja und Gluten zusammenhängt, sind Tests zur Bestimmung dieser Antikörper ein wichtiges Screening-Werkzeug, wenn es darum geht, die Ernährungsgewohnheiten in einer gesundheitsförderlichen Richtung zu verändern.

Bestimmung des Vitamin-D-Spiegels

Vitamin D ist eigentlich gar kein Vitamin, sondern die Vorstufe eines Hormons. Es ist von elementarer Bedeutung bei der Regulation einer Immunantwort und zudem für die Kalziumaufnahme im Darm und den Weitertransport dieses Minerals zu den Knochen zuständig. Die aktive Form, das Vitamin-D-1,25-OH, wird von den Nieren aus Vitamin-D-25-OH gebildet; es ist äußerst kurzlebig, und weil es sich aus diesem Grund wenig zur Bestimmung des Vitamin-D-Spiegels eignet, sollten Sie den Vitamin-D-25-OH-Gehalt in Ihrem Blut untersuchen lassen. Wir nehmen Vitamin D über unsere Nahrung auf, und unser Körper kann es bei ausreichender Sonneneinstrahlung selbst bilden. Ein normaler Vitamin-D-25-OH-Spiegel liegt bei >30mg/ml. Menschen, die an einer Autoimmunerkrankung leiden, sollten einen Wert zwischen 55 und 70 mg/ml anstreben. Das gilt auch für Patienten mit entzündlichen Darmerkrankungen wie Morbus Crohn oder Colitis ulcerosa. Lassen Sie zur Unterstützung der

Immunantwort immer drei Monate nach Beginn der Supplementen-Einnahme Ihren Spiegel kontrollieren.

Mineralstoffbestimmung

Zu den Mineralstoffen und Spurenelementen gehören zum Beispiel Zink, Selen und Magnesium. Wie es um Ihre Reserven an diesen Vitalstoffen steht, lässt sich am besten mithilfe einer Überprüfung des Gehalts an roten Blutkörperchen feststellen. Erweist sich dieser als zu niedrig, gilt es zunächst, vermehrt natürliche Quellen dieser Mineralien über die Nahrung zuzuführen. Die Einnahme von Nahrungsergänzungsmitteln ist nur bei ausgesprochen niedrigem Spiegel oder deutlichen Anzeichen von Mineralienmangel zu empfehlen.

Die richtige Untersuchung für Ihre Beschwerden

Haben wir erst einmal erkannt, in welchem Bereich ein Ungleichgewicht herrscht, wissen wir, was wir zu tun haben: Wir müssen dem Körper gezielt die Nährstoffe zuführen, die ihm fehlen und die richtigen Rahmenbedingungen für unser körperliches, geistiges und spirituelles Wohlbefinden schaffen. Auf diese Weise können wir vollkommen gesund werden.

Die folgende Tabelle bietet Ihnen eine Orientierungshilfe, um über die üblichen Routineuntersuchungen hinaus die für Ihre Erkrankungen und Symptome richtigen zusätzlichen Untersuchungen zu finden.

Orientierungshilfe für Untersuchungen

Asthma, Allergien, Ekzeme, Nesselsucht	
In Betracht kommende Tests:	diagnostische Abklärung von Zöliakie umfassende Stuhlanalyse Test auf verzögerte Nahrungsmittelunverträglichkeit (IgG4-Test) Bestimmung der Darmpermeabilität Atemtest zur Feststellung einer bakteriellen Fehlbesiedelung des Dünndarms

Autoimmunerkrankungen	
In Betracht kommende Tests:	diagnostische Abklärung von Zöliakie umfassende Stuhlanalyse Test auf verzögerte Nahrungsmittelunverträglichkeit (IgG4-Test) Bestimmung der Darmpermeabilität Analyse der DNA-Methylierung
Blähungen, übermäßige Gasansammlungen	
In Betracht kommende Tests:	umfassende Stuhlanalyse Atemtest zur Feststellung einer bakteriellen Fehlbesiedelung des Dünndarms Atemtest zur Feststellung einer Laktoseintoleranz FODMAP-Intoleranz-Test Test auf verzögerte Nahrungsmittelunverträglichkeit (IgG4-Test) diagnostische Abklärung von Zöliakie
Chronische Diarrhö, weicher Stuhl, postinfektiöser Reizdarm (nach einer Lebensmittelvergiftung)	
In Betracht kommende Tests:	diagnostische Abklärung von Zöliakie umfassende Stuhlanalyse umfassende parasitologische Untersuchung Messung der Fettausscheidung im Stuhl Atemtest zur Feststellung einer Laktoseintoleranz Atemtest zur Feststellung einer Fruktoseintoleranz FODMAP-Intoleranz-Test

Durchlässiger Darm (Leaky-Gut-Syndrom)	
In Betracht kommende Tests:	umfassende Stuhlanalyse Test auf verzögerte Nahrungsmittelunverträglichkeit (IgG4-Test) diagnostische Abklärung von Zöliakie Bestimmung der Darmpermeabilität
Entzündliche Darmerkrankungen	
In Betracht kommende Tests:	diagnostische Abklärung von Zöliakie Koloskopie und/oder Endoskopie umfassende Stuhlanalyse umfassende parasitologische Untersuchung
Erschöpfung	
In Betracht kommende Tests:	diagnostische Abklärung von Zöliakie umfassende Stuhlanalyse Test auf verzögerte Nahrungsmittelunverträglichkeit Bestimmung der Darmpermeabilität Analyse der DNA-Methylierung Cortisol- und DHEA-Bestimmung im Speichel Urintest zum Nachweis organischer Säuren
Erschöpfung	
	diagnostische Abklärung von Zöliakie umfassende Stuhlanalyse Test auf verzögerte Nahrungsmittelunverträglichkeit Bestimmung der Darmpermeabilität Analyse der DNA-Methylierung Cortisol- und DHEA-Bestimmung im Speichel Urintest zum Nachweis organischer Säuren

Fibromyalgie, generalisierte Muskelschmerzen	
In Betracht kommende Tests:	diagnostische Abklärung von Zöliakie umfassende Stuhlanalyse Test auf verzögerte Nahrungsmittel-unverträglichkeit (IgG4-Test) Bestimmung der Darmpermeabilität Analyse der DNA-Methylierung Urintest zum Nachweis organischer Säuren
Migräne	
In Betracht kommende Tests:	umfassende Stuhlanalyse Test auf verzögerte Nahrungsmittel-unverträglichkeit (IgG4-Test) diagnostische Abklärung von Zöliakie Bestimmung der Darmpermeabilität Urintest zum Nachweis organischer Säuren
Nährstoff-/Vitaminmangel	
In Betracht kommende Tests:	Atemtest zur Feststellung einer bakteriellen Fehlbesiedelung des Dünndarms Blutuntersuchungen großes Blutbild plus Bestimmung Vitamin B_{12}, Folsäure, Vitamin B_6, D-25-OH, Eisen, Ferritin, Homocystein und Mikronährstoffe (Zink, Selen, Magnesium) Urintest zum Nachweis organischer Säuren
Pilzbefall	
In Betracht kommende Tests:	umfassende Stuhlanalyse Nachweis von Pilz-DNA im Stuhl mittels PCR (Polymerase Chain Reaction) Urintest zum Nachweis organischer Säuren

Reizdarmsyndrom	
In Betracht kommende Tests:	umfassende Stuhlanalyse Atemtest zur Feststellung einer bakteriellen Fehlbesiedelung des Dünndarms Atemtest zur Feststellung einer Laktoseintoleranz FODMAP-Intoleranz-Test Test auf verzögerte Nahrungsmittelunverträglichkeit (IgG4-Test) diagnostische Abklärung von Zöliakie
Übersäuerter Magen, Säurereflux	
In Betracht kommende Tests:	Endoskopie Helicobacter-pylori-Antigennachweis im Stuhl umfassende Stuhlanalyse
Verstopfung	
In Betracht kommende Tests:	umfassende Stuhlanalyse Bestimmung des Nüchternblutzuckers, um Diabetes auszuschließen Test auf verzögerte Nahrungsmittelunverträglichkeit (IgG4-Test) diagnostische Abklärung von Zöliakie Darmspiegelung Schilddrüsenfunktionstests

Völlegefühl nach dem Essen	
In Betracht kommende Tests:	Nüchternglukose Magenentleerungstest Test auf Magensäuremangel (Betain-HCL-Test) Atemtest zur Feststellung einer bakteriellen Fehlbesiedelung des Dünndarms

Ursachenforschung

Intoleranz, Allergie oder Sensitivität?

Reaktionen auf Lebensmittel lassen sich im Wesentlichen in zwei Kategorien einteilen. Bei der einen handelt es sich um eine sofortige Reaktion, bei der Antikörper vom Typ Immunglobulin E (IgE) aktiv sind, während es sich bei der anderen um die sogenannte verzögerte Nahrungsmittelunverträglichkeit handelt, bei der Antikörper vom Typ Immunglobulin G (IgG) gebildet werden. Nicht jede Reaktion auf Nahrungsmittel wird jedoch vom Immunsystem in Gang gesetzt.

Lebensmittelintoleranzen

Nicht mit einer Allergie zu verwechseln ist die Lebensmittelintoleranz. Eine Intoleranz rührt von einem Mangel an Verdauungsenzymen her, der es erschwert, bestimmte Nährstoffe aufzuspalten. Die Symptome lassen sich wie folgt beschreiben:

- Gasansammlungen
- Blähungen
- Magenverstimmung
- Krämpfe oder Schmerzen im Abdomen
- häufiger weicher Stuhl oder Durchfall.

Lebensmittelallergien

Unter einer Lebensmittelallergie ist eine Typ-1-Überempfindlichkeitsreaktion zu verstehen, die IgE-vermittelt ist. Es wird eine *sofortige* Reaktion ausgelöst, die in Sekunden- oder Minutenschnelle nach dem Kontakt mit der Substanz auftritt – im schlimmsten Fall kommt es zu einem *anaphylaktischen Schock*, der zum Tod führen kann. Zu den Merkmalen einer Lebensmittelallergie gehören folgende Überempfindlichkeitsreaktionen:

- Hautausschlag (Rötung oder Schwellung)
- Nesselsucht
- Jucken auf der Haut oder im Hals
- Kurzatmigkeit oder asthmatischer Anfall.

Es ist nicht leicht, Nahrungsmittelallergien durch Tests eindeutig nachzuweisen. Unser Immunsystem verfügt über verschiedene Schutzmechanismen, ähnlich den Streitkräften einer Nation, die in die Bereiche Land, Luft und See aufgeteilt sind; daher ist es möglich, dass Sie trotz eines negativen Testergebnisses auf ein bestimmtes Lebensmittel über einen anderen Mechanismus dennoch reagieren können.

Ich führe nur einen IgE-Test durch, wenn ich aus dem Patientengespräch weiß, dass bei dem Betreffenden eine Sofortreaktion auf ein bestimmtes Nahrungsmittel vorliegt, um eine Allergie zu bestätigen oder auszuschließen. Die Hauptauslöser von IgE-vermittelten Lebensmittelallergien sind Erdnüsse, Pinienkerne und Meeresfrüchte.

Eosinophile Ösphagitis: eine untypische Form der Nahrungsmittelallergie

Eine untypische Form der Nahrungsmittelallergie, die immer häufiger auftritt, wird ausgelöst von einer Untergruppe der weißen Blutkörperchen, den eosinophilen Granulozyten, die bei einer allergischen Reaktion mobilisiert werden. Die eosinophilen Granulozyten dringen in die Speiseröhre ein und rufen dort Entzündungen hervor, die schließlich zu der sogenannten eosinophilen Ösophagitis führen – auch bekannt unter dem Namen »Asthma der Speiseröhre«. Ein typisches Symptom ist der plötzliche Brustschmerz beim Schlucken der Nahrung. Es fühlt sich an, als bliebe die Nahrung, während sie die Speiseröhre hinunterwandert, einfach stecken. Die Diagnose erfolgt über Endoskopie. Ganzheitlich lässt sich der Erkrankung am besten beikommen, indem man alle Lebensmittel vom Speiseplan streicht, die häufig Unverträglichkeiten auslösen, und darauf achtet, seine Nahrung besonders gründlich zu kauen.

Lebensmittelsensitivität

Schließlich gibt es noch eine weitere Art der Unverträglichkeitsreaktion auf Lebensmittel, die sogenannte Nahrungsmittelsensitivität oder -empfindlichkeit. Diese geht einher mit länger anhaltenden oder mit Verzögerung auftretenden Reaktionen auf Substanzen aus der Nahrung, die von Antikörpern vom Typ IgG ausgelöst werden.[53] Anders als bei Nahrungsmittelallergien, die IgE-vermittelt sind, erfolgt die Reaktion also nicht sofort.

Zu erfahren, dass ein vermeintlich gesundes Lebensmittel, das sie häufig essen, die Wurzel ihrer Probleme sein könnte, ist für viele Patienten zunächst ein Schock. Zu den Symptomen und Merkmalen einer IgG-vermittelten Sensitivität gehören:

- verzögertes Auftreten (bis zu 36 Stunden nach der Exposition)
- Nesselsucht und andere Hautausschläge (etwa Ekzeme)
- Erschöpfung
- das Gefühl geistiger Benebelung
- Asthma
- Reizdarmsyndrom
- Migräne.[54]

Weil alle Reaktionen mit Verspätung auftreten, ist es bei Nahrungsmittelsensitivitäten so schwierig, die problemauslösenden Speisen zu identifizieren.

Wenn ich Patienten auf Lebensmittelreaktionen teste, sind es die Sensitivitäten, mit denen ich mich am meisten auseinandersetze – erstens wegen des zeitlich verzögerten Auftretens, zweitens, weil IgG-Antikörper die verschiedenartigsten Symptome in weit von dem Darm entfernten Körperregionen auslösen können.

Der beste und zuverlässigste Weg herauszufinden, ob bei Ihnen eine Sensitivität, Allergie oder Intoleranz auf Nahrungsmittel vorliegt, ist, genau auf die Symptome zu achten, um dann im Rahmen des Happy-Darm-Programms auf die betreffenden Lebensmittel zu verzichten, während Sie gleichzeitig in Ihrem Ernährungs- und Symptomtagebuch (S. 418) festhalten, wie es Ihnen dabei geht.

Es gibt zwei Testprotokolle, die in medizinischen Laboren zur Abklärung von Reaktionen auf Lebensmittel üblicherweise verwendet werden: den Radio-Allergo-Sorbent-Test (RAST) und den Enzyme Linked Immunosorbent Assay (ELISA). RAST wird zur Identifizierung von unmittelbar auftretenden (IgE-vermittelten) Allergien vom Soforttyp eingesetzt, während ELISA sowohl zur Ermittlung sofortiger wie verzögerter Unverträglichkeitsreaktionen verwendet wird. Keiner der beiden Tests ist perfekt, doch mit ELISA lassen sich bestimmte IgG-Antikörper genauer erkennen.

Generell sollten alle Lebensmittel, die Reaktionen auslösen, vermieden werden, doch je nach Lebensstil und den jeweiligen Gegebenheiten in Ihrem Alltag können Sie zunächst auch nur auf jene Speisen verzichten, auf die Sie am heftigsten reagieren, um sich dann, sobald Sie sich an diese Veränderung gewöhnt haben, den anderen zuzuwenden.

Das Leaky-Gut-Syndrom

Über das Leaky-Gut-Syndrom, auch bekannt unter den Bezeichnungen »Darm-Hyperpermeabilität« oder »Durchlässiger Darm«, sprachen früher nur Alternativmediziner. Neuere Forschungen erklären jedoch den zugrunde liegenden Mechanismus, sodass das Leaky-Gut-Syndrom mittlerweile auch von der Schulmedizin als Tatsache anerkannt wird. Das Leaky-Gut-Syndrom ist eine schlüssige Erklärung für viele darmassoziierte Krankheiten, die wir zu beheben versuchen. Die Symptome eines durchlässigen Darms überschneiden sich mit jenen, die durch Sensitivitätsreaktionen hervorgerufen werden.

Auch für die Diagnose des Leaky-Gut-Syndroms gibt es nicht den perfekten Test. Wie so häufig in der Medizin, basiert die Diagnose auf den Erkenntnissen, die der Arzt aus der gründlichen Untersuchung und der Vorgeschichte des Patienten gewonnen hat. Wenn der Bluttest eine Vielzahl mittelschwerer bis schwerer Reaktionen auf Lebensmittel zeigt, kann davon ausgegangen werden, dass die zugrunde liegende Ursache ein durchlässiger Darm ist. Am verlässlichsten ist jedoch ein Test der Darmdurchlässigkeit.

Sollten Sie tatsächlich am Leaky-Gut-Syndrom leiden, wird das Happy-Darm-Programm dazu beitragen, die Darmschleimhaut zu heilen und ihre Durchlässigkeit wieder zu normalisieren. Ich empfehle Ihnen, darüber hinaus mit einem Arzt zusammenzuarbeiten, der funktionelle Medizin praktiziert, um die Ursache der Darmdurchlässigkeit, wie zum Beispiel unerkannte Nahrungsmittelsensitivitäten, aufzudecken. Mit dem Happy-Darm-Programm lassen sich die meisten dieser Probleme behandeln; möglicherweise benötigen Sie jedoch zusätzlich einen auf Sie zugeschnittenen Therapieansatz, um Ihre individuelle Problematik in den Griff zu bekommen.

Glutensensitivität vs. Zöliakie

Wie bereits erläutert, besteht zwischen Glutenunverträglichkeit und Entzündungen im Darm sowie systemischen Erkrankungen ein besonders starker Zusammenhang. Zöliakie und nichtzöliakäre Glutensensitivität (die möglicherweise Teil eines breiten Spektrums sind) sind geprägt von:

- Säurereflux
- Blähungen
- Schmerzen im Abdomen
- aufgeblähtem Bauch
- Durchfall
- Schwierigkeiten zuzunehmen (in manchen Fällen auch Gewichtsabnahme)
- Verstopfung

Nach den Erfahrungen aus den letzten fünfzehn Jahren kann Zöliakie Auslöser für verschiedene Krankheiten sein, darunter:

- Eisenmangelanämie
- Typ-1-Diabetes
- Migräne
- autoimmune Schilddrüsenentzündung
- Sjögren-Syndrom (eine Autoimmunerkrankung)
- Morbus Bechterew
- rheumatoide Arthritis[55]

Aus diesem Grund wird Zöliakie manchmal die »Krankheit mit den vielen Gesichtern« genannt. Es müssen nicht unbedingt Symptome im Magen-Darm-Bereich vorliegen, wenn jemand an Zöliakie-assoziierten Erkrankungen leidet.

Wenn ein Mensch Zöliakie entwickelt, entzünden sich die Dünndarmzotten – winzige, fingerförmige Ausstülpungen, häufig auch Bürstensaum genannt, weil ihr Aussehen an die Borsten einer Bürste erinnern – und flachen ab. Dadurch verringert sich die nährstoffabsorbierende Oberfläche des Darms, und es kommt zu Vitamin- und Mineralienmangel, was nicht nur auf den Darm, sondern auf den gesamten Körper schwere Auswirkungen hat.

Wie wird Zöliakie diagnostiziert?

Der Zöliakieexperte Dr. Alessio Fasano hat einen neuen Diagnoseansatz für Zöliakie und Glutensensitivität vorgeschlagen, der umfassender als die bisherigen ist.[56] Treffen vier der fünf unten genannten Faktoren zu, so bestätigt dies den Verdacht auf Zöliakie:

1. Symptome einer Zöliakie (Verdauungsprobleme, Allergien, Autoimmunerkrankungen, entzündliche Erkrankungen)
2. erhöhte Antikörper gegen Gluten (Anti-Gliadin-Antikörper, AGA und/oder Anti-Tissue-Transglutaminase(tTG)-Antikörper)
3. positive Dünndarmbiopsie
4. Rückgang der Symptome bei glutenfreier Diät

5. Vorhandensein genetischer Marker für Glutensensitivität (HLA-DQ2 und -DQ8)

Bitte beachten Sie, dass eine Suche nach Zöliakiemarkern unter Umständen negativ ausfällt, wenn bei Ihnen ein IgA-Mangel besteht (das heißt, wenn Ihr Körper zu wenige IgA-Immunglobuline herstellt), obwohl in Wahrheit eine Zöliakie vorliegt. Daher sollte parallel zu diesen Tests stets auch ein IgA-Mangel ausgeschlossen werden. Zöliakie wird folgendermaßen getestet:

1. Der **Tissue-Transglutaminase-IgA-Antikörper-Test** ist ein hochempfindlicher Test für Zöliakie. Er gehört zu den vier Kriterien, die nach der Empfehlung von Dr. Fasano zur Feststellung von Zöliakie geprüft werden müssen. Nach einem negativen Ergebnis kann man die Krankheit zu 98 Prozent ausschließen.
2. Der **Nachweis von deamidierten Gliadinantikörpern (dAGA) der Klassen IgA und IgG** ist ein neueres Nachweisverfahren, das heute überwiegend zur Diagnose von Zöliakie eingesetzt wird, weil es sehr viel genauer als der früher übliche Test auf Anti-Gliadinantikörper (AGA) ist. Wenn der IgA-Spiegel insgesamt niedrig ist (wie bei einem Menschen mit IgA-Mangel), dann kann der dAGA-IgG-Wert dazu beitragen, auch dann eine Zöliakie zu diagnostizieren, wenn der Nachweis anderer Antikörper negativ ausfällt.
3. Der Nachweis von Anti-Gliadinantikörpern (AGA) der Klassen IgA und IgG war früher zur Diagnostizierung von Zöliakie üblich. Allerdings ist er weniger genau als der neuere Test

zum Nachweis von dAGA; er kann auch dann positiv ausfallen, wenn lediglich eine Glutensensitivität vorliegt.

Diagnosekriterien für Glutensensitivität

Beim Zusammentreffen folgender Kriterien spricht man von einer Glutensensitivität:

1. Wenn Sie Gluten zu sich nehmen, kommt es unverzüglich zu Verdauungsproblemen oder anderen körperlichen Symptomen wie Migräne, Kopfschmerzen oder verstopfter Nase.
2. Dieselben Symptome tauchen auch nach einer Phase des Verzichts auf, wenn Sie sich wieder mit Gluten konfrontieren.
3. Die typischen Allergietests wie Blutuntersuchungen auf IgE-Antikörper oder auf eine Weizenallergie sowie Hautpricktests sind negativ.
4. Anti-Gliadinantikörper der IgG-Klasse sind unter Umständen positiv (in etwa 50 Prozent der Fälle).
5. Andere Zöliakienachweise sind negativ.

Meiner Ansicht nach reichen die ersten beiden Kriterien aus, um eine Glutensensitivität zu diagnostizieren. Die anderen Kriterien stützen lediglich die Diagnose und tragen zu einer klaren Abgrenzung von Zöliakie bei.

Laktoseintoleranz vs. Milcheiweißunverträglichkeit

Zahlreiche Menschen mit Reizdarmsyndrom leiden an Laktoseintoleranz. Sobald sie komplett auf Milchprodukte verzichten, geht es ihnen besser, aus dem einfachen Grund, weil sie sich damit nicht mehr der Laktose aussetzen.

Einer Milcheiweißunverträglichkeit liegt eine Immunreaktion auf eines der beiden Milchproteine Casein oder Molke zugrunde. Immunreaktionen können antikörpervermittelt sein (IgG, IgA oder IgE) oder in Form einer zellulären Immunantwort auftreten. Letzteres heißt, dass weiße Blutkörperchen ein entzündungsförderndes Granulat abgeben, das wie eine Handgranate explodiert, sobald es mit Milcheiweiß in Kontakt kommt. Einer dieser beiden Mechanismen oder eine Kombination beider führt zu Milcheiweißunverträglichkeit. Die möglichen Symptome sind die gleichen wie bei jeder anderen Lebensmittelunverträglichkeit.

Der einfachste Weg, eine Laktoseintoleranz festzustellen, besteht darin, auf laktosehaltige Speisen – also auf alle Milchprodukte – zu verzichten und die Verbesserung der abdominalen Symptome (Linderung von Gasansammlungen, Blähungen, aufgeblähter Bauch) sowie der Beschaffenheit des Stuhls (fester, formstabiler und weniger durchfallartig) zu beobachten. Wenn Sie am Reizdarmsyndrom leiden, sollten Sie komplett auf Milchprodukte verzichten. Es muss nicht unbedingt ein Leben lang sein, doch es gibt Menschen, die mit einem dauerhaften

Verzicht die besten Erfolge erzielen – der Darm wird wieder richtig »happy«!

Eine andere Möglichkeit, mit der sich beurteilen lässt, ob Laktose der Auslöser für Ihre Darmprobleme ist, ist die Anwendung eines Atemtests. Der Test ist positiv, wenn der Wasserstoffgehalt in der ausgeatmeten Luft steigt, was auf eine Fermentation der Laktose durch die Darmbakterien hinweist. Durch diesen Test erhöht sich der Blutzucker – wenn bei Ihnen also Diabetes oder eine Insulinresistenz vorliegt, sollte der Test nur unter Aufsicht und Anleitung eines Arztes erfolgen.

Ob Sie an einer Milcheiweißunverträglichkeit leiden, finden Sie ebenfalls am besten heraus, indem Sie genau beobachten, welche Symptome während des Verzehrs von Milchprodukten auftreten. Anschließend verzichten Sie im Rahmen des Happy-Darm-Programms auf Milchprodukte und halten in Ihrem Ernährungs- und Symptomtagebuch fest, wie es Ihnen dabei geht. Achten Sie bei der Wiedereinführung von Milchprodukten sorgsam auf alle Symptome, die nach dem Verzehr von milchhaltigen Produkten auftreten, ganz egal, wie unbedeutend sie Ihnen erscheinen.

Bei Tests auf Milcheiweißunverträglichkeit, bei der das Immunsystem beteiligt ist, wird nach Antikörpern gesucht. Durch einen Bluttest kann der Gehalt an IgG-, IgE- oder IgA-Antikörpern gegen die Milchproteine Casein oder Molkeneiweiß nachgewiesen werden.

FODMAP-Intoleranzen

FODMAP ist die Abkürzung für »fermentable oligo-, di- and monosaccharides and polyols« (zu Deutsch: »fermentierbare Oligo-, Di- und Monosaccharide sowie Polyole«). Was diese Gruppe von Kohlenhydraten und Zuckeralkoholen in der Nahrung so problematisch macht, ist, dass sie Wasser anziehen, schwer verdaulich sind und schlecht absorbiert werden – es sei denn, sie werden von Enzymen gespalten – und schnell von den Darmbakterien fermentiert. Diese Vergärung führt zu Wasser- und Gasansammlungen im Darm.

FODMAP-reiche Nahrungsmittel enthalten Laktose, Fruktose, Fruktane, Galactane und Zuckeralkohole (Polyole).

Die Symptome einer FODMAP-Intoleranz gleichen denen des Reizdarmsyndroms sowie anderer Magen-Darm-Erkrankungen. Unter anderem zählen dazu:

- Schmerzen oder Krämpfe im Abdomen
- Gasbildung
- vermehrtes Aufstoßen
- Blähungen
- ein aufgetriebener Bauch
- Verstopfung und/oder Durchfall.

Wie klinische und wissenschaftliche Studien gezeigt haben, vermag eine FODMAP-arme Diät die Bauchschmerzen von Patienten zu lindern, die am Reizdarmsyndrom oder an entzündlichen

Darmerkrankungen mit leichtem Entzündungsgrad leiden. Auch Zöliakiepatienten, die nicht auf eine glutenfreie Ernährung ansprechen, profitieren von einer FODMAP-armen-Diät.

In der Happy-Darm-Diät kommen potenziell FODMAP-Intoleranzen auslösende Nahrungsmittel in sehr begrenztem Umfang vor. Wenn Sie sich der FODMAP-Bestandteile bewusst sind, erzielen Sie schon durch eine geringfüge Anpassung eine Verbesserung Ihrer Darmsymptomatik.

Zu den problematischen FODMAP-Inhaltsstoffen im Detail:

Laktose ist nicht nur in Kuhmilch, sondern auch in Schafs- und Ziegenmilch enthalten. Normalerweise kommt es innerhalb von 30 bis 120 Minuten nach dem Verzehr von Milchprodukten zu den Reaktionen. Ausführliche Erläuterungen zur Laktoseintoleranz finden Sie auf Seite 226.

Fruktose gehört zu den Kohlenhydraten und ist Bestandteil von Früchten, Honig, Ahornsirup, Agavensirup und von Fruktose-Glukose-Sirup. Zu den Nahrungsmitteln, die besonders fruktosereich sind und daher mit größerer Wahrscheinlichkeit Symptome auslösen, gehören Birnen, Mangos und rote Äpfel.

Fruktane sind kurzkettige Kohlenhydrate, die unter anderem Fruktosemoleküle enthalten. Die Bezeichnung Fruktane wird mitunter synonym zu Fructooligosaccharide (FOS) verwendet. FOS sind ein häufig vorkommendes Präbiotikum, gute Lieferanten sind: Artischocken, Lauch, Knoblauch, Zwiebeln und Yambohnen.

Die meisten Fruktane werden in Form von Weizen konsumiert. Da uns das Enzym zur Spaltung von Fruktanen fehlt, führt übermäßiger Verzehr zu Blähungen, vermehrter Gasbildung und Schmerzen. Wenn Sie es mit der Supplementierung von Präbiotika (wie zum Beispiel FOS-Pulver) übertreiben, kann es im Übrigen zu denselben Symptomen kommen.

Galactane sind wasserlösliche Polysaccharide (Mehrfachzucker). Auch das Enzym für die Spaltung von Galactanen fehlt uns. Den höchsten Galactangehalt haben Bohnen und Linsen.

Zuckeralkohole (Polyole) sind in einigen Obst- und Gemüsesorten enthalten, doch noch häufiger findet man sie als zugesetzte Süßungsmittel in zuckerfreien Kaugummis, Minzbonbons, Hustentropfen und anderen Medikamenten. Schränken Sie den Verzehr folgender Zuckeralkohole ein: Sorbit, Mannit, Maltit, Erythrit und Xylit. Erythrit verursacht die wenigsten Darmleiden. Xylit wird nicht nur als Zuckeraustauschstoff eingesetzt, sondern findet sich aufgrund seiner kariesreduzierenden Eigenschaften auch in Zahncremes.

Viele Menschen leiden, ohne es zu wissen, an einer Unverträglichkeit von Zuckeralkoholen und stellen daher keine Verbindung zu Ihren Beschwerden her, wenn sie beispielsweise Kaugummi kauen. Die Symptome können sehr subtil sein. Sie müssen daher ganz genau auf die Signale Ihres Körpers achten, um sie überhaupt zu bemerken.

Wenn FODMAP-haltige Speisen für Ihren Organismus ein Problem sind, wird ein Verzicht auf diese Nahrungsmittel alle Symptome wie Blähungen, Unwohlsein, vermehrte Gasbildung, Bauchschmerzen und Durchfall lindern. Der Grund: Sie führen den Bakterien in Ihrem Darm mit der Nahrung deutlich weniger kurzkettige Kohlenhydrate zu, die diese dann fermentieren könnten.

Wenn die Symptome so hartnäckig sind, dass eine Veränderung der Essgewohnheiten keine unmittelbare Verbesserung bringt, kann ein diagnostischer Atemtest dazu beitragen, die Ursache Ihrer Probleme zu ermitteln.

Wenn schädliche Mikroorganismen das Ruder übernehmen

Wenn in der Darmflora langsam, aber sicher die schädlichen Bakterien, Hefepilze oder Bakterien die Oberhand über die guten Bakterien gewinnen, drohen Dysbakterie beziehungsweise bakterielle Fehlbesiedelung des Dünndarms oder eine übermäßige Verbreitung von Hefepilzen. Das Ungleichgewicht kann verheerende Schäden in Ihrem Verdauungstrakt anrichten.

Dysbiose

Zu den häufigsten Erkrankungen des Verdauungstrakts gehört die Dysbiose. Wenn Sie an Dysbiose leiden, haben Räuber und Plünderer in Ihrem Darm das Ruder übernommen. Unter Symbiose versteht man das harmonische Zusammenleben verschiedener Wesen – Dysbiose ist das glatte Gegenteil, sozusagen das disharmonische Zusammenleben verschiedener Wesen. Liegt eine Dysbiose vor, so ist das fein austarierte Ökosystem im Darm aus dem Gleichgewicht geraten und befindet sich auch nicht mehr im Einklang mit dem übrigen Körper.

Wenn wir von Dysbiose sprechen, ist im Allgemeinen der Dünndarm gemeint; aber auch andere Schleimhäute, Atemwege, Nebenhöhlen, Nase, Lunge, die Ohren, Finger- oder Zehennägel, Haut oder Scheide können von einer Dysbiose betroffen sein. Im Vergleich zu einer Lebensmittelvergiftung oder Reisedurchfall, verläuft die Art von Dysbiose, um die es hier geht, wesentlich subtiler. Sie entwickelt sich über einen längeren Zeitraum und kann bereits monate- oder jahrelang bestehen und verheerende Schäden im Körper anrichten, ohne dass Sie sich dessen bewusst sind. Wenn Sie beispielsweise als Frau häufig an vaginalen Pilzinfektionen leiden, können Sie sicher sein, dass Ihre Darmflora übermäßig von Hefepilzen besiedelt ist.

Dysbiose steht auch für eine dysfunktionelle Beziehung zwischen einem Wirt – also Ihrem Darm und Ihrem Körper generell – und einer Mikrobe. Bei Patienten mit Autoimmun- oder Entzündungserkrankungen können fehlgeleitete Immunreaktionen auf eine gutartige Mikrobe vorliegen. Diese Mikroben leben meist innerhalb ihrer eigenen, symbiotischen und schützenden Kolonien innerhalb von Biofilmen. Ein Biofilm ist eine Schleimschicht, die die Mikroben umgibt, sie vor den körperlichen Abwehrmechanismen schützt und mit deren Hilfe Nährstoffe abfangen und weitergeben. Biofilme können vor allem bei chronischen Erkrankungen zu einem Problem werden, weil das Immunsystem sie nicht zu durchdringen vermag. Meist werden spezielle Kräuter oder andere probiotische Bakterien benötigt, um den Biofilm-Schutzschild zu überwinden.

Meist ist die Einnahme von Antibiotika und die daraus resultierende Störung im Gleichgewicht der Darmflora die Ursache für die Entstehung einer Dysbiose. Weitere häufige Ursachen sind:

- **chronische Magenverstimmung oder Säurereflux**: Das ist vor allem oft der Fall, wenn dagegen PPI oder andere Medikament zur Säurereduktion eingenommen werden).

- **chronische Verstopfung oder Darmträgheit:** Durch die verlangsamte Passage und die längere Verweildauer des Stuhls im Darm kann die Darmflora aus dem Gleichgewicht geraten.
- **Stress**: Dauerhafte Stressbelastung führt dazu, dass weniger nützliche Laktobazillen und Bifidobakterien den Darm besiedeln, und reduziert die Ausschüttung schützender IgA-Antikörper.

Häufige Dysbiose-Symptome

Die Symptome einer Dysbiose sind unspezifisch und treten bei einer ganzen Reihe von anderen Erkrankungen ebenfalls auf. Bei folgenden Symptomen leiden Sie möglicherweise an einer Dysbiose:

- Durchfall
- Verstopfung
- vermehrte Gasbildung
- Blähungen
- Magenverstimmung
- übermäßiges Völlegefühl nach den Mahlzeiten

Extraintestinale, also außerhalb des Darms auftretende Symptome können sein:

- Hautausschläge
- Nesselsucht
- Ekzeme
- Asthma
- Nervenschmerzen oder Taubheitsgefühl in Händen oder Füßen
- Gelenkschwellungen wie entzündliche Arthritis.

Um eine Dysbiose festzustellen, ist eine Analyse des Verdauungssystems erforderlich. Dies kann direkt über eine Stuhlprobe oder indirekt über die Analyse von Stoffwechselprodukten aus dem Urin erfolgen. Beide Untersuchungsformen haben ihre Stärken und Schwächen.

Stuhlproben sind ein wesentlicher und obligatorischer Bestandteil einer Darmanalyse. Das einfachste Untersuchungsverfahren für Stuhlproben ist wohl die **Mikroskopie:** Dabei wird eine repräsentative Stuhlprobe unter einem Mikroskop auf Parasiten oder Würmer untersucht. Es gibt jedoch eine große Bandbreite von weiteren Untersuchungsschwerpunkten und -methoden, die ich im Folgenden vorstellen möchte:

Durch den **Nachweis unverdauter Nahrungspartikel** lässt sich ein Mangel an Verdauungsenzymen feststellen. Sind Fleisch-, Gemüse- oder Obstfasern im Stuhl vorhanden, weist das auf einen solchen Mangel hin.

Am Gehalt der fäkalen Fette (Triglycerid und Cholesterin) kann man im Rahmen einer **Untersuchung der Fettausscheidung** erkennen, wie gut Fette absorbiert werden. Ist die Fettausscheidung erhöht, liegt möglicherweise aufgrund einer Malabsorption ein Mangel an fettlöslichen Vitaminen vor. Ist speziell der Gehalt an Triglyceriden erhöht, leiden Sie möglicherweise an einer Pankreasinsuffizienz oder Magensäuremangel oder produzieren zu wenig Gallenflüssigkeit. Bei einem erhöhten Cholesterinwert leiden Sie unter Umständen an einer Malabsorption oder Dünndarmfehlbesiedelung.

Die **Ermittlung der Verdauungsmarker** im Stuhl – also Fettausscheidungen, Triglyceride, Cholesterin, Fleisch- und

Pflanzenfasern – gibt indirekte Hinweise auf die Verdauungsfunktion.

Die **metabolische Analyse** nimmt verschiedene Indikatoren für einen gesunden Bakterienstoffwechsel im Darm in den Blick, darunter kurzkettige Fettsäuren, Buttersäure und Beta-Glucuronidase.

Kurzkettige Fettsäuren sind ein indirekter Indikator für die ausreichende Zufuhr von Ballaststoffen und präbiotischen Lebensmitteln, die der Darmflora als Nahrung dienen. Kurzkettige Fettsäuren sind essentiell für die Gesundheit des Dickdarms.

Buttersäure ist ein Marker für die Energieversorgung der Zellen der Dickdarmschleimhaut, der Kolonozyten. Kolonozyten decken ihren Energiebedarf normalerweise mit Buttersäure, daher trägt eine adäquate Menge an dieser Säure zur Gesunderhaltung des Dickdarms bei.

Beta-Glucuronidase ist ein Enzym, das von anaeroben Bakterien (also solchen, die ohne Sauerstoff leben) im Darm gebildet wird. Es verändert die Gallensäure und trägt dazu bei, dass sie anschließend wieder in den Körper reabsorbiert wird. Im Rahmen ihrer Entgiftungsaufgaben verbindet nun die Leber ein Toxin, Steroidhormon oder Karzinogen mit Glucuronsäure und gibt diesen Komplex dann mit der Galle an den Darm ab, von wo er weitertransportiert und ausgeschieden werden soll. Dort warten bereits diese abtrünnigen Bakterien mit ihren Beta-Glucuronidase-Enzymen und spalten den Komplex wieder auf. Die Toxine und Hormone werden reaktiviert und erneut vom Körper reabsorbiert, wo sie weiterhin Schäden anrichten oder die Hormonproduktion durcheinanderbringen.

Die **Bestimmung von Entzündungsmarkern** im Stuhl trägt zur Diagnose unterschiedlicher Darmerkrankungen bei. Wichtige Entzündungsmarker sind eosinophile kationische Proteine (ECP), Calprotectin und Lactoferrin.

ECP ist eines von mehreren wichtigen entzündungsauslösenden Proteinen, die von einer bestimmten Art von weißen Blutkörperchen, den eosinophilen Granulozyten, ausgeschieden werden. Bereits ein niedriger Gehalt an diesem Protein im Stuhl ist ein Marker für Entzündungen. Folgende Krankheiten werden mit einem hohen fäkalen Wert an ECP in Verbindung gebracht:

- entzündliche Darmerkrankungen
- Parasitenbefall des Darms (zum Beispiel Helmithiasis)
- Chronische Diarrhö
- Lebensmittelallergien oder -unverträglichkeiten
- Zöliakie
- allergische Kolitis
- Säurereflux.

Calprotectin ist ein Protein, das hauptsächlich von einer anderen Unterart der weißen Blutkörperchen, den neutrophilen Granulozyten, als Reaktion auf Beschädigungen der Schleimhaut gebildet und abgegeben wird. Es ist in der Lage, Bakterien und Viren abzutöten. Aufgrund seiner extremen Stabilität kann dieses Protein weder durch Medikamente noch durch Nahrungsergänzungsmittel oder Enzyme verändert werden. Es lässt sich im Stuhl länger als sieben Tage nach Ausbruch einer entzündlichen Erkrankung feststellen und dient auch der Prognose von Rückfällen entzündlicher Darmerkrankungen. Das Reizdarmsyndrom steht, im Gegensatz zu entzündlichen Darmerkrankungen, nicht im Zusammenhang mit einem erhöhten Calprotectin-Wert.

Ein weiterer Marker für Entzündungen im Darm ist Lactoferrin, das ebenfalls von den neutrophilen Granulozyten abgegeben wird. Ebenso wie Calprotectin hat es antimikrobielle Eigenschaften. Allerdings lassen sich niedriggradige Entzündungen anhand von Lactoferrin weniger gut nachweisen als durch die Bestimmung von ECP oder Calprotectin.

Für eine **Stuhlkultur zum Nachweis von Bakterien und Pilzen** werden meist drei separate Stuhlproben eingesetzt, weil nicht an jeder Stelle des Darms dieselben Mikroorganismen gehäuft vorkommen. Aus diesen Proben werden mithilfe einer Zellkulturplatte Bakterien und Pilze gezüchtet. Der Nachteil dieses Tests liegt darin, dass es nicht ganz leicht ist, jeden Organismus, der sich im Magen-Darm-Trakt befindet, zu züchten. Gelingt es jedoch, einen Organismus zu kultivieren, so ist dieser damit im Darm nachgewiesen und kann auf seine Empfänglichkeit für Antimikrobiotika getestet werden – das wiederum ist ein absoluter Vorteil dieser Testmethode. Nützlich ist zudem, dass sich auf diesem Weg sowohl Bakterien als auch Pilze und andere Krankheitserreger nachweisen lassen. Bei der **Analyse von Bakterien-DNA im Stuhl mittels PCR (Polymerase Chain Reaction)** handelt es sich um eine kontrovers diskutierte Methode, mit der selbst geringste Mengen DNA von Bakterien, Pilzen und Parasiten im Stuhl nachgewiesen werden. Auch Organismen, die sich schlecht kultivieren lassen, wie zum Beispiel anaerobe Bakterien, lassen sich damit aufspüren. Ein Nachteil ist jedoch, dass unklar ist, ob die vorgefundenen DNA-Fragmente tatsächlich auf die aktive Präsenz des entsprechenden Organismus im Darm hinweist.

Der **Nachweis von Parasiten-Antigenen** im Stuhl erfolgt meist mithilfe des enzymgekoppelten Immunadsorptionstests ELISA (Enzyme Linked Immunosorbent Assay), mit dem sich Proteinmoleküle bestimmter Parasiten wie *Giardia intestinalis*, *Cryptosporidium* und *Entamoeba histolytica* erkennen lassen.

Ebenfalls mithilfe von ELISA wird der **Toxin-A/B-Test für Clostridium difficile (C. difficile)** durchgeführt. Dieses Bakterium verursacht schwere Durchfälle und Darmentzündungen, mögliche Folgen sind eine akute Erweiterung des Dickdarms oder Darmverschluss. Die Durchfälle und Entzündungen werden nicht durch das Bakterium selbst, sondern durch die Giftstoffe, die es ausscheidet, ausgelöst. Die schädlichsten Stämme des *C. difficile* produzieren die Toxine A und B. Diese Toxine lassen sich im Stuhl nachweisen.

Ein weiteres Untersuchungsverfahren ist der ***Urintest zum Nachweis organischer Säuren***. Organische Säuren sind schwache, saure Verbindungen und entweder Zwischenprodukte unserer eigenen Stoffwechselprozesse oder der unserer Darmbewohner. Bei Menschen mit chronischen Leiden, darunter auch neurologische und mentale Krankheiten, lässt sich im Urin häufig ein erhöhter Wert von einigen bestimmten organischen Säuren feststellen. Das liegt an einer übermäßigen Besiedelung des Darms durch schädliche Mikroorganismen, die zu den verschiedensten Symptomen führt – die Bandbreite reicht von Erschöpfung über Gemütskrankheiten und Bewegungsstörungen bis zu Hyperaktivität und immunologischer Dysfunktion.

Dünndarmfehlbesiedelung

Eine Dünndarmfehlbesiedelung ist eine Form der Dysbiose. Festgestellt wird sie anhand eines H2-Atemtests. Schätzungen zufolge liegt bei etwa 50 bis 75 Prozent aller Patienten mit Reizdarmsyndrom eine Dünndarmfehlbesiedelung vor. Das ist der Grund dafür, warum bei der Diagnose Reizdarmsyndrom so viele von einer Therapie zur Linderung dieser Dünndarmfehlbesiedelung profitieren.[57] Anders als im Dickdarm, der mit einer sehr großen Zahl von Mikroorganismen besiedelt ist, mit denen er zusammenarbeitet, sind im Dünndarm häufig weniger als 10^4 Organismen pro Milliliter Darminhalt vorhanden.[58] Eine Dünndarmfehlbesiedelung wird durch eine übermäßige Vermehrung von Bakterien ausgelöst, die normalerweise nicht Bestandteil seines ausgewogenen Ökosystems sind. Jedoch kann auch eine Überpräsenz von unter anderen Umständen nützlichen Bakterien der Auslöser sein: Ihre Ausbreitung führt zu einer erhöhten Fermentation von Zucker aus den mit der Nahrung verzehrten Kohlenhydraten.[59]

Die Symptome einer Dünndarmfehlbesiedelung überschneiden sich mit denen vieler anderer Krankheiten. Das deutlichste Merkmal ist die Unverträglichkeit einfacher Kohlenhydrate aus Stärke, Süßigkeiten, Zucker, Ballaststoffen oder Nahrungsergänzungsmitteln mit Probiotika sowie die Ausbildung unangenehmer Symptome in diesem Zusammenhang. Zum Beispiel bläht sich der Bauch innerhalb von 15 Minuten nach einer Mahlzeit auf und bleibt bis zu drei Stunden lang gebläht.

Mögliche Symptome sind:

- Blähungen
- Übelkeit
- Erbrechen
- Diarrhö, darunter auch Steatorrhö (Fettstuhl), oder fettiger, loser Stuhl aufgrund einer Malabsorption von Fett
- Erschöpfung
- Zeichen von Mangelernährung und Malabsorption, darunter Gewichtsverlust und Vitamin- oder Mineralienmangel
- Gewichtszunahme aufgrund von Wassereinlagerungen und Entzündungen.[60]

Falls bei Ihnen irgendwelche dieser Symptome auftreten oder Sie vor Kurzem einen Protonenpumpenhemmer (zum Beispiel Omeprazol, Esomeprazol oder Pantoprazol) beziehungsweise einen H2-Blocker (wie Cimetidin oder Ranitidin) eingenommen haben oder aktuell einnehmen, sollten Sie sich auf Dünndarmfehlbesiedelung testen lassen.

Das Symptom der Mangelernährung ist die Folge einer bakteriellen Überwucherung des Darms: Die Bakterien verbrauchen die Nährstoffe, noch bevor der Körper sie absorbieren kann. Zudem verursachen diese Mikroben Entzündungen im Dünndarm, die wiederum ebenfalls die Nährstoffaufnahme behindern. Durch die mangelnde Versorgung mit Nährstoffen fühlen Sie sich möglicherweise schwach und erschöpft.

Wie Sie sehen werden, gibt es gewisse Überschneidungen zwischen den Symptomen einer Dünndarmfehlbesiedelung und denen einer Hefepilzüberwucherung. Der Selbsttest für Hefepilzüberwucherung (Seite 244) hilft Ihnen festzustellen, ob die Symptome mit höherer Wahrscheinlichkeit im Zusammenhang mit Hefepilzen stehen.

Es gibt keinen perfekten Test zur Diagnose einer Dünndarmfehlbesiedelung, daher leiten meine Kollegen die Behandlung häufig aufgrund von Symptomen und nicht von objektiven Daten ein. Die zur Verfügung stehenden Tests sollten eingesetzt werden, wenn die Symptome eher vage sind, der Patient nicht auf konventionelle Behandlungsmethoden reagiert oder wenn die Symptome den von anderen Ursachen wie etwa der Hefepilzüberwucherung ausgelösten gleichen.

Der »Goldstandard« bei der Diagnostizierung bakterieller Überwucherung des Dünndarms ist die **Aspirationsbiopsie**, bei der einige Gewebezellen aus dem Leerdarm oder dem Mittelteil des Dünndarms entnommen werden.

Der beste nichtinvasive Test ist der **Wasserstoff- oder Methan-Atemtest**. Er basiert darauf, dass neben der bakteriellen Zersetzung im Darm keine weiteren Quellen für die Produktion von Wasserstoff oder Methan vorliegen. Nach zwölfstündigem nächtlichem Fasten wird zunächst eine Ausgangs-Atemprobe genommen, dann wird in bestimmten zeitlichen Abständen nach dem Verzehr eines zuckerhaltigen Getränks erneut getestet.

Xylose-Atemtest: Ähnlich läuft der Xylose-Atemtest ab, wobei das Getränk in diesem Fall 25 Gramm der Zuckerart Xylose enthält. Die Wahrscheinlichkeit, mit dieser Methode eine vorliegende Dünndarmfehlbesiedelung nachzuweisen, liegt bei 90 Prozent, während andere Tests nur auf 60 Prozent kommen.[61]

Candidiasis

Hefepilzüberwucherung und Candidiasis (übermäßiger Befall des Darms durch schädliche *Candida*-Hefepilze) sind Formen einer Dysbiose, die durch einen starken Hefepilzbefall gekennzeichnet ist. Der beste Schutz ist ein normaler pH-Wert der Magensäure, doch säurehemmende Medikamente oder Infektionen können diesen erhöhen und so zu Hefepilzüberwucherungen führen. Ist es erst einmal so weit gekommen, richten die Pilze und die von ihnen ausgeschiedenen Toxine im ganzen Körper verheerende Schäden an, die eine Reihe von scheinbar unzusammenhängenden Symptomen und Erkrankungen nach sich ziehen.

Wenn wir über Hefepilzüberwucherung sprechen, müssen wir zwischen dieser Ausprägung und der weit verbreiteten Candidiasis oder Hefepilzinfektion bei Menschen mit geschwächtem Immunsystem unterscheiden. Bei Menschen mit intaktem Immunsystem lässt sie sich am häufigsten in Form eines ökologischen Ungleichgewichts im Magen-Darm-Trakt (bei Frauen auch in der Vagina) beobachten. In diesen Fällen verhält sich *Candida* wie ein feindlicher Eindringling, der die anderen nützlichen, symbiotischen Bakterien vernichtet. Schuld ist hier vor allem eine Ernährung, die reich an Zucker und einfachen Kohlenhydraten ist.

Bei Hefepilzüberwucherung kommt es häufig zu folgenden Symptomen:

- Erschöpfung
- Gedächtnisschwäche, benebeltes Gefühl
- Schlafstörungen oder übermäßiges Schlafbedürfnis
- Ängstlichkeit
- Stimmungsschwankungen
- Muskel- und Gelenkschmerzen
- Alkoholintoleranz
- Juckreiz oder Ausschläge
- Blähungen
- übermäßig aufgetriebener Bauch, insbesondere nach Mahlzeiten (fast wie bei einer Schwangerschaft)
- Heißhungerattacken auf Zucker und stärkehaltige Lebensmittel
- Bauchschmerzen
- rektaler Juckreiz.

Candidiasis-Diagnose

Die Diagnose einer Hefepilzüberwucherung oder Candidiasis wird häufig von der Symptomatik und der medizinischen Beurteilung hergeleitet. Mit dem Selbsttest auf Seite 246 können Sie herausfinden, ob bei Ihnen eine Überwucherung vorliegen könnte. Es gibt darüber hinaus einige objektive Testmethoden, die zwar nicht perfekt sind, jedoch bei der Diagnosestellung helfen können, wenn die Symptome besonders vage sind und es mehrere mögliche Ursachen gibt:

Erregernachweis mittels Mikroskopie oder Pilzkultur: Spezielle Labore können den Stuhl auf eventuell vorhandene Hefepilze untersuchen.

Bestimmung über das Blutserum: Ebenso wie bei Lebensmittelunverträglichkeiten können Sie sich auf IgG-, IgM- und IgA-Antikörper gegen Candida testen lassen. Dabei wird auch der *Candida*-Immun-Komplex (CIK) – darunter versteht man einen Komplex aus *Candida*-Antigenen und -Antikörpern – bestimmt.

Nachweis von Candida-DNA im Blut mittels PCR (Polymerase Chain Reaction): Mit diesem hochempfindlichen Test lassen sich bis zu fünf verschiedene *Candida*-Arten im Blutkreislauf nachweisen. Hauptsächlich wird er dazu verwendet, Candidiasis zu testen, doch er zeigt sich ebenfalls vielversprechend bei der Bestimmung von indolenteren Pilzüberwucherungen im Darm bei Patienten mit Hefepilz-Dysbiose.

Nachweis von Candida-DNA im Stuhl mittels PCR: Bei diesem Verfahren werden Mikroorganismen aus einer Stuhlprobe, darunter auch *Candida* und anaerobe Bakterien, mittels DNA-Amplifikationen (Vermehrung von DNA-Abschnitten) nachgewiesen.

Urintest zum Nachweis organischer Säuren: D-Arabinitol ist ein Stoffwechselprodukt des Einfachzuckers Arabinose, der aus fünf Kohlenstoffatomen besteht. Dieser kann im Urin nachgewiesen werden. Bestimmte *Candida*-Arten produzieren Arabinitol. Wenn es in großen Mengen im Urin enthalten ist, lässt das mit ziemlicher Sicherheit auf Hefepilzüberwucherung im Magen-Darm-Trakt schließen.

Mit dem folgenden Test können Sie feststellen, ob Sie an einer Hefepilzüberwucherung leiden.

Selbsttest auf Hefepilzüberwucherung

Frage	Ja	Nein
1. Haben Sie wiederholt bis zu vier Wochen lang Antibiotika eingenommen beziehungsweise sind länger als vier Wochen damit behandelt worden?	4	0
2. Fühlen Sie sich müde, krank oder haben Schmerzen?	4	0
3. Leiden Sie unter PMS, Zyklusunregelmäßigkeiten, Stimmungsschwankungen und/oder sexueller Dysfunktion?	4	0
4. Sind Sie häufig geplagt von Scheidenpilz- oder Prostatainfektionen beziehungsweise Schmerzen beim Wasserlassen?	3	0
Sind diese Infektionen schwer verlaufen oder waren besonders hartnäckig?	1	0
5. Hatten Sie chronischen Fußpilz, Ringelflechte, *Tinea cruris* oder andere chronische Pilzinfektionen auf Haut oder Nägeln?	3	0
Sind diese Infektionen schwer verlaufen oder waren besonders hartnäckig?	1	0
6. Reagieren Sie ungewöhnlich empfindlich auf strenge chemische Gerüche, Rauch oder Parfüm?	2	0
7. Leiden Sie unter Gedächtnisschwäche oder Konzentrationsmangel? Haben Sie manchmal das Gefühl, »geistig abwesend« zu sein?	2	0
8. Haben Sie für längere Zeit Prednisolon oder andere Steroide eingenommen? Haben Sie die Antibabypille länger als 2 Jahre eingenommen?	2	0

9.	Scheinen Süßigkeiten und einfache Kohlenhydrate der Auslöser Ihrer Symptome zu sein?	2	0
10.	Haben Sie Heißhunger auf Zucker?	1	0
11.	Leiden Sie unter Verstopfung, Durchfall, Blähungen, Bauchschmerzen oder vorgewölbtem Bauch?	1	0
12.	Verspüren Sie ein Jucken, Prickeln oder Brennen der Haut? Werden Sie von ungeklärten Hautausschlägen geplagt?	1	0
13.	Hat Ihre Zunge einen weißen Belag?	1	0

Ihre Gesamtpunktezahl = ______________

Auswertung Ihrer Ergebnisse:

Zählen Sie Ihre Punkte zusammen. Werten Sie das Ergebnis anhand der untenstehenden geschlechtsspezifischen Gesamtpunktzahlen.

11 Punkte und weniger (Frauen)/9 Punkte und weniger (Männer):
Sie können davon ausgehen, das bei Ihnen keine Hefepilzüberwucherung vorliegt.

12–15 Punkte (Frauen)/10–13 Punkte (Männer):
Ihre gesundheitlichen Probleme hängen möglicherweise mit einer Hefepilzüberwucherung zusammen.

16–19 Punkte (Frauen)/14-17 Punkte (Männer):
Ein Zusammenhang zwischen Ihren gesundheitlichen Problemen und Hefepilzen ist mit Sicherheit gegeben.

20 Punkte und mehr (Frauen)/18 Punkte und mehr (Männer):
Sie haben eine schwerwiegende Hefepilzinfektion.

Ernährung bei Candidiasis

Ist eine Stuhluntersuchung auf *Candida* oder Hefepilzüberwucherung positiv ausgefallen oder haben Sie bei dem Selbsttest eine hohe Punktezahl erzielt, müssen Sie Zucker besonders strikt aus der Ernährung verbannen. Obwohl bei der Happy-Darm-Diät natürliche Süßungsmittel in geringen Mengen erlaubt sind, werden Sie in diesem Fall selbst auf kleinste Mengen Haushaltszucker, Glukose (aus Stärke) oder Fruktose (aus frischen oder getrockneten Früchten) reagieren. Achten Sie daher sehr genau auf Ihren Zuckerkonsum und reduzieren Sie diesen, so weit möglich, auf eine Menge von unter zweieinhalb Teelöffel beziehungsweise 10 Gramm pro Tag.

Behalten Sie diese Empfehlung immer im Hinterkopf: bei der Zubereitung von Mahlzeiten, im Restaurant, wo sich Zucker oft in Soßen, Würzmischungen und Dressings verbirgt, und beim Verzehr jeglicher Art von Fertignahrungsmitteln – selbst wenn diese als »gesund« angepriesen werden. Denken Sie daran, dass auch stärkehaltige Kohlenhydrate bei der Verdauung in Zucker umgewandelt werden. Daher sollten beispielsweise Süßkartoffeln, die normalerweise bei der Happy-Darm-Diät erlaubt sind, im Falle einer *Candida*-Infektion oder irgendeiner anderen Form von Hefepilzüberwucherung so lange vermieden werden, bis Ihr Körper die Hefepilze wieder unter Kontrolle hat.

Sonstige Ursachen

Funktionelle Darmstörungen

Von einer funktionellen Darmstörung spricht man, wenn der Darm in seiner normalen Organfunktion gestört ist. Darunter fallen zum Beispiel eine eingeschränkte Darmmuskeltätigkeit, die verminderte Fähigkeit, Säuren, Enzyme oder Verdauungssäfte zu produzieren, sowie eine stark eingeschränkte Barrierefunktion des Darms, mit der Folge, dass große Speisepartikel oder schädliche Organismen die Darmwand durchdringen können.

Säurereflux und Verdauungsbeschwerden

Wenn Sie, wie viele Millionen andere Menschen auch, an Säurereflux, Sodbrennen, übermäßigem Aufstoßen, Blähungen und aufgeblähtem Oberbauch kurz nach dem Essen leiden oder an Übelkeit vor oder nach den Mahlzeiten, dann ist Ihre Magensäureproduktion aus dem Gleichgewicht geraten. Bevor Sie jedoch zu Medikamenten greifen, sollten Sie Ihre Ernährung und Ihren Lebensstil unter die Lupe nehmen: Der Ernährung kommt bei der Entstehung derartiger Beschwerden für gewöhnlich die Hauptrolle zu. Nebenbei bemerkt hat der Säurereflux auch einen mechanischen Aspekt: Wenn zu viel Essen unvollständig verdaut im Magen liegt, insbesondere zur Schlafenszeit, dann drückt Magensäure durch den unteren Schließmuskel der Speiseröhre. Das verursacht Schmerzen, Entzündungen und ein brennendes Gefühl in der Brust.

Mit Medikamenten, die die Magensäureproduktion hemmen, erreicht man zwar meist eine sofortige Linderung, doch eine langfristige Lösungsstrategie für den Reflux oder die Verdauungsprobleme bieten sie nicht. Ich bin nicht prinzipiell dagegen, sich im Bedarfsfall mithilfe von rezeptfreien oder verschreibungspflichtigen Medikamenten Linderung zu verschaffen; eine Einnahme dieser Medikamente über einen längeren Zeitraum kann jedoch gefährliche gesundheitliche Probleme nach sich ziehen.

In erster Linie hängt Säurereflux mit der Ernährung und dem Lebensstil zusammen. Wenn Sie an Symptomen von Übersäuerung oder Reflux leiden, müssen Sie jedoch zunächst eine *Helicobacter-pylori*-Infektion ausschließen.

Bei *Helicobacter pylori* handelt es sich um einen der weltweit häufigsten Krankheitserreger. Folgende Symptome sind typisch für eine Infektion:

- Übelkeit
- Erbrechen
- übermäßiges Aufstoßen
- Schmerzen im Oberbauch.

H. pylori wird oral über Küsse oder gemeinsam benutzte Tassen oder Besteck verbreitet. Die unfreundlich saure Umgebung des

Magens kann dem Bakterium nichts anhaben: Es nistet sich in der schützenden Magenschleimhaut ein und produziert darüber hinaus Ammoniak, mit dem es den pH-Wert um sich herum erhöht, um seine Umgebung weniger sauer zu machen.

Bleibt eine Infektion unbehandelt, kann sie Entzündungen oder Reizungen der Magenschleimhaut (Gastritis) verursachen und sogar Magen- oder Zwölffingerdarmgeschwüre hervorrufen. Der Erreger kann eine Immunreaktion im lymphatischen Gewebe des Magen-Darm-Trakts in Gang setzen, die zum MALT-Lymphom (Mucosa Associated Lymphoid Tissue), eine Art Gewebsknoten, die sowohl gut- als auch bösartig sein kann, und im schlimmsten Fall zu Magenkrebs führt.

Es gibt eine Reihe von Tests, mit deren Hilfe sich bestimmen lässt, ob bei Ihnen eine H.-pylori-Infektion vorliegt.

Blutuntersuchungen zeigen zwar Befall, sagen jedoch nichts über eine aktive Infektion aus. Innerhalb von zwei bis vier Wochen nach einer Infektion mit H. pylori entwickeln sich **IgG-Antikörper**, die sich durch einen Bluttest nachweisen lassen. Der Körper bewahrt immer eine gewisse Menge dieser Antikörperart als eine Art Immungedächtnis auf, um bei einer neuen Infektion gerüstet zu sein. Der **IgM-Spiegel** hingegen steigt unmittelbar innerhalb von zwei Wochen nach einer neuen Infektion. Wenn IgM-Antikörper vorhanden sind und IgG-Antikörper weitgehend fehlen, lässt das auf eine relativ frische Infektion schließen. Bei manchen Menschen halten sich die IgM-Antikörper länger, daher lassen sich diese sehr gut als Anhaltspunkt für die weiteren Testmethoden benutzen, die im Folgenden besprochen werden.

Akute Infektionen lassen sich über drei Verfahren nachweisen: durch den Harnstoff-Atemtest, eine Stuhluntersuchung auf H.-pylori-Antikörper oder über die Entnahme einer Gewebeprobe aus dem Magen.

Beim **13C-Harnstoff-Atemtest** handelt es sich um ein indirektes Testverfahren, bei dem der Patient in einen speziellen Probebehälter hineinatmet. Zunächst wird eine Basisatemprobe genommen. Fünfzehn Minuten nach der Verabreichung einer Harnstofflösung wird eine zweite Probe genommen. Wenn der Gehalt des ausgeatmeten Kohlendioxids gestiegen ist, ist eine aktive Infektion nachgewiesen.

Über einen **Stuhltest** lassen sich Antigene oder mit H. pylori in Verbindung stehende Eiweißpartikel, die ebenfalls eine Immunreaktion hervorrufen, nachweisen. Dieses hochsensitive Verfahren eignet sich hervorragend, um eine aktive Infektion nichtinvasiv zu testen. Bei der **endoskopischen Biopsie** wird eine Gewebeprobe aus dem Magen entnommen, um *H. pylori* zu diagnostizieren. Diese Methode wird sowohl zum Nachweis aktiver Infektionen als auch zur Überprüfung des Heilungserfolgs angewendet. Allerdings ist dieser Test invasiv; ist er nicht zwingend notwendig, rate ich zu nichtinvasiven Verfahren, die ebenso zuverlässig und zudem kostengünstiger sind.

Sollten Sie tatsächlich an einer Infektion mit *H. pylori* leiden, wird Ihnen der Arzt wahrscheinlich sehr starke Antibiotika und Säureblocker verordnen. Dies begünstigt die Entstehung einer Dysbakterie, selbst wenn diese vor der Medikation noch nicht gegeben war. Auf die zerstörerische Wirkung der Antibiotika auf die Darmflora wurde bereits mehrfach hingewiesen, und es gibt viele Patienten, die schwer damit zu kämpfen haben, eine zweiwöchige Therapie durchzuhalten.

Es gibt auch natürliche Heilmethoden, um *H. pylori* loszuwerden, diese Behandlungsformen sind allerdings sehr viel zeitintensiver. Unabhängig davon, mit welcher Therapie Sie die Infektion angehen: Das Happy-Darm-Programm hilft Ihnen vor und nach der Behandlung, das Ökosystem im Darm wiederherzustellen.

Magensäuremangel

Ein Magensäuremangel kommt häufig im Gewand eines Säurereflux nach dem Essen daher. Ja, Sie haben richtig gelesen – es handelt sich um ein Paradox. Einerseits gelangt Magensäure in die ungeschützten Bereiche der Speiseröhre, wo sie brennende Schmerzen verursacht, was den Schluss nahelegt, es bestehe ein Überschuss an Magensäure. Bei einem Magensäuremangel verbleibt die unverdaute Nahrung jedoch länger im Darm. Das erhöht die Wahrscheinlichkeit, dass der Druck im Abdomen die Speisen nach oben bewegt. Und es kommt noch schlimmer: Medikamente, die die Magensäureproduktion noch zusätzlich hemmen, scheinen den Betroffenen Linderung zu verschaffen; das eigentliche Problem lösen diese Präparate jedoch nicht, sodass es weiter zum Säurereflux kommt.

Anzeichen für einen Magensäuremangel

- Blähungen, brennendes Gefühl und Gasansammlung im Oberbauch, unmittelbar nach den Mahlzeiten
- geplatzte Äderchen an Nase oder Wangen (auch bekannt als *Rosacea*)
- Übelkeit nach der Einnahme von Nahrungsergänzungsmitteln
- multiple Nahrungsmittelallergien
- lang anhaltendes Völlegefühl, das unmittelbar nach dem Essen einsetzt, besonders nach dem Verzehr eiweißreicher Speisen
- unverdaute Speisereste im Stuhl
- rektaler Juckreiz (tritt auch bei Hefepilzüberwucherungen auf)

Das weitaus häufigste Anzeichen für Magensäuremangel ist ein Gefühl der Aufgeblähtheit beziehungsweise der Ausdehnung des Magens nach dem Verzehr eiweißreicher Speisen, das entweder *unmittelbar* nach der Mahlzeit oder innerhalb der ersten dreißig Minuten danach auftritt. Wenn Sie dieses Kriterium regelmäßig erfüllen, leiden Sie höchstwahrscheinlich an einem Magensäuremangel. Neben einer Ernährungsumstellung kann in diesem Fall die Einnahme von Supplementen sinnvoll sein – sprechen Sie hierüber mit Ihrem Arzt oder Heilpraktiker.

Mangel an Verdauungsenzymen

Verdauungsenzyme zerlegen die Nahrung, die wir essen, in kleine, absorbierbare Einheiten, die von unserem Körper verwertet werden können. Unser körperliches Wohlbefinden hängt ganz wesentlich ab von der effizienten Aufspaltung der Nahrung und der Nährstoffaufnahme aus unseren Speisen. Es gibt verschiedene Ursachen für einen Mangel an Verdauungsenzymen, darunter:

- Stress
- Mangelernährung
- Belastung durch Umweltgifte
- unausgeglichener pH-Wert der Magensäure
- Inhibitoren aus der Nahrung: antinutritive Substanzen wie Lektine und Phytate, die die Nährstoffaufnahme hemmen (siehe Seite 81 f.)
- Infektionen und Entzündungen in den Verdauungsorganen
- Erkrankungen der Verdauungsorgane wie exokrine Pankreasinsuffizienz (siehe Seite 257)
- Schäden durch freie Radikale, ausgelöst durch den Verzehr entzündungsfördernder Speisen
- Entfernung der Gallenblase (führt zu einem Mangel an Gallensalzen)

Die Symptome eines Verdauungsenzymemangels sind sehr breit gefächert, wenn man alle daraus resultierenden Auswirkungen in Betracht zieht. Wenn Sie die Nahrung nicht effizient verdauen können, entstehen Nährstoffmangel, abdominelle Beschwerden, Dysbiose sowie Proteinmangel. Die Gefahr, zusätzlich zu dem direkt mit dem Mangel in Verbindung stehenden Symptomen einen durchlässigen Darm oder eine Nahrungsmittelunverträglichkeit zu entwickeln, ist hoch. Um herauszufinden, ob bei Ihnen ein Mangel an Verdauungsenzymen vorliegt, konsultieren Sie Ihren Arzt oder Heilpraktiker.

Häufige Symptome bei einem Mangel an Verdauungsenzymen sind:

- Völlegefühl, das länger als zwei Stunden nach einer Mahlzeit anhält
- Blähungen und aufgeblähter Bauch innerhalb von ein bis drei Stunden nach einer Mahlzeit
- unverdaute Speisepartikel im Stuhl
- Gewichtsverlust oder Gewichtszunahme (Mangelernährung kann sowohl bei Kalorienmangel als auch bei einem Überschuss an Kalorien entstehen)
- lehmfarbener, fetter Stuhl (Steatorrhö), der entsteht, weil Fett aus der Nahrung nicht mehr aufgespalten und aufgenommen werden kann; Ursache kann auch ein Mangel an Gallensalzen sein
- Mangel an fettlöslichen Vitaminen wie zum Beispiel A und K aufgrund der Fettmalabsorption, einhergehend mit Erschöpfung und allgemeinem Unwohlsein.

Exokrine Pankreasinsuffizienz (EPI)

Die Bauchspeicheldrüse (*Pankreas*) produziert Verdauungsenzyme, die zur Aufspaltung von Proteinen und Fetten benötigt werden. Bei einer exokrinen Pankreasinsuffizienz (EPI) vermag die Bauchspeicheldrüse nicht mehr genügend dieser Verdauungsenzyme zu produzieren, was häufig zu einer ungenügenden Absorption von Fett führt.

Zu den Symptomen, die sich nach einer Mahlzeit einstellen, gehören:

- Blähungen
- Verdauungsbeschwerden
- Schmerzen im Abdomen und/oder Rücken
- heller, schaumiger Stuhl, der in der Toilette auf der Wasseroberfläche treibt.

Weil sich die Symptome einer EPI mit denen anderer Erkrankungen überschneiden und es auch im Zusammenhang mit anderen Darmleiden zu Mangelsituationen kommt, sollte bei den genannten Symptomen die Funktion der Bauchspeicheldrüse überprüft werden, um zu ermitteln, ob die Ursache Ihrer Probleme möglicherweise hier liegt.

Durch eine **Stuhlanalyse** lassen sich zuverlässige Marker der Bauchspeicheldrüsenfunktion erfassen: Der Gehalt an Pankreasenzymen im Stuhl zeigt an, ob eine gesunde Verdauung gewährleistet ist. **Chymotrypsin** ist ein Verdauungsenzym, das mit dem Pankreassaft in den Zwölffingerdarm ausgeschieden wird, wo es an der vollständigen Verdauung der Proteine, die bereits im Magen begonnen hat, beteiligt ist. **Pankreas-Elastase-1 (PE1)** ist der aussagekräftigste Marker für die Bauchspeicheldrüsenfunktion im Stuhl, weil es den Weg durch den Magen-Darm-Trakt unbeschadet übersteht. Es gehört zu den Proteasen, ist also ein eiweißspaltendes Enzym, das den Körper in die Lage versetzt, Eiweiße zu verdauen.

Sollten Sie an einer Pankreasinsuffizienz leiden, lassen sich die Symptome mit der Einnahme von Pankreasenzymsupplementen unverzüglich lindern. Weil eine Pankreasinsuffizienz allerdings nie isoliert auftritt, bitten Sie den Arzt, mittels geeigneter Tests zu überprüfen, ob bei Ihnen ein Leaky-Gut-Syndrom, Zöliakie, eine Dünndarmfehlbesiedelung und/oder Parasitenbefall vorliegt.

Arzneimittelinduzierte Magen-Darm-Probleme

Häufig tragen wir mit der Einnahme von Medikamenten zur Behandlung anderer gesundheitlicher Probleme zu einem nicht unbeträchtlichen Teil zur Verschlimmerung der Darmleiden bei. Wir gehen davon aus, dass ein Arzneimittel unseren Zustand schlicht und einfach verbessert, doch selbst frei verkäufliche Medikamente haben unter Umständen starke Nebenwirkungen. In Anhang (S. 437 f.) finden Sie eine Auflistung von Medikamenten und ihren Nebenwirkungen auf den Magen-Darm-Trakt.

Die funktionellen Untersuchungsmethoden der Darmfunktion sind vielfältig und komplex. Ich hege die Hoffnung, dass Sie nach der Lektüre dieses Kapitels über die zugrunde liegenden Ursachen von darmassoziierten Erkrankungen darüber nachdenken, welchen Anteil Ihre Ernährung und eine möglicherweise aus dem Gleichgewicht geratene Darmflora an der Entstehung Ihrer chronischen Krankheit(en) haben könnten. Das Happy-Darm-Programm wurde geschaffen, um diese Probleme in Angriff zu nehmen, wobei diese hinsichtlich Dauer und Art der Behandlung – inklusive der Entscheidung über den Einsatz von Supplementen – individuell angepasst werden können. Sehen Sie dieses Kapitel als eine Art Wegweiser, auf den Sie zurückgreifen können, wenn Sie sich ärztlich untersuchen lassen, um den Ursachen Ihrer Beschwerden auf den Grund zu kommen.

Gesunder Darm, gesunder Mensch: Der Blick aufs Ganze

Die Darm-Gehirn-Achse: Wie der Darm die Psyche beeinflusst

»Es gibt nichts Wichtigeres, als die Erkenntnisse der Verbindung zwischen scheinbar unsichtbarer Glutensensitivität und Gehirnproblemen in die Welt hinauszutragen.«

Dr. David Perlmutter

Ihr Darm beeinflusst nicht nur, wie Sie sich körperlich fühlen, er beeinflusst auch, wie es Ihrem *Gehirn* geht. Er kann eine Ursache für schlimmes Leid und der Schlüssel zu höchstem Wohlbefinden sein. Die Heilung von Darmstörungen schafft nicht nur Abhilfe bei Schmerzen, Erschöpfung, Allergieerkrankungen, Autoimmunerkrankungen oder Übergewicht, sie kann auch einen Beitrag zur Behandlung hirnspezifischer Krankheiten leisten – angefangen bei Autismus, über das Aufmerksamkeitsdefizitsyndrom ADHS, Zwangsstörungen und Depressionen, bis hin zu Demenz und Parkinson.

Häufig wird der Darm als unser »zweites Gehirn« bezeichnet – und das mit gutem Grund: Der Darm hat erwiesenermaßen einen Einfluss auf unsere Stimmung und darauf, wie unser Gehirn funktioniert. Noch überraschender mag Ihnen die Tatsache scheinen, dass es sich dabei um eine wechselseitige Beziehung handelt: Neuere Forschungsergebnisse zeigen, dass das Gehirn auch mit dem Darm kommuniziert. Diese Erkenntnis eröffnet neue Wege, über Gehirnstörungen und ihre Behandlung nachzudenken. Indem Sie mit dem Happy-Darm-Programm für einen gesunden Darm sorgen, schaffen Sie zugleich die Grundlage für ein zufriedenes und glückliches Leben.

Wer hat das Sagen – Gehirn oder Darm?

Zwischen Darm und Gehirn gibt es eine Art zweispuriges Hochgeschwindigkeitsnetzwerk, über das die Kommunikation abläuft. So wie das Gehirn über sein eigenes Nervensystem verfügt, das *Zentralnervensystem*, kurz ZNS, gibt es im Darm das enterische Nervensystem (ENS) – manche nennen es das Bauchgehirn. Beide Nervensysteme haben ihren Ursprung in denselben embryonalen Zellen; das ist deshalb von Belang, weil Körperteile, die demselben embryonalen Gewebe entstammen, sich hinsichtlich der Art, in der sie beeinflusst werden beziehungsweise sich gegenseitig beeinflussen, ein Leben lang synchron verhalten.

Das unabhängig vom Gehirn agierende enterische Nervensystem hat eine Reihe ausgesprochen wichtiger Funktionen: Es koordiniert die Kontraktionen der Muskelzellen, die den Darm auskleiden, um den Speisebrei in die richtige Richtung zu bewegen. Sobald wir Nahrung aufnehmen, aktiviert es die koordinierte Ausschüttung von Darmhormonen und -enzymen, um eine optimale Verdauung zu gewährleisten. Es regelt den Blutfluss im Magen-Darm-Trakt und schafft damit die Voraussetzung, dass der Körper die Nährstoffe optimal aufnehmen kann. Und nicht zuletzt kontrolliert es das darmassoziierte Immunsystem.

Alle diese Funktionen laufen im Hintergrund ab und werden dem Gehirn über das vegetative Nervensystem kommuniziert. Beide Nervensysteme können getrennt und unabhängig voneinander agieren, während sie zugleich voneinander abhängig sind, ähnlich den verschiedenen Instanzen einer Regierung.

Diese wechselseitige Kommunikation hat vielfältige Auswirkungen: Möglicherweise haben Sie einen »nervösen« Magen. Die verursachende Nervosität lässt sich auf Gedanken und Gefühle zurückführen, die Ihrem Gehirn entstammen. Haben Sie jemals darüber nachgedacht, dass, wenn Sie sich nervös, hyperaktiv oder deprimiert fühlen, oder auch, wenn jemand dement ist oder autistisch veranlagt, die Ursache dafür im Darm liegen könnte? Das gilt vor allem für Probleme wie Nahrungsmittelunverträglichkeiten, ein überaktives Darm-Immunsystem, Dysbiose, das Leaky-Gut-Syndrom, Dünndarmfehlbesiedelung, Magensäuremangel, Hefepilzüberwucherung und Darmentzündungen.

Im Laufe der Jahre habe ich immer wieder beobachtet, dass Darmstörungen Verhaltensauffälligkeiten, emotionale und psychische Symptome auslösen können. Daher gehört der Darm zu den ersten Gebieten, die ich eingehender untersuche, wenn ich mit derartigen Störungen konfrontiert bin. Häufig sind die Menschen derart mit Toxinen belastet, dass harte Arbeit nötig ist, um sie zu gesundheitsfördernden Veränderungen zu bewegen. Diese

Veränderungen erfordern drastische Umstellungen ihrer Lebensweise und Essgewohnheiten. Jamie war so ein Fall.

Der einundzwanzigjährige Jamie wurde in meine Praxis gebracht, weil er es nicht schaffte zuzunehmen und er zudem ein paar Verhaltensauffälligkeiten zeigte. Er war ängstlich, litt unter Schlafstörungen und war untergewichtig. Er kam in Begleitung seiner Eltern, und obwohl Jamie bereits erwachsen war, überließ er es meist seinem Vater oder seiner Mutter, für ihn zu antworten. Seine Ernährung bestand aus Fast-Food, industriell stark verarbeiteten Nahrungsmitteln, großen Mengen Zucker, Brot, Pasta und vielen Milchprodukten. Während unseres Gesprächs fiel mir auf, dass Jamie sehr nervös wirkte und nicht still sitzen konnte – ständig zappelte er und bewegte seine Beine.

Eine Stuhluntersuchung förderte eine Dysbiose mit Hefepilzüberwucherung zutage, und ein Nahrungsmittelunverträglichkeitstest bestätigte meinen Verdacht: Es lag eine Unverträglichkeit unter anderem von Weizen beziehungsweise Gluten und Milchprodukten vor. Jamie erklärte sich bereit, im Hinblick auf seine Essgewohnheiten ein paar kleine Veränderungen vorzunehmen, und so setzten wir ihn auf eine Anti-Pilz-Diät, in deren Rahmen er zugleich den Zuckerkonsum senkte und täglich probiotische Nahrungsergänzungsmittel einnahm. Wir vereinbarten, dass er als Erstes die Milchprodukte weglassen würde, da ihm der Verzicht darauf am leichtesten fiel.

Als Jamie nach einem Monat wieder in die Praxis kam, war er wie ausgewechselt. Er hatte den Verzicht auf Milchprodukte durchgehalten und seinen Zuckerverzehr für über einen Monat drastisch reduziert. Er war weniger zappelig, führte selbst das Wort und berichtete mir, dass er besser schlief und seine Ängste nachgelassen hätten – wohlgemerkt ganz ohne angstlösende Medikamente.

Anhand von Jamies Fall offenbart sich eine wichtige Erkenntnis: Über die Ernährung können wir sehr viel stärker steuern, wie es uns geht, als wir vielleicht angenommen hätten. Zunächst hatte Jamie resigniert und sich damit abgefunden, dass er nie beschwerdefrei würde leben können. Doch nach den ersten Veränderungen keimte Hoffnung in ihm auf, dass es ihm irgendwann gut gehen könnte. Zusätzlich zu den bereits vorgenommenen Veränderungen begann er, Sport zu treiben.

Ernährung verändert das Gehirn

Jamie ist nur einer unter Hunderten von Patienten, bei denen ich Zeuge einer bemerkenswerten Veränderung emotionaler und mentaler Symptome werden durfte, nachdem sie das Gleichgewicht der Darmflora wiederhergestellt hatten. Leider machen Ärzte häufig psychische Probleme für die mit dem Darm zusammenhängenden Symptome eines Patienten verantwortlich. Die patientenzentrierte Herangehensweise der funktionellen Medizin zeigt jedoch, dass die wahren Ursachen dieser sogenannten »psychosomatischen« Krankheiten im schulmedizinischen Ansatz häufig übersehen werden. Die Veränderungsprozesse, die meine Patienten durchgemacht haben, sind Beleg für die enge Verbindung zwischen Darm und Gehirn.

Und wer hat nun letztendlich das Sagen – Darm oder Gehirn? Ich bin aufgrund meiner beruflichen Erfahrungen davon überzeugt, dass sich eine Verbesserung der Darmgesundheit immer positiv auf die Hirngesundheit auswirken wird. Der Darm kommuniziert mit dem Gehirn, und Sie lenken ihn durch das, was Sie sich auf die Gabel spießen.

Vielerlei Faktoren, die mit dem Darm zusammenhängen, beeinflussen die Gehirngesundheit, darunter an allererster Stelle die Ernährung, aber auch alle Krankheiten, die die Entstehung eines durchlässigen Darms beeinflussen. Bei Dysbiose etwa produzieren schädliche Bakterien und/oder Hefepilze Neurotoxine, die das Denkvermögen verlangsamen und die Merkfähigkeit beeinträchtigen.

Bei chronischen Darmentzündungen werden vom darmeigenen Immunsystem Entzündungssignale ausgelöst, die sich auf die Gehirnfunktionen auswirken und möglicherweise auch die Entstehung von Depressionen begünstigen. In Zusammenhang mit chronischen Darmentzündungen lässt sich ein veränderter Gehalt an Neurotransmittern sowie eine erhöhte Ausschüttung von Stresshormonen feststellen.[62,63] Eine Ernährung, die aus zu vielen fermentierbaren einfachen Kohlenhydraten besteht, begünstigt eine übermäßige Besiedelung des Darms durch Bakterienarten, die Gase und giftiges Ammoniak produzieren – Ammoniak ist ein Neurotoxin, das die Hirnzellen schädigt und normalerweise von der Leber entgiftet wird. Auch die Immunreaktion des Darms auf teilweise unverdaute Proteine wie Gluten, die durch die Darmschleimhaut gelangen, sowie das bei der Verdauung von Gluten entstehende Gluteomorphin mit seiner opiumähnlichen Wirkung (siehe Seite 279) haben selbstredend einen Einfluss auf das Gehirn.

Ich könnte die Reihe der Belege für den Einfluss des Darms auf das Gehirn noch endlos fortsetzen. Fakt ist: Wird das Gleichgewicht des Darms gestört, setzt das eine Kettenreaktion in Gang: Das mikrobielle Ungleichgewicht der Darmflora und die ungehinderte Ausbreitung schädlicher Bakterien und Pilze zieht immunologische und neurologische Erkrankungen nach sich, die das Gehirn in seiner Funktion behindern. Unter diesen Voraussetzungen arbeitet die Kommunikation zwischen Darm und Gehirn gegen Sie. Dieser Teufelskreis lässt sich nur durch eine Ernährungsumstellung und Veränderungen im Lebensstil beenden, die dem ganzen Körper wie auch der Hirngesundheit zugutekommen.

Das Bauchgefühl

Der Darm ist nicht nur Basis unserer Gesundheit, er ist darüber hinaus auch die Wohnstätte unserer Intuition. Ich bin mir sicher, dass auch Sie schon öfter ein gewisses *Bauchgefühl* hatten – dieses intuitive Gefühl, dass Sie etwas Bestimmtes unbedingt tun, irgendeine Person oder ein Ereignis meiden sollten. Dabei handelt es sich um eine rein instinktgeleitete Reaktion, der man sich vor allem in ihrer negativen Ausprägung bewusst wird, wenn man Widerwillen hegt gegen eine Sache, eine Person oder eine Aktivität, der sich in der Form von Übelkeit, Verdauungsstörungen oder Magengrummeln äußert. Häufig bestätigt sich das Bauchgefühl.

Auf das Bauchgefühl hören

Es ist nicht schwer, sich wieder der eigenen Intuition zu öffnen. Am besten klappt es, wenn Sie folgende Dinge beherzigen:

1. **Üben Sie sich im Zuhören**. Richten Sie Ihre gesamte Aufmerksamkeit auf das, was Ihr Gegenüber mitzuteilen hat – sowohl auf das, was er sagt, als auch auf seine Körpersprache.
2. **Meditieren Sie**. Lernen Sie, jeden Moment in achtsamer Aufmerksamkeit zu erleben.
3. **Vertrauen Sie Ihrer inneren Stimme.** Sie hilft Ihnen auch in Bezug auf die Ernährung, die richtigen Entscheidungen zu treffen.
4. **Nutzen Sie Ihren Atem.** Finden Sie mithilfe Ihres Atems zu innerem Frieden und Ausgeglichenheit (siehe Seite 325).
5. **Bleiben Sie auch in Stresssituationen ganz bei sich:** Praktizieren Sie Yoga (siehe Seite 299) und Meditation. Letztlich haben wir es immer selbst in der Hand, wie wir auf eine Situation reagieren. Treten Sie in schwierigen Situationen innerlich einen Schritt zurück und schaffen Sie Distanz, um besser zu verstehen, was gerade vorgeht.
6. **Üben Sie sich in Akzeptanz:** Indem Sie sich bewusst machen, dass das, was Sie gerade durchleben, vollkommen in Ordnung ist, und daran glauben, dass Ihr Bauchgefühl Sie zu mehr Wohlergehen führen wird, schaffen Sie ein Gefühl innerer Sicherheit.

Bei anderen Gelegenheiten registriert der Darm lediglich Ihre Aufregung oder Nervosität in Zusammenhang mit einer bestimmten Situation – etwa, wenn Ihnen ein bedeutendes Ereignis bevorsteht oder Sie eine Rede halten müssen – und reagiert darauf mit einem unbehaglichen Gefühl, aber am Ende löst sich doch alles in Wohlgefallen auf.

Das Gehirn versucht sich in all diesen Situationen einen Reim auf das Ganze zu machen, doch im Hintergrund agiert das »zweite Gehirn«, das offenbar Bescheid weiß, noch bevor Sie Ihre Gedanken in Worte fassen können. Kleine Kinder, deren analytisches Gehirn noch nicht so weit ausgereift ist, als dass sie sich über das hinwegsetzen könnten, was sie im Moment *fühlen*, scheinen besondere Experten auf dem Gebiet des Bauchgefühls zu sein. Viele Erwachsene müssen erst wieder lernen, darauf zu vertrauen, was ihnen ihr Gefühl über bestimmte Menschen und Situationen sagt, statt sich ausschließlich auf das mit ständigem Analysieren befasste Gehirn zu verlassen.

Glücksbote Serotonin – Darmbakterien und Gemütslage

Der Botenstoff Serotonin, der an der Regulation unserer Emotionen beteiligt ist, ist das Signal für gute Laune im Gehirn. Allerdings befinden sich im Darm deutlich mehr Serotoninrezeptoren als im Gehirn. Tatsächlich werden – neben etwa 30 weiteren Neurotransmittern – 95 Prozent des körperlichen Serotonins vom Darmnervensystem gebildet. Insofern ist es nicht weiter verwunderlich, dass der Darm eine zentrale Rolle beim Glücklichsein spielt.

Seit die Wirkstoffgruppe der selektiven Serotonin-Wiederaufnahmehemmer (SSRI – vom englischen *selective serotonin reuptake inhibitors*) entdeckt wurde, von denen man anfangs annahm, dass sich Depressionen mit ihnen heilen ließen und die in entsprechend zahlreichen Antidepressiva zum Einsatz kommen, steht Serotonin im Fokus der Forschung. SSRI erhöhen die Konzentration von Serotonin im synaptischen Spalt – dem Zwischenraum zwischen zwei Nervenzellen –, sodass es für die Kommunikation zwischen den Nervenzellen zur Verfügung steht. Lediglich bei etwa 50 Prozent der Teilnehmer an medizinischen Studien bewirkte die Einnahme von SSRI eine Wende in ihrer Depression und/oder Angsterkrankungen. Gleichzeitig verändern diese Medikamente allerdings die Chemie unseres Gehirns und können im Darm schwere Schäden anrichten. Inzwischen weiß man, dass ein Eingriff in unseren Serotoninhaushalt das Reizdarmsyndrom sowohl auslösen als auch lindern kann.

Serotonin, das vom enterischen Nervensystem ausgeschieden wird, scheint eine wesentliche Rolle bei der koordinierten Beförderung der Speisen durch den Darm zu spielen. Das lässt sich folgendermaßen erklären: Ist bei einem Menschen die Darmfunktion gestört, so ist er nur begrenzt in der Lage, Proteine in Aminosäuren – also in die Bausteine der Neurotransmitter – aufzuspalten. Dementsprechend werden zu wenige dieser Aminosäuren von der bürstenähnlichen Dünndarmschleimhaut aufgenommen, sodass die verringerte Serotoninproduktion eine Verstopfung nach sich ziehen kann.

Der Mangel an Neurotransmittern bleibt auch für das Gehirn nicht folgenlos, und es entwickelt Anzeichen einer Depression.

Wenn wir uns vor Augen führen, auf welch vielfältige Weise die Funktionen des Darms und des Gehirns miteinander verknüpft sind und voneinander abhängen, wird uns die enorme Bedeutung eines ganzheitlichen Ansatzes in Bezug auf unsere Gesundheit klar. Anstatt Depressionen als Ergebnis von Serotoninmangel im Gehirn zu begreifen, müssen wir sie möglicherweise als ein Symptom einer Darmstörung sehen.

Ist die Darmflora intakt, so kommt dies auch unserem Gehirn und unserer allgemeinen Lebenszufriedenheit zugute. Ist das Gleichgewicht im Darm jedoch gestört, so übernehmen schädliche Bakterien und Hefepilze das Ruder, deren toxische Stoffwechselprodukte in großen Mengen vom Darm absorbiert werden. Diese Giftstoffe bewirken eine Art permanenter Selbstvergiftung. Von den negativen Folgen bleibt auch unsere Gehirnchemie nicht verschont; zu den möglichen Folgen gehören emotionale Störungen und Verhaltensstörungen.

Als Reaktion auf diese Problematik gibt unser Abwehrsystem die verschiedensten Entzündungssignale ab. Es entstehen chronische Entzündungen, gegen die unser Zentralnervensystem genauso wenig gewappnet ist wie der restliche Körper. Im Hinblick auf das Gehirn können diese Entzündungen in Depressionen, Verhaltensstörungen und Gedächtnisproblemen münden.

Zwar profitieren Betroffene in manchen Fällen sehr von einer Psychotherapie – jedoch ist eine wirkungsvolle Behandlung des Gehirns unmöglich, wenn nichts getan wird, um die Entzündungen im Gehirn zu lindern. Das Gehirn funktioniert dann am besten, wenn seine Aktivität nicht durch Giftstoffe, Lebensmittelallergene, Dysbiose, Nährstoffmängel und Stress gestört wird.

Die Gehirngesundheit hängt untrennbar mit dem Darm zusammen; wenn Sie etwas für Ihr Gehirn tun wollen, müssen Sie daher mit dem Darm anfangen.

Autistische Störungen und Verhaltensauffälligkeiten bei Kindern

Kinder reagieren wahrscheinlich am empfindlichsten auf die verheerenden Auswirkungen einer Dysbiose in ihrem Darm. Das bakterielle Ungleichgewicht in ihrer Darmflora äußert sich häufig in Form einer Verhaltens- oder Persönlichkeitsveränderung. Zum Teil liegt diese erhöhte Anfälligkeit für im Darm gebildete Giftstoffe an einer noch nicht vollständig ausgebildeten Blut-Hirn-Schranke (siehe Seite 277). Häufig geht den Problemen eine Antibiotikaeinnahme zur Behandlung einer Infektion voraus. Im Glauben, zum Wohle des Kindes zu handeln, machen sich Kinderärzte und Eltern nicht bewusst, welche Schäden diese Arzneimittel anrichten. Die Folge ist eine Dysbiose, die durch eine übermäßige Vermehrung schädlicher Bakterien und Hefepilzüberwucherung im Darm gekennzeichnet ist. Das Kind zeigt, scheinbar aus heiterem Himmel, Verhaltensauffälligkeiten in der Schule. Doch statt nun gegen dieses Ungleichgewicht vorzugehen, werden bei Kindern in vielen Fällen ein Aufmerksamkeitsdefizitsyndrom (ADS), eine Aufmerksamkeitsdefizit-Hyperaktivitätsstörung (ADHS), eine Störung aus dem Autismus-Spektrum oder psychische Probleme diagnostiziert. Ein Gesundheitssystem, das nicht darauf ausgerichtet ist, die zugrunde liegenden Ursachen zu ermitteln, bringt auf diese Weise viel Leid über diese Kinder und ihre Eltern.

Im Rahmen von Studien über Kinder mit Entwicklungsstörungen wie zum Beispiel Autismus wurde die Existenz toxinproduzierender Bakterien in ihrem Darm nachgewiesen.[64] Wie bei allen Krankheiten sind manche Kinder aufgrund ihrer genetischen Veranlagung oder von Umwelteinflüssen anfälliger als andere. Unsere typische, von einem hohen Anteil von Zucker, Weizen und Milchprodukten geprägte westliche Ernährung schädigt die Darmschleimhaut noch stärker. Ein wahrer Teufelskreis beginnt – durch die falsche Ernährung wird unablässig ein zerstörerisches Feuer in ihrem Darm entfacht, das wiederum das Feuer in ihrem Gehirn anfacht.

Wie bei Erwachsenen auch, kann jedoch nicht einfach davon ausgegangen werden, dass hinter den genannten Symptomatiken immer eine Dysbiose steckt. Bei mentalen Störungen ist eine Menge detektivischer Arbeit nötig, um die spezifischen Beschwerden und individuellen Auslöser aufzudecken. Möglicherweise geben die Tests auf den Seiten 199 bis 211 Aufschluss.

Es gibt für diese Art von Krankheiten nicht die eine Wunderpille, mit der sich alle Probleme lösen ließen. Der facettenreiche, ganzheitliche Ansatz des Happy-Darm-Programms für den Darm hat bei Kindern mit den aufgeführten Problemen ebenso große Erfolgsaussichten wie bei Erwachsenen. Bei Verhaltensauffälligkeiten gilt: Je eher Gegenmaßnahmen ergriffen werden, desto besser stehen die Chancen auf eine komplette Remission, also darauf, dass die Symptome dauerhaft nachlassen.

Hefepilzüberwucherungen und Gehirngesundheit

Wie bereits mehrfach erläutert, gehört die übermäßige Antibiotikaeinnnahme zu den Hauptauslösern von Hefepilz- beziehungsweise *Candida*-Überwucherungen im Darm. Jeder, der davon betroffen war oder ist, kennt den schier unstillbaren Drang, genau jene Lebensmittel zu essen, die das Wachstum und die Vermehrung dieser Pilze fördern. Hefepilze ernähren sich mit einfachen Kohlenhydraten, wie sie in Weißmehl, Zucker, Früchten, industriell verarbeiteten Lebensmitteln, Säften und natürlich in Süßigkeiten vorkommen. Liegt eine Hefepilzüberwucherung vor, so steigt automatisch der Appetit auf diese Nahrungsmittel.

Infolge des Verzehrs dieser stark zuckerhaltigen oder zuckerähnlichen Speisen bildet der Körper Neurotoxine, die Symptome wie Erschöpfung, Benommenheit, Gemütsschwankungen, Kopfschmerzen, nachlassende Merkfähigkeit, Konzentrationsschwierigkeiten, Schlafstörungen, Angst und Depressionen auslösen. Eine Hefepilzüberwucherung kann sich auch in einer ständig verstopften Nase, regelmäßigen Pilzinfektionen an anderen Körperregionen, Nahrungsmittel- und Chemikalienunverträglichkeiten oder Muskel- und Gelenkschmerzen manifestieren. Wenn Hefepilzüberwucherung, wie das häufig der Fall ist, mit einem Leaky-Gut-Syndrom einhergeht, gelangen überdies vermehrt Giftstoffe und Hefepilze durch die Darmwand in den Körper. Dort lösen sie die verschiedensten Krankheiten aus, die sich wiederum in Form von chronischer Erschöpfung, Schmerzen, Infektionen sowie Fibromyalgie und allgemeinem Unwohlsein bemerkbar machen.

Sie stehen einer solchen Hefepilzüberwucherung jedoch nicht machtlos gegenüber – mithilfe einer zucker- und stärkereduzierten Diät, in Absprache mit Ihrem Arzt oder Heilpraktiker ergänzt durch die Einnahme von Probiotika und pflanzlichen Antipilz-Präparaten, lässt sie sich heilen. Das Happy-Darm-Programm ist eine äußerst wirksame Methode, um der Hefepilzüberwucherung den Kampf anzusagen.

Das Leaky-Gut-Syndrom und die Blut-Hirn-Schranke

Alles, was unsere Darmschleimhaut beeinträchtigt – ungesunde Ernährung, Entzündungen, Medikamente wie Entzündungshemmer und Antibiotika, Umweltgifte oder ein Ungleichgewicht der Darmflora (Dysbiose) –, begünstigt auch die Entstehung eines Leaky-Gut-Syndroms. Die Darmschleimhaut ist sehr dünn, sie besteht nur aus einer einzigen Zellschicht. Ist diese Schicht verletzt, breiten sich Entzündungen rasend schnell im ganzen Körper aus. Und weil sich diese Schicht genau dort befindet, wo ein Großteil der Verdauungsenzyme produziert wird, kann dann die Nahrung nicht mehr effizient verdaut werden: Toxine, Fremdstoffe, infektiöse Organismen und zum Teil unverdaute Speisepartikel gelangen durch die beschädigte Darmschleimhaut in die Blutbahn. Von dort aus durchdringen sie jene Barriere, die unser

Zentralnervensystem vom restlichen Körper abtrennt, die sogenannte Blut-Hirn-Schranke.

Die Blut-Hirn-Schranke ist eine Art feinmaschiges Netz, das nur bestimmte Substanzen passieren lässt, während es anderen den Zutritt verwehrt. Dieses selektive Verfahren schützt das Gehirn und das Rückenmark vor schädlichen Stoffen oder Infektionen, die es möglicherweise in die Blutbahn geschafft haben. Allerdings kann die Blut-Gehirn-Schranke von ebenjenen Substanzen verletzt werden, deren Eindringen sie zu verhindern sucht: von Umweltgiften, Medikamenten, chronischen Infektionen, Neurotoxinen, Partydrogen, Gluten und entzündungsfördernden Speisen.

Ist die Blut-Hirn-Schranke erst einmal beschädigt, können diese schädlichen Stoffe in das Gehirn und die Wirbelsäule eindringen. Die Folge sind neurologische Erkrankungen wie Depressionen, Autismus, Aufmerksamkeitsdefizitsyndrom (ADS), Aufmerksamkeitsdefizit-/Hyperaktivitätsstörung (ADHS), Fibromyalgie, generalisierte Angststörungen, chronische neurologische Erkrankungen oder chronische Schmerzen.

Es kommt ziemlich häufig vor, dass neben einem sogenannten Leaky-Gut-Syndrom auch ein »Leaky-Brain-Syndrom«, also eine durchlässig gewordene Blut-Hirn-Schranke vorliegt. In der funktionellen Medizin geht man davon aus, dass Entzündungen im Darm und Entzündungen im Gehirn einander bedingen. Um eine beeinträchtigte Blut-Hirn-Schranke wiederherzustellen, muss man sich daher auch dem Darm zuwenden – hier helfen Ihnen die Maßnahmen des Happy-Darm-Programms. Um eine gluten- und milchproduktefreie Diät kommen Sie in die-

Opiate aus der Nahrung

Wenn aufgrund eines Mangels an Verdauungsenzymen Gluten (ein Protein aus Weizen) und Casein (ein Protein aus Milchprodukten) ungenügend verdaut werden, führt das zur Bildung von Gliadorphinen und Casomorphinen. Gliamorphine und Casomorphine haben eine opiatähnliche Wirkung und vermögen die Gehirnprozesse auf eine ähnliche Weise zu beeinträchtigen wie Opiate. Sie können die Blut-Hirn-Schranke überwinden und ein dumpfes Gefühl im Gehirn, Konzentrationsschwäche, Aufmerksamkeitsstörungen und Depressionen auslösen und autistische Störungen verschlimmern. Weil diese Proteine als Fremdkörper eingestuft werden, schaltet sich das körperliche Immunsystem ein, was die Probleme noch weiter verschärft, weil die Entzündungssignale eine Funktionsstörung des Gehirns auslösen.

sem Fall nicht herum – möglicherweise müssen Sie noch weitere Nahrungsmittel weglassen.

Von zentraler Bedeutung für die Wiederherstellung der Blut-Hirn-Schranke ist außerdem das Stressmanagement. Yoga, Meditation und Atemübungen (siehe S. 295 bis 329) sind überaus praktische Werkzeuge zur Reduktion von Stress. Und schließlich gibt es noch zwei weitere sehr wichtige Faktoren, denen Sie Beachtung schenken sollten: Das ist zum einen die Förderung der Neurotransmitterproduktion mithilfe einer Vollwerternährung, die reich an Verdauungsenzymen ist, und zum anderen die ausreichende Versorgung mit Omega-3-Fettsäuren zur Linderung von Entzündungen. Besprechen Sie mit Ihrem

Arzt oder Heilpraktiker, inwieweit in Ihrem Fall zudem der Einsatz von Supplementen und entzündungshemmenden pflanzlichen Substanzen wie Curcumin anzuraten ist.

Stressreaktionen und Darmgesundheit

Stress hat enormen Einfluss auf die reibungslose oder auch weniger reibungslose Funktion des Darms. Der Ursprung von Stress liegt in der sogenannten »Fight-or-Flight«-Reaktion (Kampf-oder-Flucht-Reaktion), die den Menschen von Anbeginn an in lebensbedrohlichen Situationen geschützt hat. Dabei handelt es sich um einen Zustand gesteigerter Reaktionsfähigkeit, begleitet von einer erhöhten Herzfrequenz, Muskelanspannung und herabgesetztem Schmerzempfinden, der durch Stresshormone wie Cortisol und Adrenalin gesteuert wird. Als Notfallreaktion erfüllt sie ihren ursprünglichen Zweck – uns so schnell wie möglich in Sicherheit zu bringen –, als Dauerzustand jedoch verursacht sie eine Vielzahl von Problemen, von Darmbeschwerden bis zu neurologischen Leiden, Benommenheit, Erschöpfung, Schlafstörungen und Gedächtnisstörungen. Bei vielen Menschen ist diese Anpassungsreaktion zu lange aktiviert, ohne in ausreichendem Maße durch eine Entspannungsreaktion ausgeglichen zu werden.

Eine solche Entspannungsreaktion lässt sich zum einen mittels Achtsamkeitsübungen wie zum Beispiel Meditation erreichen. Meditation ist die wirksamste Methode, um innerlich zur Ruhe zu kommen, selbst dann, wenn wir von den tagtäglichen

Stressauslösern umgeben sind. Sie haben nicht in der Hand, was außerhalb Ihrer Person vorgeht beziehungsweise was Ihnen widerfährt, doch Sie haben es in der Hand, wie es Ihnen geht. Letztendlich ist die Art und Weise, wie Sie reagieren, sogar das Einzige, was Sie an einer Stresssituation kontrollieren können. Sich Sorgen zu machen, ärgerlich zu werden und mit anderen zu streiten wird an den äußeren Gegebenheiten nichts ändern. In Wahrheit schaden Ihnen diese Verhaltensweisen sogar, weil sie die Ausschüttung von Stresshormonen noch zusätzlich fördern und Sie in die Kampf-oder-Flucht-Reaktion drängen, die den ganzen Körper, das Immunsystem und den Darm inbegriffen, in Alarmbereitschaft versetzt.

Durch Meditation kann Stress reguliert werden. Meditation ist eine Form der Achtsamkeit, die die Ausschüttung von Stresshormonen reduziert, den Darm entspannt und die Verdauung fördert. Konkret geht es darum, sich selbst und andere einfach aufmerksam wahrzunehmen, ohne ein Urteil zu fällen. Das eigene Ego wird beiseitegelegt, und man beobachtet sich selbst aus einer teilnahmsvollen Distanz heraus. Am einfachsten geht das, indem Sie sich auf den Atem konzentrieren. Damit geben Sie Ihrem umherschweifenden Geist eine Richtung und fokussieren sich auf den gegenwärtigen Augenblick. In diesem Augenblick existieren weder Leiden noch Sorgen, Frustration, Bedauern oder Beschwerden, weil Sie sich nur für die eine gegenwärtige Sekunde diesem Moment widmen, um sich in der darauffolgenden Sekunde dem nächsten Moment zuzuwenden. Wir verbringen einen Großteil unseres Lebens damit, uns Sorgen über die

Zukunft zu machen oder über die verpassten Gelegenheiten der Vergangenheit zu grübeln. Durch Meditation verlassen Sie diesen aufreibenden Zustand und wechseln in einen Modus, der von Frieden, Akzeptanz und Dankbarkeit geprägt ist.

Der Tagesplan der Happy-Darm-Diät, den ich Ihnen auf Seite 153 bis 159 vorgestellt habe, umfasst auch eine fünf- bis zehnminütige Meditationseinheit für einen guten Start in den Tag. Das ist eine wunderbare Möglichkeit, sich voll und ganz auf seinen Körper zu konzentrieren und auf sein Bauchgefühl zu hören, um herauszufinden, was einem heute guttut und sich auf dieser Grundlage einen Vorsatz für den Tag zurechtzulegen. Sie reduzieren die Produktion von Stresshormonen und die Muskelanspannung und überlassen dem Parasympathikus – also dem »Ruhenerv« des vegetativen Nervensystems – das Ruder. Von dem Zustand innerer Entspanntheit, den Sie auf diese Weise herbeiführen – profitiert auch der Darm, und er kann seiner Verdauungsfunktion effizient und mühelos nachkommen. Im Folgenden (S. 295 bis 329) stelle ich Ihnen einige Meditations- und Atemtechniken vor, die Ihnen helfen werden, zur Ruhe zu kommen.

Alternative Behandlungsmethoden

Alternative Behandlungsmethoden, häufig zusammengefasst unter dem Begriff der Komplementärmedizin, sind ein wirkungsvolles Mittel zur Behandlung von Darmproblemen. Sie können zu einer besseren Stressregulation beitragen und sind vor allem bei Erkrankungen wie dem Reizdarmsyndrom, die stark mit Emotionen und Ängsten zusammenhängen, eine große Hilfe.

Im Folgenden möchte ich Ihnen einen kurzen Überblick über die wichtigsten alternativen Behandlungsmethoden geben, die der Darmgesundheit förderlich sein können:

- Der heilenden Kraft der Berührung kommt in unserem Lebensalltag eine ungeheure Bedeutung zu. Menschliche Berührung in Form von **Massage** drosselt die Produktion von Stresshormonen und hilft den Muskeln, sich zu entspannen, was wiederum zur Entspannung des Darms beiträgt. Massage ist deshalb so wirkungsvoll, weil sie einen sofort spürbaren Beitrag zur Wiedergewinnung unserer Balance leistet. Allerdings ist ihr Nutzen, wenn nicht gleichzeitig am Lebensstil, der Entgiftung und der inneren Einstellung gearbeitet wird, nur von kurzer Dauer.
- **Neuromuskuläre Therapie** ist eine sanfte, zielgerichtete Art der Massage, die darauf abzielt, die Spannung in den Muskeln abzubauen, indem sie auf das Nervensystem zugreift. Ihre Wirkung kann länger anhalten als die einer normalen Massage.
- **Rolfing** ist eine Form der manuellen Therapie, mit deren Hilfe das Bindegewebe und insbesondere die Faszien rund um die Muskeln gelockert werden. Die dahinterstehende Theorie besagt, dass das Bindegewebe durch die alltägliche Beanspruchung so fest wird wie eine Plastikfolie und die Muskeln an der Entspannung hindert. Durch Rolfing lassen sich auch tiefer liegende Muskeln erreichen wie zum Beispiel das

Zwerchfell, unser zentraler Atemmuskel. Spannungen innerhalb dieser tiefen Muskeln können zu Spannungen im Darm führen, was wiederum mit Verdauungsproblemen einhergeht.

- **Akupunktur** ist eine traditionelle chinesische Therapieform, die mehr als zweitausend Jahre alt ist. Feine Nadeln werden auf ganz bestimmten Punkten entlang der sogenannten Meridiane platziert, einer Art Energieleitbahnen, die unseren Körper auf genau beschriebenen Wegen durchziehen. Man hat herausgefunden, dass einige dieser Meridiane mit der Struktur der Faszien rund um die Muskeln korrelieren. Das Einstechen der Nadeln setzt Endorphine – im allgemeinen Sprachgebrauch auch als *Glückshormone* bezeichnet – frei. Die direkte Behandlung von Muskelkrämpfen durch das Platzieren von Nadeln in die betroffenen Areale, darunter auch das Einstechen von Nadeln entlang verkrampfter Muskeln in der Bauchdecke bei Patienten mit andauernden Magen-Darm-Problemen, trägt zur Linderung bei.
- **Akupressur** und Shiatsu sind zwei Massageformen, die wie die Akupunktur auf dem Konzept basieren, dass die Lebensenergie entlang der Meridiane durch den Körper fließt. Anstelle der Nadeln wird mithilfe der Hände, Ellbogen und Füße direkter Druck auf die Akupressurpunkte ausgeübt. Die Verfahren sind eine wunderbare Alternative für Menschen, die von den Vorteilen der Akupunktur profitieren möchten, aber eine Aversion gegen Nadeln haben.
- Die **Cranio-Sakral-Therapie** basiert auf der Annahme, dass die Qualität der Verbindung zwischen Schädel und Kreuzbein (*os sacrum*), die durch einen stetigen, leicht pulsieren-

den Fluss von Rückenmarksflüssigkeit durch den Spinalkanal gekennzeichnet ist, unsere Gesundheit entscheidend prägt. Ziel der Behandlung ist es, das Zentralnervensystem wieder ins Gleichgewicht zu bringen. Die Massage ist so sanft, dass sie auch bei Babys durchgeführt werden kann. Es entsteht ein Gefühl der Tiefenentspannung, das sich auch auf die Verdauung auswirkt.

- **Chiropraktik** zielt darauf ab, den nervlichen Kommunikationsfluss zu und vom Darm durch die Neuausrichtung von Fehlstellungen der Wirbelsäule zu verbessern. Die meisten Darmnerven befinden sich im unteren Wirbelsäulenbereich. Durch die Lockerung blockierter oder eingeklemmter Nerven trägt Chiropraktik zur Darmgesundheit bei.
- **Homöopathie** beruht auf der Grundannahme, dass homöopathische Präparate aus stark verdünnten Grundsubstanzen, die aus Pflanzen, Tieren und Mineralien gewonnen wurden, genau diejenigen Symptome lindern, die sie in einer höheren Dosis angewandt auslösen würden. Zum Beispiel wird eine extrem verdünnte Dosis Kaffee gegen Nervosität eingesetzt. Homöopathie kann zur Besserung zahlreicher Darmsymptomatiken wie Blähungen, Übelkeit und Darmkrämpfen beitragen und ist eine gut verträgliche Alternative für Kinder. Ich habe bei meinen Patienten, je nach konkretem Beschwerdebild, gute Erfahrungen mit Arsenicum album C30, Carbo vegetabilis C6, Ipecac C30 und Nux vomica C30 gemacht. Lassen Sie sich von einem erfahrenen Homöopathen individuell beraten.

Körper und Darm: Eine innige Beziehung

»Yogaübungen […] massieren die inneren Organe und stimulieren die Verdauungsaktivität, sodass das gesamte System effizienter arbeiten kann.«

Krista Katrovas: Sync of health

In diesem Kapitel werden wir der Körper-Darm-Beziehung auf den Grund gehen. Sie werden erfahren, wie Sie die Darmgesundheit und das allgemeine Wohlbefinden mit Yoga, Atemübungen, positivem Denken und Meditation verbessern können. Es enthält zahlreiche praktische Tipps, die Ihnen helfen, die Lücke zwischen Theorie und täglicher Praxis zu schließen, um so dafür zu sorgen, dass der Darm ein Leben lang »happy« bleibt.

Dieser Teil des Buchs ist in Zusammenarbeit mit meinen Freundinnen und Yogalehrerinnen Paula Tursi und Janet Dailey Butler[65] entstanden. Sie haben eine Reihe von Yogapositionen und Atemübungen zusammengestellt, die speziell darauf abgestimmt sind, Sie beim Aufbau und der Pflege eines gesunden Darms zu unterstützen. Beginnen möchte ich mit Paula Tursis Begründung dafür, warum es so wichtig ist, auf den Körper zu hören, vor allem auf das, was sie unsere »Säugetiernatur« nennt.[66]

Unsere Säugetiernatur ist unser animalisches oder instinktgeleitetes Selbst, das wir waren, bevor wir all die Zivilisationsebenen hinzugefügt haben, die sich zwischen uns und unseren physikalischen Körper geschoben haben. In unserer schnelllebigen modernen Welt haben wir uns weit von unserer Säugetiernatur entfernt. Wir haben den Kontakt mit dem Rhythmus des Lebens und unserem inneren Rhythmus verloren. Um zu ganzheitlichem Wohlbefinden zu gelangen, müssen wir diese wichtige Beziehung wiederentdecken. Unser Körper braucht Bewegung, um gesund zu bleiben. Zugleich ist Bewegung wichtig für die Darmgesundheit. Nichts erfüllt uns so und reguliert die Produktion von Stresshormonen besser, als ein Spaziergang durch die Natur oder ein Tag am Meer, an dem man am Strand sitzt und dem Rauschen der Wellen zuhört. Wir sind umgeben von den Bewegungen der Natur, und trotzdem haben wir uns in unserer modernen Hochgeschwindigkeitswelt von uns selbst entfernt, von unserer ursprünglichen Lebensweise, von unserem Sinn für Bewegung und von unserem Darmrhythmus.

Ich verwende ganz bewusst den Begriff »Bewegung« statt des Begriffs »Sport«, weil Bewegung eine breitere Palette an Aktivitäten umfasst. Für viele bedeutet Sport, in ein Fitnessstudio zu gehen und auf dem Laufband zu joggen oder fünfundvierzig Minuten auf dem Crosstrainer zu verbringen. Das erinnert eher an die Einnahme eines Medikaments als an etwas, das glücklich macht. Unser Körper braucht zwar Bewegung, doch das soll sich nicht wie eine lästige Pflicht anfühlen. Jede Form körperlicher Aktivität ist eine Art von Training, ob Sie nun zum

Tanzkurs gehen, in der Natur wandern, Fußball spielen oder im Meer schwimmen.

Studien haben immer wieder bewiesen, dass körperliche Aktivität die Herzgesundheit und den Aufbau magerer Muskelmasse fördert, zur Verbesserung des Stoffwechsels beiträgt, ausgleichend auf das Gemüt und stresslindernd wirkt. Neuere Forschungen haben ergeben, dass Bewegung möglicherweise auch dem Darmmikrobiom zugutekommt, diesem facettenreichen Ökosystem, das Ihren Darm besiedelt und aus Billionen symbiotischer Bakterien besteht, die die Gesundheit des Verdauungssystems intakt halten.

Forscher des University College Cork haben untersucht, auf welche Weise das Darmmikrobiom durch Sport beeinflusst wird. Sie verglichen eine Gruppe professioneller Rugbyspieler mit einer Kontrollgruppe, die aus gesunden, aber unsportlichen Männern der gleichen Alters- und Gewichtsklasse bestand; das Blut dieser Männer wurde nach Entzündungsmarkern untersucht, und ihre Stuhlproben wurden genetischen Tests unterzogen, um das Niveau der mikrobiellen Diversität zu bestimmen. Wie zu erwarten war, waren die Athleten besser in Form als die Männer der Kontrollgruppe, sie wiesen niedrigere Entzündungswerte auf, und zwar trotz ihres extremen Trainingsplans, der zu einem höheren Gehalt an Creatin-Kinase (einem Marker für Muskelschädigungen) im Blut führt. Bemerkenswert war jedoch, dass das Darmmikrobiom der Rugbyspieler eine sehr viel höhere Diversität aufwies als das der Männer aus der Kontrollgruppe. Insbesondere das *Akkermansiaceae*-Bakterium war bei den Athleten in einer großen Zahl vorhanden. Diese Spezies wird mit einer niedrigeren Rate an Stoffwechselerkrankungen wie Insulinresistenz oder dem metabolischen Syndrom in Zusammenhang gebracht sowie einer geringeren Veranlagung für die Entwicklung von Übergewicht. Natürlich gab es zwischen den untersuchten Gruppen geringfügige Unterschiede in der Ernährung, insbesondere hinsichtlich des Proteinkonsums: Während die Athleten 22 Prozent ihrer täglichen Kalorien in Form von Protein zuführten, war es bei den Männern der Kontrollgruppe nur ein durchschnittlicher Anteil von 15 Prozent. Das mag eine Rolle für die Unterschiede bei den Untersuchungsergebnissen gespielt haben, doch der Hauptfaktor war zweifellos die Bewegung.

Die wissenschaftliche Erforschung des Mikrobioms steckt aktuell noch in den Kinderschuhen. Doch aus allem, was wir bisher wissen, lässt sich eine ganz klare Botschaft ableiten: Gehen Sie nach draußen und bewegen Sie sich. Finden Sie heraus, welche Art von Bewegung Ihnen Freude bereitet. Versuchen Sie, unterschiedliche Formen der körperlichen Aktivität für sich zu entdecken, um für Abwechslung zu sorgen. Zu diesem Zweck zeigen wir Ihnen in diesem Kapitel, wie Yoga – das Wort *Yoga* stammt übrigens aus dem Sanskrit und lässt sich in etwa mit »verbinden« oder »vereinen« übersetzen – Sie darin unterstützt, Körper und Darm wieder in einen gemeinsamen Rhythmus zu bringen. Im Yoga erleben wir eine andere Form der Bewegung, die uns mit unseren Organen verbindet und uns hilft zu spüren, was unserem Darm guttut.

Die Säugetiernatur wiederentdecken

»Mit fortschreitender Zivilisation haben wir Menschen es verlernt, auf unser instinktives Selbst zu hören – auf unsere Säugetiernatur –, das innere Wissen, das nicht erlernt, sondern angeboren ist, verschlüsselt in unserer DNA«, erläutert Paula Tursi. Unsere Säugetiernatur strebt nach Sicherheit und Wohlbefinden. Sie sagt uns, auf was und wem wir vertrauen können, welche Speisen uns guttun und welche nicht, und wie wir uns so gut wie möglich um unsere Körper kümmern und uns durch die Welt bewegen können. Dieser natürliche Code ist insbesondere im Hinblick auf unsere Fähigkeit, uns angemessen zu ernähren und zu bewegen, gestört: Wir ernähren uns unbedacht und geleitet von unseren kopfgesteuerten Emotionen und Gelüsten statt im Interesse unserer tatsächlichen körperlichen Bedürfnisse. Emotionales Essen und die schier unendliche Auswahl an Fast-Food-Gerichten und Schnellrestaurants haben uns weit von einer gesunden Ernährung entfernt. Wenn wir jedoch in uns hineinhören und auf die Weisheit unseres Darms vertrauen, wissen wir genau, wie viel wir essen sollten, welche Speisen uns am besten nähren und welche uns krank machen.

Yoga und die Körper-Darm-Beziehung

Yoga kann uns helfen, den Zugang zu unserem instinktiven Selbst zu finden – es geht darum, mit allen Sinnen aufmerksam wahrzunehmen was ist und wieder mit uns selbst in Verbindung zu treten. Unsere Sinne ermöglichen es uns, *echten* Hunger zu fühlen anstatt stress- oder angstbedingte Gier nach bestimmten Nahrungsmitteln.

Yoga beruhigt den Geist, sodass Sie die Spannung, die sich im Darm und anderen Bereichen des Körpers aufgestaut hat, wahrnehmen und abbauen können. Diese Spannungen können Triggerpunkte – also Verhärtungen oder Gewebeknoten – entlang der Bauchmuskulatur verursachen, sie können das Zwerchfell einengen, sodass Sie nur noch eingeschränkt einatmen können, und sie tragen zur Verschlimmerung von Darmproblemen und anderen gesundheitlichen Problemen bei.

Yoga hilft Ihnen, den Geist mit dem Körper und dem Darm zu verbinden. Sind diese drei miteinander verbunden, können Sie eine tiefere Beziehung zu Ihrem wahren Selbst eingehen. Sie hören auf, sich selbst zu beurteilen und zu schlecht zu behandeln, und beginnen stattdessen, sich zu respektieren und ernsthaft und gut um sich selbst zu kümmern.

In unserem heutigen Alltag wird die Geist-Körper-Darm-Beziehung nur sehr unzureichend gefördert. Es werden kaum noch Mahlzeiten im Kreise der Familie eingenommen, und Auszeiten an den Wochenenden oder andere Möglichkeiten zum Innehalten, um anderen zuzuhören und Beziehungen zu pflegen oder einfach nur nachzudenken, sind selten geworden. Stattdessen gibt es immer mehr Angebote, die uns unablässig beschäftigt halten. Unsere Vernetzungsmöglichkeiten scheinen grenzenlos, doch unsere zwischenmenschlichen Beziehungen leiden. Das Internet schafft uns einen Zugang zu einem schier unbegrenzten Universum aus Informationen, doch zugleich hat die Technologie unser Leben komplizierter gemacht. Sie hat die Arbeitswoche von einst fünf Tagen auf 24 Stunden an sieben Tagen in der Woche ausgedehnt. Wir essen unterwegs, arbeiten die Mittagspause durch und kleben wie festgekettet vor dem Bildschirm. Unser Geist ist unablässig gefordert, während wir unseren Körper ignorieren.

Yoga ruft uns den Körper in Erinnerung und leitet uns an, auf die Weisheit des Körpers zu hören. Viele praktizieren Yoga, um ihre Beweglichkeit und Kraft zu fördern, doch im Yoga geht es nicht um Leistung und darum, sich mit anderen zu messen, nicht um Körperbeherrschung oder Selbstüberwindung. Bei Yoga steht der Dialog mit dem Körper im Vordergrund.

Im Rahmen unserer gemeinsamen Arbeit habe ich von Paula Tursi gelernt, wie wichtig es ist, den Körper danach zu fragen, was er braucht. Die Antwort fällt häufig völlig anders aus, als wir vom Kopf her vermuten würden. Wenn Sie genau hinhören, merken Sie, dass der Körper sich Ihnen kontinuierlich mitteilt: Er sagt Ihnen, wenn er Schmerzen hat und daher Ruhe oder Bewegung braucht, wenn Ihr Magen übersäuert ist oder wann es nötig ist, tief durchzuatmen. Sie sollten sich nie über Beschwerden oder Widerstände, die Sie wahrnehmen, hinwegsetzen. Lassen Sie sich auf den Dialog mit Ihrem Körper ein, und Sie werden die Erfahrung machen, dass Sie von Ihrem Körper geführt werden – auch wenn es Ihnen bisher möglicherweise häufig erschien, als würde er Sie beherrschen. Im Yoga leben Sie im Hier und Jetzt – und genau so soll es sein!

Wenn Sie mit dieser inneren Haltung Yoga praktizieren, aktivieren Sie den Parasympathikus, also den Teil Ihres vegetativen Nervensystems, der für mehr Gelassenheit sorgt, und fahren seinen Gegenspieler, das sympathische Nervensystem, herunter. Wird der Parasympathikus mithilfe von Yoga, Atemübungen oder Meditation angeregt, so scheiden der Magen, die Leber, die Bauchspeicheldrüse und die Gallenblase Verdauungssäfte und Hormone aus, die eine gesunde Verdauung fördern.

Essen Sie dagegen unterwegs oder hastig vor dem Bildschirm, dann nehmen Sie Ihre Mahlzeiten im Kampf-oder-Flucht-Modus ein, bei dem der Blutfluss vom Verdauungssystem weggeleitet wird. In der Folge arbeitet der Darm langsamer oder kommt sogar zum Stillstand. Im Notfall ist es sicher nützlich, wenn die Durchblutung und der Sauerstoff zu den Armen, Beinen und dem Gehirn gelenkt werden, um schnellstmöglich reagieren zu können. Wenn diese Fight-or-Flight-Reaktion jedoch länger anhält, kontrahieren die Bauchmuskeln, und die Peristaltik – also die koordinierten, automatischen Bewegungen des Verdauungstrakts – kommt zum Erliegen. Es kommt zu Verstopfung, Durchfall, Bauchschmerzen und den verschiedensten mit dem Darm zusammenhängenden Krankheiten. Studien haben gezeigt, dass diese Stressreaktion tatsächlich das natürliche Gleichgewicht der Darmflora zu verändern vermag, sodass schädliche Mikroorganismen überhandnehmen.

Mithilfe von Yoga, Meditation und Atemübungen schaffen Sie einen Ausgleich zwischen parasympathischem und sympathischem Nervensystem. Wenn Sie merken, dass Sie unter Hochspannung stehen, können Sie über die Atmung und mithilfe von Meditation ganz leicht das parasympathische Nervensystem aktivieren, um den Körper wieder ins Gleichgewicht zu bringen. Mithilfe von Yoga stellen Sie die natürliche Verbindung zwischen Geist, Körper und Darm wieder her und setzen sofort den Heilungsprozess in Gang.

Paula wird nicht müde zu betonen, dass der Darm die Rechnung zahlt, wenn man die tägliche Bewegungs- oder Yogaeinheit ausfallen lässt: Man verliert die Verbindung zum Darm und seinen Signalen, und das Essverhalten wird schlechter. Das kann ich nur unterschreiben. Während meiner Zeit als Assistenzarzt in der inneren Medizin hat Yoga mir geholfen, Stress abzubauen, meinen von nächtelangem Bereitschaftsdienst angeschlagenen Körper wieder ins Gleichgewicht zu bringen und um die Erschöpfung, die dem ständigen Zeitdruck geschuldet war, zu überwinden. Nach einer Yogastunde hatte ich immer großen Appetit auf leichte, gesunde Mahlzeiten, die zu einem großen Teil aus Gemüse und Omega-3-Fettsäuren bestanden.

Täglich oder jeden zweiten Tag Yogaübungen zu machen, sorgt für eine tiefere Verbindung zum eigenen Selbst. Die Yogahaltungen und Atemübungen in diesem Kapitel sind auf die Förderung der Darmgesundheit ausgerichtet. Wenn Ihr hektischer Tagesplan nicht einmal den Versuch zulässt, Yoga in Ihren Alltag zu integrieren, dann nehmen Sie sich einfach zwischendurch einen Moment Zeit, um im Sitzen oder Stehen dreimal tief durchzuatmen, um mit Ihrem Körper in Verbindung zu treten und auf Ihren Darm zu lauschen.

Yogaübungen für einen glücklichen Darm

Yoga erfordert Balance und Koordination – die gute Nachricht lautet jedoch, dass die Übungen Ihnen helfen, genau diese Fähigkeiten zu verbessern, falls Sie hier Defizite haben. Denken Sie beim Yoga stets daran, nicht über Ihre Grenzen hinauszugehen. Wie auch immer es um Ihre Beweglichkeit und Flexibilität bestellt ist: Haben Sie Geduld mit sich selbst. Mit der Zeit werden Sie Fortschritte machen.

Wenn Sie noch nie Yoga gemacht haben, wirken die Übungsabfolgen möglicherweise erst einmal einschüchternd auf Sie. Gerade in der Anfangsphase ist es hilfreich, wenn ein ausgebildeter Lehrer darauf achtet, dass Sie korrekt in die Posen hineingehen, diese halten und sie auch wieder richtig verlassen – also so, dass das Verletzungsrisiko minimiert und der gesundheitliche Nutzen maximal ist. In einem Yogastudio können Sie sich zudem über nützliche Hilfsmittel wie Yogagurte oder -blöcke informieren.

Wenn Sie an Herzerkrankungen, Diabetes, Gefäßkrankheiten, vertebralem oder spinalem Bandscheibenvorfall oder einer anderen chronischen Krankheit leiden, die Sie in Ihrer Beweglichkeit und Flexibilität einschränkt, sollten Sie zunächst Ihren Arzt konsultieren, bevor Sie mit einem Trainingsprogramm, einschließlich Yoga, anfangen. Wenn Sie beispielsweise ein

Nackenproblem haben, sollten Sie niemals einen Kopf- oder Schulterstand machen, da dies die Halswirbelsäule zu sehr belasten würde.

Für den Anfang

Ziehen Sie zum Yogatraining weite, bequeme Kleidung an, die die Bewegungsfreiheit des Körpers nicht einschränkt. Fürs Erste reicht es, wenn Sie sich eine Yogamatte kaufen, die anderen Utensilien können Sie besorgen, wenn Sie herausgefunden haben, was Sie brauchen.

Hilfsmittel wie Yogagurte oder -blöcke sind nicht zwingend erforderlich, können aber möglicherweise mit fortschreitender Praxis bei der ein oder anderen Position hilfreich sein. Wenn Sie zu Hause trainieren, können Sie sich mit Alltagsgegenständen wie Decken, Kissen oder einem dicken Buch behelfen.

Machen Sie einige der im Folgenden beschriebenen sieben Übungen – natürlich gerne auch alle, wenn das möglich ist – zu einem festen Bestandteil Ihrer Morgenroutine. Die beste Zeit zum Üben ist kurz nach dem Aufwachen. Mit den Yogaübungen am frühen Morgen regen Sie den Kreislauf von Körper und Darm an, bereiten sich auf die erste Mahlzeit des Tages vor und kommen in eine positive Grundhaltung, die den restlichen Tag über anhält.

Auch wenn Sie anfangs jede Stellung nur zehn Atemzüge lang halten, werden Sie sehr bald mehr trainieren – einfach, weil es Ihnen guttut. Die Verbundenheit mit dem eigenen Körper zu spüren, bereitet uns tiefe Freude, sodass Sie ganz von selbst mehr davon wollen werden.

Dies sind die drei Grundprinzipien, die mir Paula und Janet mit auf den Weg gegeben haben, um mit dem Yoga zu beginnen:

1. **Ruhiges Sitzen**: Beginnen Sie Ihre Übungen immer damit, zunächst mindestens eine Minute ruhig dazusitzen. Damit lassen Sie Ihr ganzes Sein wissen, dass es an der Zeit ist, die eigene Mitte zu finden und bekräftigen Ihre Absicht zu trainieren.
2. **Ankommen:** Nehmen Sie sich einen Moment Zeit, um in Ihrer Umgebung anzukommen und sich selbst darin zu beobachten. Achten Sie auf Ihren Atem und darauf, wie Sie sich fühlen. Diese Art der Einstimmung versetzt Sie in den Modus des Seins anstatt des Denkens und Beurteilens.
3. **Den Atem vertiefen**: Grundlage kann eine der Atemübungen sein, wie Sie in dem Kapitel über das Atmen (siehe Seite 325) beschrieben werden, oder auch Ihr natürlicher Atemfluss. Der Rhythmus Ihres Atems gibt das Tempo Ihrer Übungen vor.

Fünf bis zehn Minuten Yoga und fünf Minuten Meditation jeden Morgen sind eine gute Basis für den Start in den Tag. Dieses Ritual wird Ihnen zu einem leichteren Übergang vom Schlafen zum Wachsein verhelfen. Beginnen Sie jeden Tag des 28-tägigen Happy-Darm-Programms auf diese Weise.

Das Happy-Darm-Morgenritual

So könnte Ihr morgendliches Ritual aussehen:

1. **Aufwachen**: Fassen Sie einen Vorsatz für den heutigen Tag und spüren Sie die Dankbarkeit in sich.
2. **Yogaübungen**: Nehmen Sie sich fünf bis zehn Minuten Zeit, um ein bis zwei Yogahaltungen einzunehmen. Konzentrieren Sie sich dabei auf Ihren Atem, um sich wieder mit dem Körper zu verbinden.
3. **Fünfminütige Meditation**: Begeben Sie sich in den Schneidersitz, die Hände ruhen auf den Oberschenkeln oder Knien. Leeren Sie Ihren Geist und konzentrieren Sie sich auf den Atem. Blicken Sie mit weichem Blick vor sich, ohne etwas Bestimmtes zu fixieren, sodass Ihre Augenlider sich senken und fast schließen. Konzentrieren Sie sich auf Ihre Mitte und verbinden Sie sich mit Ihrem Darm.

Suchen Sie sich einen ruhigen Ort, an dem Sie Ihr tägliches Morgenritual ungestört praktizieren können. Sich morgens gleich als Erstes Zeit für sich selbst zu nehmen, ist ein wichtiger Aspekt im Happy-Darm-Programm. Es verhindert die vermehrte Ausschüttung von Stresshormonen, zu der es kommt, wenn Sie morgens überstürzt aus dem Bett aufstehen. Ist der Körper entspannt, dann ist es auch der Darm.

Meditationsübung

Für die zunächst fünfminütige Meditationseinheit begeben Sie sich in eine bequeme Sitzposition auf den Boden oder auf einem Kissen. Sie können auch auf einem Stuhl sitzen, wenn Ihnen das angenehmer ist. Die Beine sind gekreuzt oder gerade auf dem Boden abgestellt, der Rücken ist gerade, die Schultern sind entspannt, und der Bauch ist weich, damit das Zwerchfell genügend Raum hat, um sich beim Einatmen auszudehnen. Ermöglichen Sie dem Körper, sich zu entspannen, damit Sie sich auf den Atem konzentrieren und den Geist leeren können. Atmen Sie vier Sekunden lang ein, dann folgt eine kurze Atempause von etwa einer Sekunde, bevor Sie acht Sekunden lang ausatmen. Bleiben Sie beim Atem. Fangen Sie mit fünf Minuten an. Verlängern Sie die Meditation, wenn es Ihre Zeit erlaubt und Sie sich entspannter fühlen. Möglicherweise finden Sie mit der Zeit so viel Gefallen daran, dass die fünf Minuten lediglich eine Einstimmung zu einer längeren Meditationseinheit sind.

Sieben Yogaübungen für einen Happy Darm

Zu Ihrem täglichen Morgenritual in den 28 Tagen des Happy-Darm-Programms gehört eine Yogaübung für jeden Tag der Woche. Die Übungen sind so gestaltet, dass sie sich auch in einen engen Zeitplan integrieren lassen, weil Sie dafür nur zehn Minuten benötigen. Nehmen Sie die jeweilige Haltung während einer Übungseinheit mehrmals ein, indem Sie sich im Rhythmus Ihres Atems in die Position und wieder hinaus begeben.

Sobald Sie sich daran gewöhnt haben, werden Sie diese zehn bis fünfzehn Minuten sehr zu schätzen wissen, in denen Sie Ihre Ziele für den Tag festlegen und durch das Atmen und die Bewegung eine Verbindung zu Ihrem Körper und dem Darm herstellen.

Führen Sie die Übungen zunächst in der angegebenen Reihenfolge durch, danach können Sie nach Lust und Laune auswählen oder einige zu einer kurzen Abfolge kombinieren. Hören Sie auf das, was Ihr Körper gerade braucht.

Übung 1: Katze und Kuh

Mit der Bewegungsfolge Katze/Kuh lernen Sie, jeden Atemzug mit einer Bewegung zu verbinden und sich aus der Körpermitte heraus, wo sich der Darm befindet, zu bewegen. Die Übung regt die Darmtätigkeit und die Durchblutung rund um den Darm an und lindert Blähungen. Stellen Sie sich die Körpervorgänge bei dieser Übung als eine Art innerer Reinigung vor.

1. Gehen Sie in den Vierfüßlerstand. Die Schultern befinden sich über den Händen, die Knie direkt unter der Hüfte. Die Fingerspitzen zeigen nach vorne. Die Knie stehen in Hüftbreite parallel zueinander. Richten Sie den Kopf in Verlängerung der Wirbelsäule aus. Der Blick weist entspannt, ohne etwas zu fokussieren, nach unten.

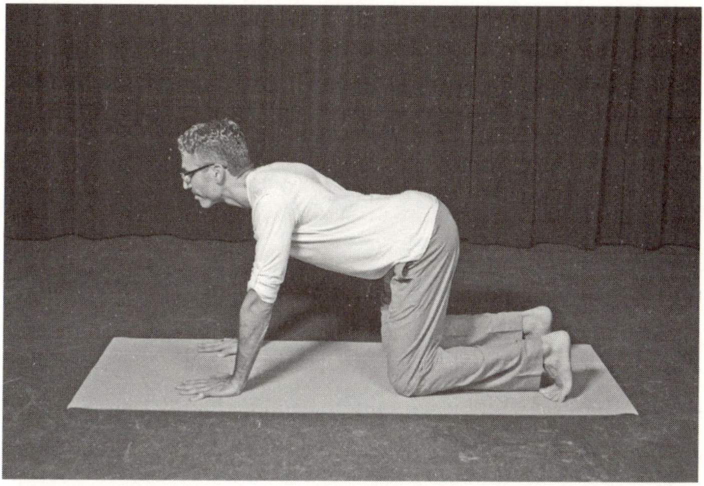

Haltung 1a: Kuh.

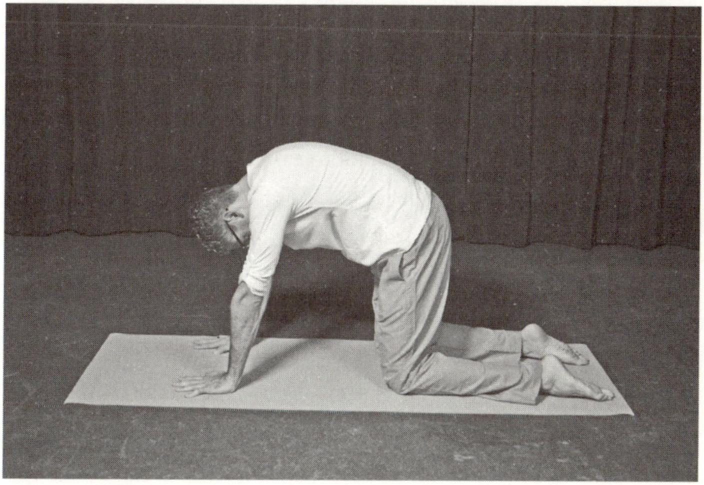

Haltung 1b: Katze

2. Begeben Sie sich in die Kuh-Haltung: Atmen Sie ein, während Sie den Bauch in Richtung Matte sinken lassen. Heben Sie Kinn und Brustkorb und blicken Sie in Richtung Zimmerdecke. Achten Sie darauf, dass der Bauch dabei vollkommen entspannt bleibt, um den Organen möglichst viel Raum zu geben.
3. Ziehen Sie die Schulterblätter zueinander und die Schultern weg von den Ohren in Richtung Hüfte.
4. Begeben Sie sich als Nächstes in die Katzen-Haltung: Ziehen Sie beim Ausatmen den Bauchnabel in Richtung Wirbelsäule und machen Sie den unteren Rücken rund. Durch diese Position schieben Sie die Organe nach oben, hin zu Ihrem Herzen. Sie sollte an eine Katze erinnern, die den Rücken reckt.
5. Lassen Sie den Kopf nach unten sinken, vermeiden Sie jedoch, das Kinn dabei absichtlich zum Brustkorb zu drücken.
6. Wiederholen Sie die Abfolge mehrere Male. Begeben Sie sich beim Einatmen in die Kuh-Haltung, um während des Ausatmens in die Katzen-Position zu kommen. Denken Sie daran, dass Atem und Bewegung im Einklang sein sollten.

Die Katze-Kuh ist eine sehr sanfte Übung; wenn Sie jedoch unter schmerzenden Handgelenken leiden, legen Sie besser die Unterarme auf dem Boden ab, anstatt sich auf die Hände zu stützen.

Übung 2: Das Krokodil

Die Rotationsbewegung im Krokodil massiert die Organe und stärkt die Bauchmuskeln. Die Übung regt den Stuhlgang an und hilft bei Verstopfungen. Zudem wird der Brustkorb gedehnt, die Wirbelsäule mobilisiert, und die Rippen werden geöffnet.

1. Legen Sie sich zunächst mit angewinkelten Knien auf den Rücken; die Füße sind flach auf dem Boden aufgestellt. Die Arme ruhen seitlich neben dem Körper.
2. Ziehen Sie beim Ausatmen beide Knie zur Brust. Breiten Sie die Arme zur Seite aus, als wollten Sie jemanden umarmen, oder legen Sie sie, wie auf dem Foto dargestellt, rechtwinklig ab.

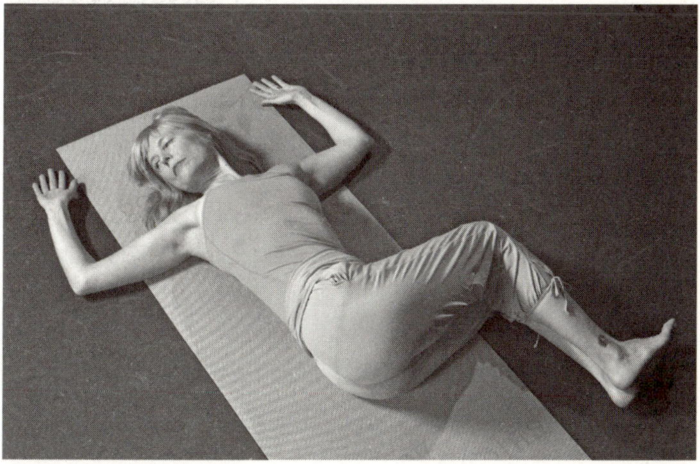

Haltung 2: Krokodil

3. Lassen Sie die Knie nach links in Richtung Boden sinken. Die rechte Schulter sollte dabei weiterhin den Boden berühren. Nehmen Sie wahr, wie Sie den Inhalt Ihres Bauches nach rechts verschieben können. Sollten Ihre Knie keinen Bodenkontakt haben, können Sie zur Unterstützung einen Yogablock oder eine Decke unterlegen.
4. Drehen Sie den Kopf nach rechts. Richten Sie den Blick entspannt auf die rechten Fingerspitzen, ohne diese zu fokussieren. Drücken Sie die Schulterblätter in den Boden und ziehen Sie die Schultern weg von den Ohren. Erlauben Sie der Schwerkraft, die Knie noch weiter nach unten zu ziehen.
5. Verharren Sie einige Atemzüge lang in dieser Position. Kommen Sie mit der Ausatmung langsam zurück zur Mitte und ziehen Sie beide Knie zur Brust. Mithilfe Ihrer Arme können Sie sie noch weiter zu sich heranziehen.
6. Wiederholen Sie die Übung zur rechten Seite. Bewegen Sie das Körperinnere dabei wieder weg vom Gewicht der Knie.
7. Kommen Sie mit der Ausatmung zurück zur Mitte und ziehen Sie zum Abschluss noch einmal für ein paar Atemzüge die Knie zur Brust, um dann, während Sie langsam ausatmen, die Beine ausgestreckt auf dem Boden abzulegen.
8. Bei dieser Übung kommt es besonders auf die Drehbewegung an. Durch diese werden die Organe regelrecht ausgewrungen, sodass alte, angestaute Flüssigkeit abgeleitet wird. Sobald der Druck nachlässt, füllen Sie sich wieder mit frischer Flüssigkeit. Führen Sie die Übung mehrmals durch, wenn Sie merken, dass sie Ihnen guttut.

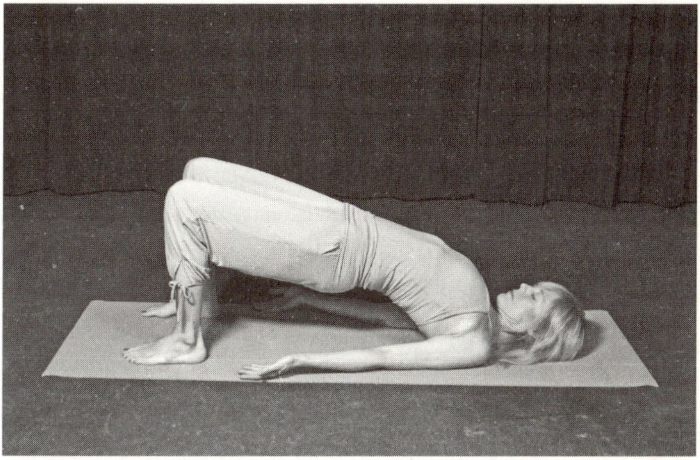

Haltung 3: Schulterbrücke

Übung 3: Die Schulterbrücke

Mit der dritten Übung, der Schulterbrücke, öffnen wir den Brustkorb und entlasten die Schulter- und Nackenmuskulatur. Das Herz und die Lunge werden ebenfalls geöffnet, und die Dehnung des gesamten Magen-Darm-Trakts vom Mund bis zum Dickdarm lindert Säurereflux und Blähungen und kann diese sogar vollständig kurieren.

1. Legen Sie sich auf den Rücken und stellen Sie die Füße hüftbreit voneinander auf. Die Knie sind etwa im 45-Grad-Winkel gebeugt. Die Arme liegen parallel zum Körper am Boden ausgestreckt, die Handflächen weisen nach oben.
2. Pressen Sie die Arme und Füße fest in den Boden. Bei der

Einatmung dehnen Sie das Steißbein von der Brust weg und heben die Hüfte vom Boden ab.

3. Spannen Sie die Gesäßbacken nicht an; lassen Sie sie vollkommen locker, während Sie den Bauchnabel in Richtung Herz ziehen.
4. Schieben Sie die Schultern nach hinten unter den Körper, und ziehen Sie die Schulterblätter zusammen, um den Herzraum und die Lunge zu öffnen. Halten Sie die Arme so gestreckt wie möglich, während Sie die Unterarme in die Matte oder den Boden drücken.
5. Achten Sie darauf, dass Beine und Knie parallel zueinander bleiben – verlagern Sie das Gewicht nicht auf die Fußaußenkanten und bewegen Sie die Knie nicht aufeinander zu. Ihr Körpergewicht sollte gleichmäßig auf beiden Fußsohlen verteilt sein. Dehnen Sie das Steißbein in Richtung der Kniekehlen.
6. Gehen Sie zurück in die Ausgangsposition und wiederholen Sie die Bewegung mehrmals, wobei der Bewegungsrhythmus vom Atemfluss vorgegeben wird. Atmen Sie beim Anheben des Gesäßes ein und beim Senken aus. Wenn Sie diese Position länger halten möchten, schieben Sie einen Yogablock unter das Kreuzbein, also unter den unteren Rücken. Das entlastet den Rücken, sodass Sie länger an der Öffnung des Brustkorbs arbeiten und dabei gleichzeitig die tiefe Brustatmung praktizieren können (siehe Seite 327).

Übung 4: Sitzende Vorbeuge

Die sitzende Vorbeuge, unsere vierte Übung, dehnt die Körperrückseite und komprimiert die Gedärme im Unterbauch. Sie stimuliert die Darmtätigkeit, lindert Blähungen und Verstopfungen sowie Säurereflux und schafft Platz für die Organe, was sie in ihrer Funktion unterstützt.

Durch die Schwerkraft und langes Sitzen wird der Rumpf komprimiert, was wiederum den Kreislauf verlangsamt. Bei dieser Übung wird der Unterbauch zusammengedrückt und anschließend wieder gelockert, wodurch die Flüssigkeiten in dieser häufig zum Stillstand gekommenen Körperregion wieder in Bewegung kommen und die Organe massiert werden. Damit bringen Sie den Stuhlgang auf Trab!

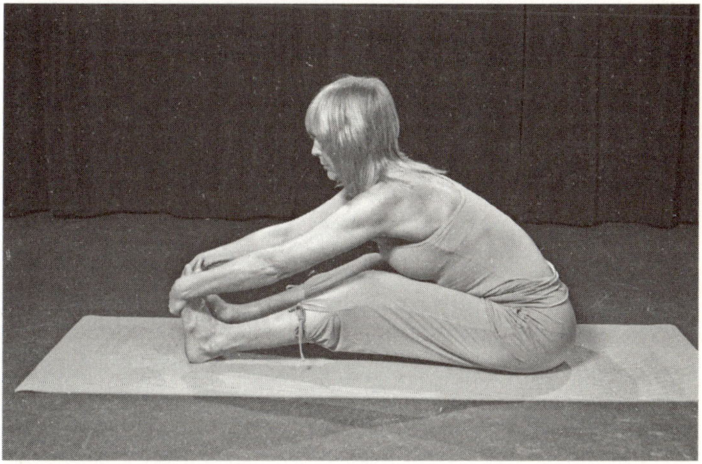

Haltung 4: Sitzende Vorbeuge

1. Setzen Sie sich mit gestreckten Beinen auf eine dicke, gefaltete Decke. Dehnen Sie die Beine noch weiter in die Länge, als wollten sie über die Fersen hinauswachsen. Anfänger sollten die Knie während der gesamten Übung leicht anwinkeln, um sie mit zunehmender Beweglichkeit immer weiter zu strecken.
2. Heben Sie beim Einatmen die Arme über den Kopf, machen Sie die Wirbelsäule lang und strecken Sie den Rumpf (und damit den Darm).
3. Beugen Sie sich beim Ausatmen langsam nach vorne. Die Bewegung kommt aus der Hüfte und den Organen, der Oberkörper bleibt gestreckt. Falls möglich, legen Sie den Bauch auf den Oberschenkeln ab. Das Kinn weist in Richtung der Knie, damit die Rumpfvorderseite gestreckt und in Kontakt mit den Beinen bleibt. Auf diese Weise erreichen Sie die nötige Kompression des Unterbauchs. Falls Sie das noch nicht schaffen, führen Sie die Bewegung so weit aus, wie es Ihnen zum jetzigen Zeitpunkt möglich ist, ohne den Oberkörper oder den Brustkorb zu krümmen, während Sie nach Ihren Zehen greifen.
4. Halten Sie sich, je nach Beweglichkeit, an den Oberschenkeln, den Fußknöcheln oder den Füßen fest. Atmen Sie: Strecken Sie den Rumpf mit jedem Einatmen ein wenig mehr. Beugen Sie sich mit jedem Ausatmen etwas weiter nach unten. So weit, wie Sie es im Augenblick schaffen, ist es perfekt.
5. Halten Sie die Position eine Minute lang. Um die Haltung aufzulösen, rollen Sie die Wirbelsäule von unten beginnend

Wirbel für Wirbel nach oben, während Sie mit dem Bauch dagegenhalten.

6. Sobald Sie die Vorbeuge verlassen haben, nehmen Sie sich einen Moment Zeit, um den Raum wahrzunehmen, den Sie gerade in Ihrem Bauch geschaffen haben.

Übung 5: Herabschauender Hund

Unsere fünfte Stellung, der herabschauende Hund, versorgt den Körper mit Energie und wirkt verjüngend. Die rückseitige Oberschenkelmuskulatur, die Waden, die Schultern, die Hände, die Füße und die Wirbelsäule werden dabei wunderbar gedehnt, während gleichzeitig die Arme, die Schultern und die Beine gekräftigt werden. Weil in dieser Position das Herz über dem Kopf

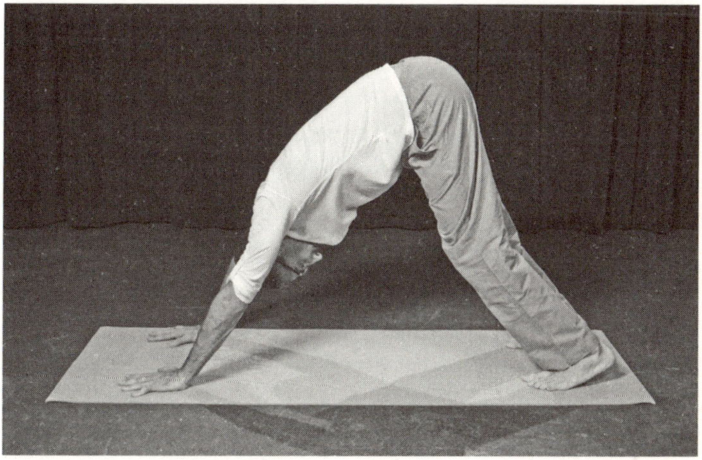

Haltung 5: Herabschauender Hund

liegt, wird sie als sanfte Umkehrhaltung betrachtet. Der Blutfluss zum Gehirn beruhigt zudem die Nerven und baut Stress, eine häufige Ursache von Darmleiden, ab.

Das Besondere am herabschauenden Hund ist, dass er den ganzen Körper erdet und alle Strukturen wieder miteinander in Verbindung bringt. Häufig liegt die Ursache von Darmproblemen darin, dass wir uns mental und körperlich blockiert fühlen. Der herabschauende Hund lässt Körper, Geist und Darm wieder in Fluss kommen und Sie die Verbindung zwischen ihnen spüren.

1. Begeben Sie sich in den Vierfüßlerstand. Positionieren Sie die Handgelenke direkt unter den Schultern und die Knie direkt unter die Hüfte. Die Mittelfinger weisen nach vorn und die Handgelenke sind parallel zum vorderen Mattenrand ausgerichtet.
2. Spreizen Sie die Finger, und drücken Sie sich mit den Handflächen und Knöcheln fest von der Matte ab. Das Gewicht ist gleichmäßig auf beide Hände verteilt.
3. Entspannen Sie den oberen Rücken. Stellen Sie beim Ausatmen die Zehen auf und heben Sie die Knie vom Boden. Schieben Sie das Steißbein nach oben und machen Sie sich in der Wirbelsäule lang. Strecken Sie vorsichtig die Beine, ohne die Knie vollständig durchzudrücken. Bewegen Sie Hüfte und Oberschenkel weg von den Schultern, und halten Sie diese Dehnung des ganzen Körpers.
4. Spannen Sie die Armmuskulatur an und drücken Sie die Zeigefinger in die Matte.

5. Ziehen Sie beim Einatmen die Fersen in Richtung Boden, heben dann die Zehen und lassen beim Ausatmen die Fersen sinken. Stellen Sie sich bildlich vor, wie dadurch mit dem Rumpf Ihre gesamten Organe gedehnt werden, und lassen Sie sich bei der Bewegung von Ihrem Atem leiten. Irgendwann werden die Fersen wie von selbst den Boden erreichen.
6. Lassen Sie den Kopf locker hängen, wie eine reife Frucht an einem Baum. Der Blick ist zum Bauchnabel gerichtet.
7. Halten Sie diese Position ein paar Atemzüge lang; achten Sie darauf, dass die Wirbelsäule gestreckt bleibt. Sobald Sie keine ruhigen, tiefen Atemzüge mehr machen können, ist es an der Zeit, die Haltung zu verlassen. Denken Sie daran, stets langsam, ruhig und gleichmäßig zu atmen.
8. Um sich aus der Position zu lösen, atmen Sie aus, beugen leicht die Knie und begeben sich wieder in den Vierfüßlerstand.

Diese Übung ist nicht einfach, da sie Beweglichkeit der Hüften, der rückseitigen Oberschenkelmuskulatur und der Schultern erfordert. Verändern Sie den herabschauenden Hund entsprechend Ihrer momentanen Fähigkeiten und Bedürfnisse, indem Sie die Knie stärker beugen oder die Hände auf einen Stuhl statt auf dem Boden positionieren. Denken Sie daran, dass es um die Dehnung der Wirbelsäule geht, und erzwingen Sie nichts.

Übung 6: Die Dreieckshaltung

Unsere sechste Übung, die Dreieckshaltung, widmet sich der Dehnung der hinteren Oberschenkelmuskulatur, der Leisten und der Hüften. Sie lindert Schmerzen im unteren Rücken und hat durch die Rotationsbewegung eine wohltuende Wirkung auf die Wirbelsäule und den Darm. Sie regt die Organtätigkeit an, verbessert den Stoffwechsel und die Durchblutung der Verdauungsorgane. Ob Sie nun unter Verstopfung oder aufgrund eines Reizdarmsyndroms unter wiederkehrenden Durchfällen leiden: Mit dieser Übung fördern Sie das Gleichgewicht und die Entspannung innerhalb des Darmtrakts.

1. Stellen Sie sich auf die Matte, die Füße hüftweit auseinander, die Arme an den Seiten. Spüren Sie, wie der Atem den Körper bis in die Finger- und Zehenspitzen erfüllt. Stellen Sie sich vor, Sie wären ein Seestern und schicken den Atem von Ihrem Zentrum in alle sechs Richtungen – einschließlich Kopf und Steißbein. Nehmen Sie sich einen Moment Zeit, und spüren Sie in sich hinein, damit sich die Wahrnehmung komplett nach innen richtet.
2. Sobald Sie bereit sind, setzen Sie die Füße etwa einen bis einen Meter zwanzig weit auseinander. Achten Sie darauf, dass die Füße in einer Linie bleiben.
3. Drehen Sie den rechten Fuß um 90 Grad, sodass die Zehen zum Kopfende der Matte weisen.
4. Den linken Fuß drehen Sie leicht einwärts, sodass er etwa im 45-Grad-Winkel zum vorderen Fuß steht.

5. Die Fußgewölbe streben nach oben, während die Fersen und die Ballen fest mit dem Boden verankert bleiben.
6. Heben Sie die Arme seitlich bis auf Schulterhöhe an, sodass sie parallel zum Boden sind. Die Arme befinden sich in einer Linie mit den Beinen, die Handflächen weisen nach unten. Strecken Sie dabei die Arme bis in die Fingerspitzen hinein aus, um den Brustkorb zu öffnen.
7. Bewegen Sie die rechte Hand beim Ausatmen in die Richtung, in die der rechte Fuß weist. Schieben Sie die linke Hüfte nach hinten, sodass das Steißbein und das Becken in Richtung Wand beziehungsweise hinter den linken Fuß kippen. Neigen Sie den Rumpf in der rechten Hüfte. Achten Sie darauf, die Knie nicht durchzustrecken.

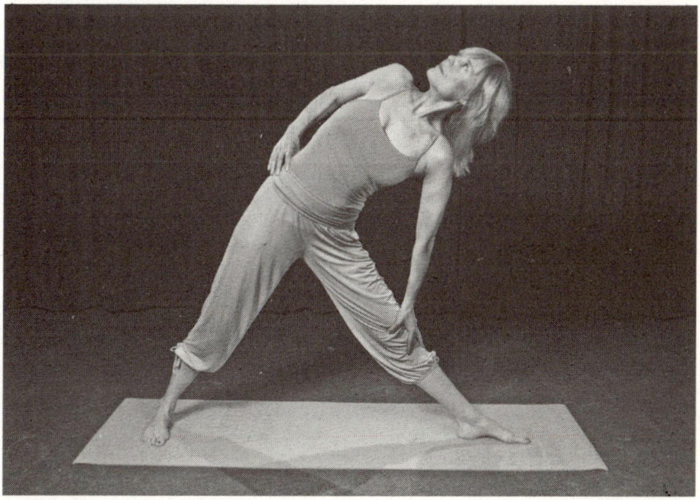

Haltung 6: Dreieck

8. Lassen Sie die rechte Hand auf dem äußeren Schienbein, dem Fußgelenk oder einem Yogablock ruhen, während Sie mit der linken Hand nach oben greifen, als würden Sie den Himmel berühren wollen. Alternativ legen Sie sie auf der linken Hüfte ab.
9. Drehen Sie die rechte Seite des Bauches nach links, als ob Sie die Organe auswringen wollten. Die Rotationsbewegung sollte vor allem aus dem Körperinneren und weniger aus einer Bewegung der Schultern nach hinten resultieren.
10. Neigen Sie sich nun in Richtung der äußeren Fußkante. Achten Sie dabei auf eine gleichmäßige Dehnung an beiden Seiten der Taille. Streben Sie mit dem Steißbein zu den Fersen.
11. Halten Sie diese Position bis zu einer Minute. Um sich zu lösen, atmen Sie ein und drücken die Füße fest in den Boden, während Sie den Rumpf anheben. Lassen Sie die Arme sinken. Drehen Sie sich nach links, nehmen Sie die umgekehrte Fußhaltung ein und wiederholen Sie die Übung zur anderen Seite.

Übung 7a: Der Sonnengruß

Die siebte Übung ist eigentlich eine längere Übungsfolge. Sie wird Sonnengruß oder Sonnengebet genannt, weil sie den Körper erhitzt, so wie die Sonne den Körper von außen erwärmt. Zudem wird mit dieser Position auch die Sonne als Himmelskörper und als Metapher für die Seele geehrt. Ziel ist es, die Einzelhaltungen so nacheinander einzunehmen, dass dabei ein Bewegungsfluss entsteht.

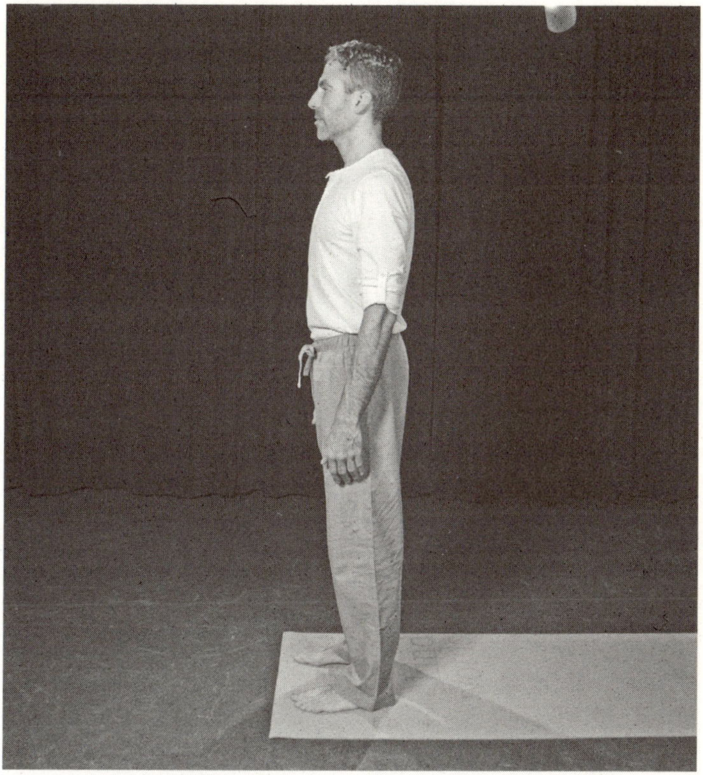

Übung 7a: Berghaltung – Ausgangsposition für den Sonnengruß

Lassen Sie sich bei der Bewegung in eine Position hinein und wieder heraus von Ihrem Atem leiten. Der Sonnengruß dient beim Yoga häufig dem Aufwärmen, doch er kann selbstverständlich auch für sich allein praktiziert werden. Er bringt den Kreislauf auf Trab, hilft bei Darmträgkeit, erhöht die Herzfrequenz und regt den Lymphfluss an. Wenn Ihnen der Sonnengruß anfangs zu kompliziert ist, beginnen Sie zunächst mit dem einfacheren kleinen Sonnengruß, der auf Seite 323 beschrieben wird.

1. **Berghaltung**: Stellen Sie sich am Kopfende der Matte auf. Die Füße stehen hüftbreit und tragen das Gewicht gleich-

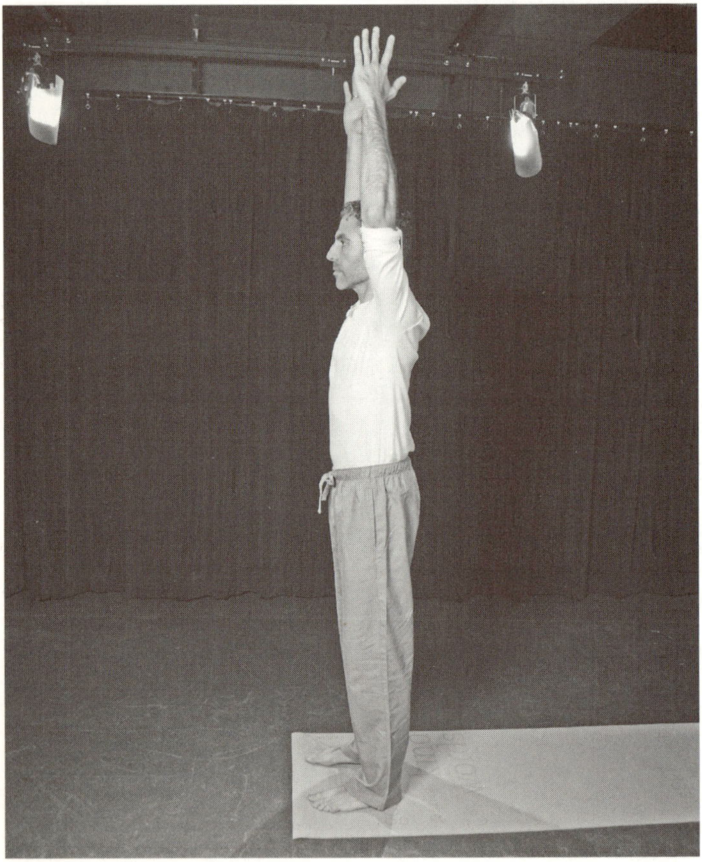

mäßig; die Wirbelsäule ist aufgerichtet, die Arme ruhen an den Körperseiten. Fühlen Sie, wie der Atem Ihren Körper vom Scheitel bis zur Sohle durchdringt. Nehmen Sie sich selbst abermals als Seestern wahr, und schicken Sie den Atem aus dem Zentrum heraus in alle sechs Gliedmaßen – Kopf und Steißbein inbegriffen. Spüren Sie einen Moment in sich hinein, und richten Sie die Aufmerksamkeit nach innen. Beginnen Sie nun mit der rhythmischen Atmung (siehe Seite 327).

2. **Gestreckte Berghaltung**: Heben Sie beim Einatmen die Arme und strecken Sie sie über dem Kopf. Die Handflächen weisen zueinander.

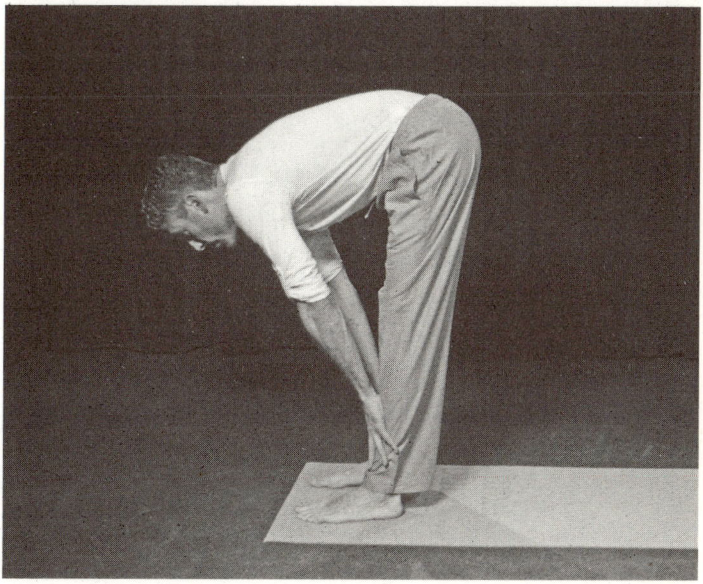

3. **Stehende Vorbeuge**: Gehen Sie beim Ausatmen in die stehende Vorbeuge. Die Bewegung kommt aus der Hüfte: Bewegen Sie die Brust zu den Oberschenkeln und die Hände in Richtung Boden. Indem Sie die Knie leicht beugen, gelangen Sie leichter in die Vorbeuge.

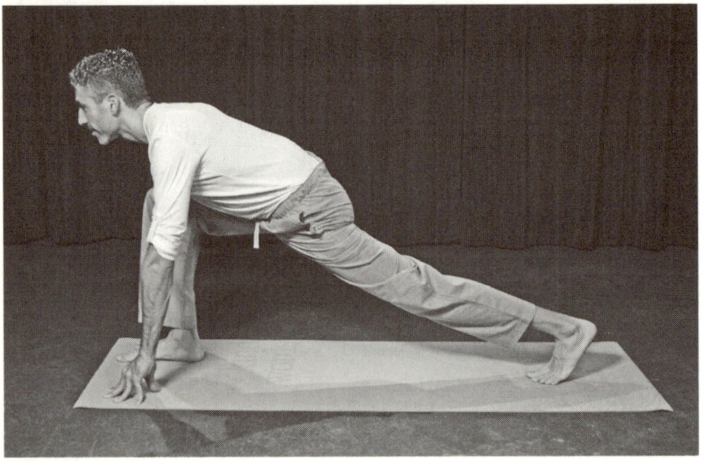

4. **Sprinter**: Atmen Sie tief in die Lunge hinein, legen Sie die Hände zu beiden Seiten des rechten Fußes auf der Matte ab, während Sie das linke Bein mit einem gestreckten Ausfallschritt hinter sich abstellen. Weiten Sie die Brust, und dehnen Sie die Wirbelsäule. Um die Knie zu schonen, sollte sich das vordere Knie in einer Linie über dem Knöchel befinden und keinesfalls vor dem Fuß.
5. **Bretthaltung**: Begeben Sie sich beim Ausatmen in die Bretthaltung, indem Sie das rechte Bein nach hinten bewegen, so-

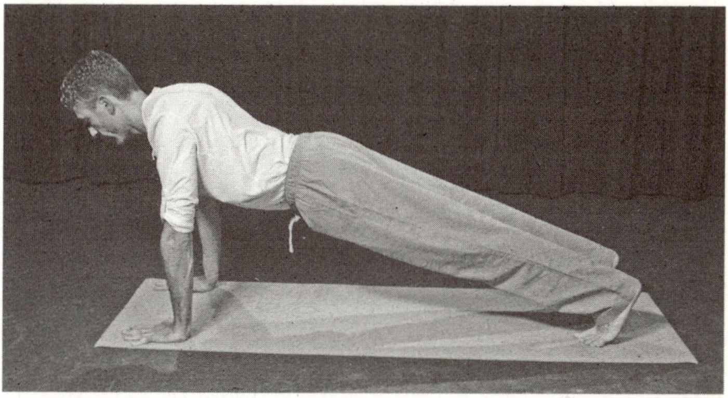

dass die Füße nebeneinanderstehen. Richten Sie den Blick zum Boden. Die Arme bleiben gestreckt und der Körper gerade. Verkrampfen Sie dabei nicht die Ellbogen. Wenn Ihnen diese Haltung anfangs schwerfällt, können Sie die Knie auch auf dem Boden ablegen.

6. **Acht-Punkt-Stellung:** Senken Sie beim Ausatmen langsam die Knie, die Brust und das Kinn zum Boden; heben Sie das

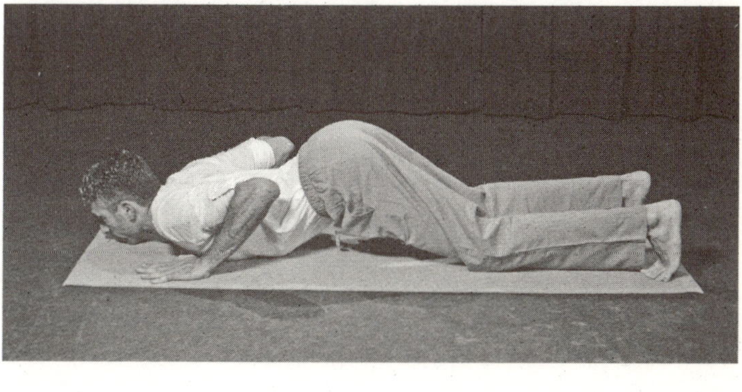

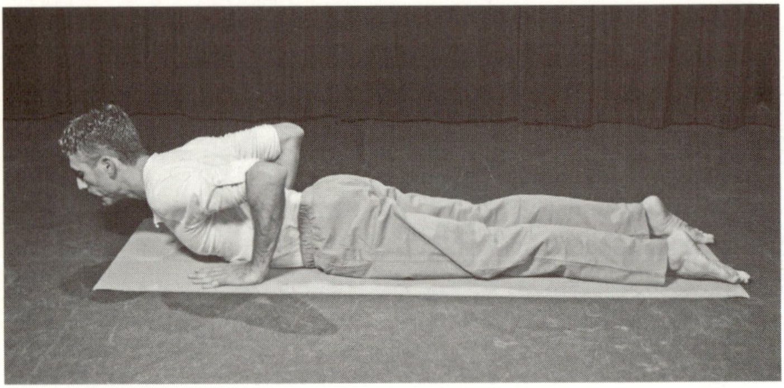

Gesäß an. Wenn Ihnen das zu schwierig ist, nehmen Sie den Vierfüßlerstand ein und gehen Sie mit der Hüfte nach hinten zu den Fersen.

7. **Kobra**: Beim Einatmen schieben Sie den Brustkorb nach vorn und leicht nach oben wie eine Kobra. Die Hände sind aufgestellt und die Beine langgestreckt, damit der untere Rücken nicht zusammengepresst wird.

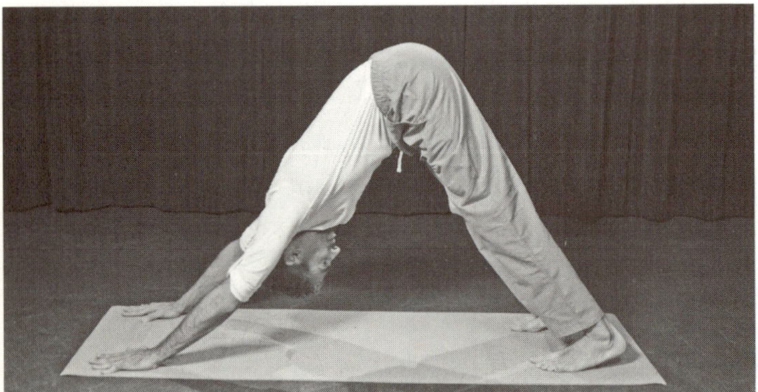

8. **Herabschauender Hund**: Begeben Sie sich beim Ausatmen in den herabschauenden Hund; dazu stellen Sie die Zehen auf und schieben die Hüfte nach hinten und oben, sodass das Körpergewicht auf den Händen und den Fußballen ruht. Sie haben diese Übung bereits an Tag fünf gemacht und dürften daher damit vertraut sein. Entspannen Sie den Nacken und lassen Sie es zu, dass das Gewicht des Kopfes die Wirbelsäule in die Länge zieht. Atmen Sie ein und aus, dehnen Sie den Körper und drücken Sie beim Ausatmen die Fersen in den Boden.

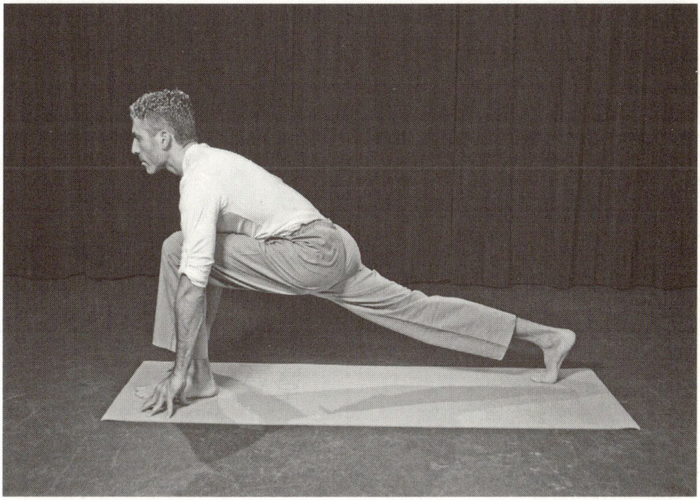

9. **Sprinter**: Begeben Sie sich beim Ausatmen erneut in die Sprinter-Position, indem Sie mit dem linken Bein einen Ausfallschritt nach vorne machen.

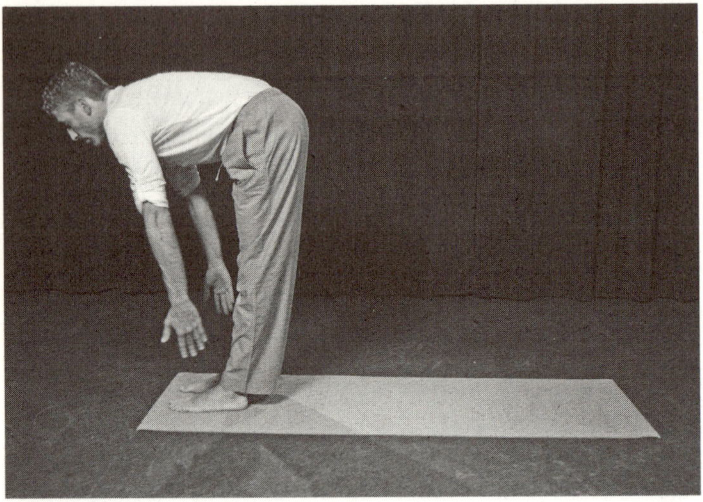

10. **Stehende Vorbeuge:** Atmen Sie ein und kommen dabei erneut in die stehende Vorbeuge, indem Sie den rechten Fuß neben den linken stellen, sodass das Gewicht auf beiden Füßen verteilt ist.
11. **Gestreckte Berghaltung**: Beim Einatmen kommen Sie in die gestreckte Berghaltung.
12. **Berghaltung**: Atmen Sie aus und lassen die Arme seitlich sinken, sodass Sie wieder die Berghaltung einnehmen, mit der der Sonnengruß abgeschlossen wird.

Sie können den Sonnengruß alternativ auch auf einem Stuhl sitzend ausführen. Absolvieren Sie die Teile der Übungssequenz, bei denen Ihnen das möglich ist, auf dem Boden und schließen das Sonnengebet wieder auf dem Stuhl ab.

Übung 7b: Kleiner Sonnengruß

Diese vereinfachte Form des Sonnengrußes mache ich jeden Morgen, um meine Wirbelsäule, die Hüfte und die hintere Oberschenkelmuskulatur aufzuwärmen, nach der flacheren Atmung beim Schlafen tiefer durchzuatmen und den Tag willkommen zu heißen. Nicht zuletzt bringt diese Übung die Verdauung in Schwung! Sollten Sie von den sieben Yogaübungen nur eine schaffen, dann absolvieren Sie den kleinen Sonnengruß. Sie werden überrascht von der Wirkung sein: Sie werden an Beweglichkeit gewinnen, Ihr Atemvolumen vergrößern, und der Stuhlgang wird ebenfalls gefördert.

1. **Berghaltung**: Stellen Sie sich am Kopfende der Matte auf. Die Füße stehen hüftbreit und tragen das Gewicht gleichmäßig; die Wirbelsäule ist aufgerichtet, die Arme ruhen an den Körperseiten. Fühlen Sie, wie der Atem Ihren Körper vom Scheitel bis zur Sohle durchdringt. Nehmen Sie sich selbst abermals als Seestern wahr, und schicken Sie den Atem aus dem Zentrum heraus in alle sechs Gliedmaßen – Kopf und Steißbein inbegriffen. Spüren Sie einen Moment in sich hinein, und richten Sie die Aufmerksamkeit nach innen. Beginnen Sie nun mit der rhythmischen Atmung (siehe Seite 327).
2. **Gestreckte Berghaltung**: Heben Sie beim Einatmen die Arme und strecken Sie sie über dem Kopf. Die Handflächen weisen zueinander.
3. **Stehende Vorbeuge**: Gehen Sie beim Ausatmen in die ste-

hende Vorbeuge. Die Bewegung kommt aus der Hüfte: Bewegen Sie die Brust zu den Oberschenkeln und die Hände in Richtung Boden. Indem Sie die Knie leicht beugen, gelangen Sie leichter in die Vorbeuge. Möglicherweise kommen Sie mit den Händen nicht weiter hinunter als bis zu Ihren Knien oder den Schienbeinen – das ist völlig in Ordnung. Erzwingen Sie nichts, indem Sie mit Gewalt versuchen, den Boden zu berühren.

4. **Halbe stehende Vorbeuge**: Legen Sie beim Einatmen die Hände auf die Knie oder die Schienbeine und strecken Sie die Wirbelsäule. Wenn Sie den Blick nach vorne richten, wird die Wirbelsäule von der Hüfte aus noch weiter in die Länge gezogen. Versuchen Sie, die Beine gestreckt zu halten.
5. **Variation der stehenden Vorbeuge:** Begeben Sie sich beim Ausatmen in die stehende Vorbeuge, allerdings mit gebeugten Knien, und legen Sie den Bauch auf den Oberschenkeln ab. Versuchen Sie dann, die Fingerspitzen neben die Zehenspitzen zu bringen. Manchmal hilft es, die Füße in größerem Abstand voneinander aufzustellen, um den Boden leichter zu erreichen.
6. **Gestreckte Berghaltung**: Beim Einatmen kommen Sie in die gestreckte Berghaltung.
7. **Berghaltung**: Atmen Sie aus und lassen die Arme seitlich sinken. Beenden Sie den Sonnengruß mit der Berghaltung.

Atemübungen zur Darmheilung

Vielleicht fragen Sie sich, warum Sie Atemübungen machen sollen – wir alle können bereits atmen, sonst wären wir nicht mehr am Leben. Doch wir haben auch Phasen, die manchmal einen ganzen Tag oder sogar mehrere Wochen dauern, in denen wir gestresst und voller Sorgen sind, in denen wir die Brust verengen, den Bauch einziehen und uns angespannt fühlen.

Mit dem Atem Weite schaffen

Probieren Sie die folgende Atemübung aus: Suchen Sie sich einen bequemen Platz, wo Sie ungestört sind. Setzen Sie sich und lauschen Sie Ihrem Atem. Versuchen Sie nicht, ihn zu verändern, beobachten Sie ihn nur. Ist er tief oder flach? Ist es angenehm zu atmen? Wird Ihr Geist durch die Art der Atmung eher ruhig oder unruhig? Versuchen Sie, diese Informationen nicht zu bewerten. Erlauben Sie es sich, neugierig auf die eigenen Gefühle zu sein.

Lassen Sie sich nun vom Atem durch den Körper führen. Achten Sie auf das, was Sie spüren. Welche Bereiche Ihres Körpers bewegen sich im Einklang mit dem Atem, sodass sie sich frei und offen anfühlen? Wo spüren Sie Schmerzen, wo Aufregung, welche Areale fühlen sich verengt oder wie vom restlichen Körper abgetrennt an? Bringen Sie die blockierten Bereiche langsam in Bewegung. Ist beispielsweise ein Teil des Brustkorbs nicht beweglich, atmen Sie gezielt hinein, um die Starre zu lösen. Hören Sie auf Ihren Körper. Schaffen Sie in Bereichen, die sich eng anfühlen, mithilfe dieser Übung mehr Raum.

Der englische Begriff für Sorge oder Angst, »worry«, geht auf eine altenglische Wurzel zurück, die sich in etwa mit »erwürgen« übersetzen lässt. Beim deutschen Wort »Angst« ist das ganz ähnlich: Im Mittelhochdeutschen bedeutete es unter anderem »Enge«. In diesem Zusammenhang möchte ich meine Yogalehrerin Janet Dailey Butler zitieren: »Wir erwürgen buchstäblich unsere Lebenskraft, indem wir den Atem anhalten, wenn wir Angst haben oder uns Sorgen machen, und hindern damit das Blut daran, frei durch die Organe zu fließen. Sich auf den Atem zu konzentrieren, ist die effektivste und schnellste Methode, die ich kenne, um wieder ins Hier und Jetzt zu gelangen und gelassen zu werden. Wenn Sie sich auf diese Weise im Augenblick verankern, nimmt sich der Geist, der ständig auf alles reagiert und mit Sorgen befasst ist, eine Auszeit.«

Die folgenden vier einfachen Atemübungen werden Ihnen helfen, den Kopf frei zu bekommen und fördern eine gesunde Verdauung. Nehmen Sie jeweils eine bequeme Sitzposition mit geradem Rücken, entspannten Schultern und weichem Bauch ein, damit das Zwerchfell genügend Raum hat, sich beim Atmen auszudehnen, entweder mit gekreuzten Beinen auf dem Boden oder auf einem Stuhl. Sie können diese Atemübungen während Ihrer täglichen fünfminütigen Meditation anwenden. Lassen Sie nach einer Mahlzeit mindestens drei Stunden verstreichen – Atemübungen sollten Sie nie mit vollem Magen machen.

Rhythmisches Atmen

Diese Atemübung wärmt den Körper innerlich, beruhigt den Geist und wirkt ausgleichend auf das Nervensystem und stärkend auf das Verdauungssystem.

1. Öffnen Sie den Mund und machen Sie beim Ausatmen ein Geräusch, als würden Sie eine Brille anhauchen.
2. Machen Sie nun beim Einatmen dasselbe Geräusch.
3. Wiederholen Sie diesen Vorgang einige Male. Wenn Sie bereit sind, schließen Sie den Mund und atmen durch die Nase in der gleichen Weise und mit demselben Geräusch weiter, indem Sie den hinteren Zungenrücken an den Gaumen drücken.
4. Im hinteren Rachenbereich entsteht bei dieser Art zu atmen eine Wölbung, als hätten Sie den Mund voller Murmeln. Lassen Sie es zu.
5. Atmen Sie weiter auf diese Art, während Sie das Atemgeräusch leiser werden lassen, bis Sie es kaum noch hören. Sie werden den Atem dennoch intensiver wahrnehmen.
6. Trainieren Sie, genauso lange aus- wie einzuatmen, bis beides nahtlos ineinander übergeht.

Brustatmung

Die Brustatmung weitet den Raum zwischen den Rippen sowie im oberen Lungen- und Brustbereich und fördert einen gesunden Stuhlgang. Wenn Sie bei dieser Atemübung zusätzlich die Arme über den Kopf heben, lindert sie darüber hinaus Ängste.

1. Entspannen Sie den Bauch und das Zwerchfell.
2. Atmen Sie aus, bis die Lunge komplett geleert ist.
3. Ziehen Sie den Bauchnabel in Richtung Wirbelsäule und atmen Sie in die obere Brust.
4. Atmen Sie sanft, mit weiterhin eingezogenem Bauch, durch die Lippen aus.
5. Setzen Sie die Übung zwei bis fünf Atemzüge lang fort.

Drei-Phasen-Atmung mit *Apana Mudra*

Diese Atemübung ist kombiniert mit einer Handgeste aus dem Yoga, einer sogenannten *Mudra,* die der Reinigung und Entgiftung dient. Die Übung zentriert den Geist, richtet die Aufmerksamkeit nach innen und erleichtert es, auf das Bauchgefühl zu hören. Das parasympathische Nervensystem wird aktiviert, und ein Gefühl der Ruhe breitet sich aus. Die Verdauung und die Ausscheidungsfunktion werden verbessert. – Beachten Sie bitte, dass für Schwangere diese Atemübung nicht geeignet ist.

1. Setzen Sie sich bequem hin. Legen Sie die Hände nahe den Knien mit nach oben gerichteten Handflächen auf die Oberschenkel. Bringen Sie Mittel- und Ringfingerspitze zur Daumenspitze; die anderen beiden Finger bleiben gestreckt.
2. Atmen Sie durch die Nase ein und zählen dabei bis vier. Halten Sie den Atem an, während Sie ebenfalls bis vier zählen, und atmen genauso lange aus.
3. Setzen Sie die Übung drei bis elf Minuten lang fort. Zum

Schluss atmen Sie tief ein, dann aus und beobachten, wie es Ihnen geht.

Langsame Tiefenatmung

Diese Atemtechnik senkt Blutdruck und Herzfrequenz, lindert Ängste und vermindert Stressreaktionen und verhilft Ihnen zu innerem Frieden, sodass Sie in sich ruhen. Zudem regt sie die Durchblutung des Darms an und fördert eine gesunde Verdauung.

Die langsame Tiefenatmung können Sie auch im Stehen praktizieren. Nutzen Sie diese Übung, wenn Sie tagsüber der Stress zu überrollen droht. Damit entrinnen Sie der Fight-or-Flight-Reaktion und versetzen sich in einen entspannteren Zustand.

1. Lassen Sie die Luft langsam und sanft durch die Nase einströmen. Füllen Sie erst den unteren, dann den mittleren und schließlich den oberen Bereich Ihrer Lunge mit Luft, um das Fassungsvermögen des Brustkorbs zu erweitern.
2. Atmen Sie gleichmäßig, sachte und langsam durch die Nase aus. Während der Bauchnabel sich der Wirbelsäule nähert, leeren Sie die Lunge .
3. Praktizieren Sie diese Atemübung insgesamt drei Minuten lang. Bleiben Sie danach noch einen Moment sitzen und beobachten, wie es Ihnen geht.

Zeit für die Heilung

Sie werden auf Ihrem Weg zur Darmheilung möglicherweise auf ein paar Hindernisse stoßen – vielleicht bekommen Sie nicht immer die Unterstützung, die Sie benötigen, oder es gelingt Ihnen nicht immer, an sich zu glauben. Für eine dauerhafte Heilung ist es vor allem von Bedeutung, dass Sie sich die nötige Zeit nehmen, um für sich zu sorgen.

Ich bin ein großer Verfechter von kleinen, leicht zu realisierenden Schritten. Gönnen Sie sich kurz nach dem Aufwachen fünf Minuten Zeit für Yoga oder andere Formen von Bewegung. Nehmen Sie sich vor jeder Mahlzeit ein wenig Zeit, um in sich zu gehen und den Geist zu leeren. Es sind nur ein paar Sekunden bewusster Wahrnehmung erforderlich, um vom Denken zum Fühlen zu wechseln – die können Sie sicher erübrigen. Natürlich spricht vieles für ein längeres Training – es erhöht das Ausmaß der positiven Wirkungen auf Körper und Darm spürbar. Wenn es sich in Ihr geschäftiges Leben integrieren lässt, dann tun Sie das.

Ihre Darmgesundheit existiert letzten Endes genau im gegenwärtigen Augenblick. Bei Yoga oder anderen Bewegungsformen geht es darum, sich im gegenwärtigen Augenblick zu verankern und aufzuhören, ständig über Dinge nachzudenken, die einem Sorgen bereiten. Atemübungen und Bewegung senken den Gehalt an Stresshormonen, was auch dem Darm zugutekommt. Zudem wirkt Bewegung reinigend und wohltuend auf Geist, Körper und Seele.

Happy-Darm-Rezepte

Willkommen in der Happy-Darm-Küche! Die folgenden Rezepte bringen Abwechslung in Ihre Happy-Darm-Diät. Sie wurden in Zusammenarbeit mit der Chefköchin Mikaela Reuben (Smoothies und Nussmilchsorten) sowie Chefköchin und Diätspezialistin Marlisa Brown (alle übrigen Rezepte) für das Happy-Darm-Programm konzipiert. Von den köstlichen Frühstückssmoothies bis hin zu Neuauflagen unserer Leibgerichte haben wir uns Rezepte ausgedacht und kreiert, die nicht nur den Darm schonen und wenig Zucker enthalten, sondern noch dazu schnell zubereitet und lecker sind.

Indem Sie darauf achten, vor allem ökologisch (und, wenn möglich, regional) angebautes Obst und Gemüse zu kaufen sowie Biofleisch aus artgerechter Haltung oder Wild, nehmen Sie Nahrungsmittel zu sich, die der Heilung des Darms und des gesamten Körpers zugutekommen. Mit diesem Wissen im Hinterkopf können Sie nach Lust und Laune experimentieren und die Rezepte nach Ihrem persönlichen Geschmack abwandeln und dabei Zutaten verwenden, die bei Ihnen heimisch sind und gerade Saison haben.

Mit diesen Rezepten wird es Ihnen nicht schwerfallen, auf Gluten/Weizen, Milchprodukte, Soja, Mais, zugesetzten Zucker oder Eier zu verzichten. Der Speiseplan auf den Seiten 162 bis 166 zeigt Ihnen, wie Sie die Rezepte kombinieren können.

Frühstückssmoothies

Während des 28-tägigen Happy-Darm-Programms gibt es jeden Morgen einen sorgfältig zubereiteten Smoothie zum Frühstück. Die Rezepte wurden so zusammengestellt, dass sie mit ihrer hohen Nährstoffdichte wunderbar als Ersatz für eine feste Mahlzeit taugen, damit Sie richtig gut in den Tag starten.

Sie können die Zutaten nach Belieben durch adäquate andere ersetzen, je nach Saison, Angebot und persönlichen Vorlieben. Beispielsweise können Sie statt einer Sorte grünem Blattgemüse wie etwa Mangold eine andere wie Babyspinat verwenden. Oder aber Sie greifen lieber zu Leinöl als zu Kokosöl. Wenn Sie allergisch auf Nüsse reagieren, nehmen Sie Sesam- oder Sonnenblumenmus statt des möglicherweise im Rezept angegebenen Nussmuses. Sie können die Rezepte auch völlig ohne Nüsse zubereiten, achten Sie jedoch darauf, dass Sie dann unter Umständen weniger Flüssigkeit zugeben müssen, um die gewünschte Konsistenz zu erreichen. Leinsamen oder Chia-Samen sind ein wunderbarer Ersatz für Nüsse.

Für die Zubereitung ist ein Hochleistungsmixer am besten geeignet. Darüber hinaus benötigen Sie folgende Utensilien:

- Gemüseschäler
- Messbecher
- Messer
- Messlöffel (Teelöffel und Esslöffel)
- Reibe oder Zitronenschaber
- Schneidebrett
- Sieb

Die Zutaten werden jeweils in der Reihenfolge aufgeführt, in der sie verwendet werden sollten. Sobald alle Zutaten im Mixer sind, sollte der Mixvorgang gestartet werden. Damit wird vermieden, dass das Proteinpulver oder das Nussmus am Boden des Gefäßes kleben bleibt. Wenn Sie die Smoothies lieber etwas dickflüssiger oder dünnflüssiger mögen, geben Sie während der Zubereitung einfach so viel Flüssigkeit dazu, bis die gewünschte Konsistenz erreicht ist.

Ist in einem Rezept Mandelmilch angegeben, können Sie auch Mandel-Kokosmilch verwenden beziehungsweise etwas Mandel-Kokosmilch zugeben, um den Smoothie cremiger zu machen. Rezepte für Mandelmilch und Mandel-Kokosmilch finden Sie im Anschluss an die Smoothierezepte. Ich würde Ihnen auf jeden Fall empfehlen, die Mandelmilch selbst herzustellen. Noch ein paar Hinweise zu den Zutaten:

- Mit Kakao ist immer Rohkakao gemeint. Kakaopulver und rohes Kakaopulver sind nicht unbedingt dasselbe. Rohes Kakaopulver besteht aus rohem Kakao vom Kakaobaum ohne irgendwelche Zusätze. Im Allgemeinen werden Kakaobohnen unter hohen Temperaturen verarbeitet, gemahlen und häufig noch mit verschiedenen Zuckerarten und Milchprodukten versetzt; dieses sogenannte Kakaopulver ist die Grundlage für heiße Schokolade. Rohes Kakaopulver hingegen ist immer ungesüßt und sehr viel gesünder, da es Spurenelemente und Antioxidantien enthält.
- Sowohl Kokosbutter als auch Kokosöl sind bei Zimmertemperatur fest, dennoch handelt es sich um zwei unterschied-

liche Dinge: Kokosbutter besteht aus dem pürierten Fruchtfleisch reifer Kokosnüsse; sie ist meist dick und weiß und reich an Fett und Ballaststoffen. Kokosöl enthält keine Ballaststoffe; das Öl wurde vom Fruchtfleisch der Kokosnuss getrennt. Kokosöl eignet sich gut zum Kochen, da es sowohl bei mittlerer wie auch bei starker Hitze verwendet werden kann.

- Dunkelgrüne Blattgemüse wie Mangold oder Grünkohl haben eine harte mittlere Blattrippe, die vor der Zubereitung entfernt werden sollte. Dies macht man am besten mit einer Schere oder einem scharfen Messer.
- Bei Vanilleextrakt handelt es sich um den flüssigen Extrakt der Vanilleschote, während die Schoten für Vanillepulver gemahlen werden.
- Verwenden Sie stets frisch gepressten Zitronensaft statt fertig gekauften. Aus einer Zitrone bekommen Sie mindestens zwei Esslöffel Saft.
- Zitronenzesten lassen sich mithilfe der feinen Seite der Reibe oder mit einer Zitronenreibe bzw. einem Zestenreißer herstellen.

Matcha-Energie-Smoothie

Der Matcha-Tee[67] in diesem ballaststoff- und eiweißreichen Smoothie verpasst Ihnen einen ordentlichen Energieschub! Mit seinem hohen Gehalt an Antioxidantien sorgt er dafür, dass Sie den ganzen Vormittag über in Schwung bleiben.

ergibt 2 bis 3 Tassen

½ TL Matcha-Grüntee-Pulver

2 x 240 ml gefiltertes Wasser, einzeln bereitgestellt

1 EL Vanilleextrakt

1 EL Kokosöl

1 große Handvoll Spinatblätter

2 EL Cashewmus

150 g Himbeeren, gefroren

3–4 EL hypoallergenes Proteinpulver

1 EL Kokosflocken, ungesüßt (optional)

1 EL Leinsamen, geschrotet (optional)

1. Das Matcha-Grüntee-Pulver mit einem Esslöffel gefiltertes Wasser in eine kleine Keramikschale geben und zu einer Paste vermischen.
2. 240 ml gefiltertes Wasser zum Sieden bringen – nicht kochen lassen. Das Wasser zur Matchapaste geben und gut verrühren, um den Tee zuzubereiten. Anschließend beiseitestellen und auf Zimmertemperatur abkühlen lassen.
3. Das restliche gefilterte Wasser mit den übrigen Zutaten in der angegebenen Reihenfolge in den Mixer geben, darunter gegebenenfalls auch die Kokosraspeln und die Leinsamen.
4. 20 bis 30 Sekunden auf hoher Stufe mixen, bis alles schön sämig ist.
5. Möchten Sie den Smoothie kalt genießen, geben Sie ein paar Eiswürfel mit in den Mixer.

Mangold-Erdbeer-Smoothie

Mangold ist ein wahres Superfood und avanciert gerade zum neuen Grünkohl unter den Blattgemüsen. Er macht diesen Erdbeersmoothie so nährstoffreich und versorgt uns mit jeder Menge grünen Ballaststoffen.

ergibt 2 bis 3 Tassen

100 g Mangoldblätter, klein geschnitten, ohne die dicke Blattrippe
2 große Basilikumblätter
300 ml gefiltertes Wasser
1 EL Vanilleextrakt
1 EL Leinsamen, geschrotet
150 g Erdbeeren, gefroren
1/8 TL Zitronenzesten
1 EL Kokosmus
3–4 EL hypoallergenes Proteinpulver

Alle Zutaten in angegebener Reihenfolge in den Mixer geben. 20 bis 30 Sekunden auf hoher Stufe verarbeiten.

Himbeer-Energie-Smoothie

Tanken Sie Energie mit dieser grundgesunden Mischung aus Himbeeren, Cashewkernen und Chia-Samen und dem Superfood Grünkohl für den ultimativen Kick, die sehr langsam verstoffwechselt wird.

ergibt 2 bis 3 Tassen
240 ml gefiltertes Wasser
1 Beutel Rooibos-Vanille-Tee (alternativ Früchtetee)
50 g Grünkohl (4 bis 5 Blätter), grob zerteilt
150 g Himbeeren, gefroren
240 ml Mandelmilch
1 EL Chia-Samen, gemahlen
1 EL Zitronensaft, frisch gepresst (etwa ½ Zitrone)
3–4 EL hypoallergenes Proteinpulver
Stevia-Extrakt, nach Geschmack (optional)

1. Das gefilterte Wasser aufkochen, vom Herd nehmen und die Teebeutel hineinhängen. Mindestens 7 Minuten ziehen lassen, zum Abkühlen beiseitestellen.
2. Beutel entfernen, den Tee mit den übrigen Zutaten, darunter optional auch der Stevia-Extrakt, in angegebener Reihenfolge in den Mixer geben und auf hoher Stufe 20 bis 30 Sekunden pürieren.
3. Nach Belieben Eiswürfel zugeben.

Tipp

Der Tee kann am Vorabend zubereitet und über Nacht im Kühlschrank aufbewahrt werden, damit er bereits fertig ist, wenn Sie morgens aufstehen. Bereiten Sie gegebenenfalls gleich eine größere Menge zu, damit Sie jederzeit einen erfrischenden Eistee daraus machen können. In einer Glasflasche kann der Tee drei bis fünf Tage im Kühlschrank aufbewahrt werden. Wenn Sie nicht genügend Zeit haben, um den Tee abkühlen zu lassen, können Sie ihn auch warm verwenden; geben Sie am Ende einfach ein wenig mehr Eis in den Smoothie.

Grüner Smoothie

Dieser reichhaltige grüne Smoothie wirkt hydratisierend und steckt voller gesunder Fette und Ballaststoffe. Er kommt ganz ohne Obst aus und ist unheimlich gesund.

ergibt 2 bis 3 Tassen

½ Salatgurke

360 ml gefiltertes Wasser

1 TL Vanilleextrakt

1/8 TL Zimt, gemahlen

3 EL Zitronensaft, frisch gepresst (von einer Zitrone)

10 Walnusshälften

1 EL Mandelmus

1 TL Spirulina-Algen (erhältlich im Reformhaus oder Bioladen)
1 große Handvoll Babyspinat
¼ TL Meersalz
3–4 EL hypoallergenes Proteinpulver
1 EL Chia-Samen, gemahlen (optional, aber empfohlen)

Alle Zutaten in angegebener Reihenfolge in den Mixer geben und fein pürieren. Je nach Geschmack Eiswürfel zugeben.

Würziger Avocado-Smoothie

Dieser würzige, äußerst wohlschmeckende Smoothie wirkt belebend und wird Sie für einige Stunden satt halten. Roher Kakao und abwehrstärkender Ingwer sorgen für Antioxidantienreichtum, während die Avocado eine gehörige Portion gesunder Fette beisteuert.

ergibt 2 bis 3 Tassen
½ Avocado, geschält und entsteint
240 ml Mandelmilch
½ TL Zimt, gemahlen
2 TL rohes Kakaopulver
5 cm Ingwerwurzel, geschält und fein gerieben (etwa 1 EL)
1 EL Kokosmus (erhältlich in Reformhäusern und Bioläden)
240 ml gefiltertes Wasser
1 EL Mandel-, Sonnenblumen- oder Cashewmus

50 g Grünkohl (4 bis 5 große Blätter),
ohne die harten Blattrippen und grob zerteilt
3–4 EL hypoallergenes Proteinpulver
Stevia-Extrakt, nach Geschmack (optional)

Alle Zutaten in angegebener Reihenfolge in den Mixer geben und fein pürieren.

Tipp

Der Ingwer lässt sich am besten mit einem kleinen Gemüsemesser, einem Sparschäler oder einem Teelöffel schälen und auf der feinen Seite der Küchenreibe raspeln.

Blauer Ingwer-Smoothie

Dieser Smoothie, der reich an Mineralien und sekundären Pflanzenstoffen ist, wartet auf mit Chlorella – einer protein- und antioxidantienreichen Grünalge –, Blaubeeren und Paranüssen. Er hat eine positive Wirkung auf Haut und Haare.

ergibt 2 bis 3 Tassen
160 g Baubeeren, gefroren
50 g Paranüsse, ganz
360 ml gefiltertes Wasser

2 TL Chlorella-Algen (erhältlich als Pulver im Reformhaus oder Bioladen)
2 große Handvoll Spinat
5 cm Ingwerwurzel, geschält und fein geraspelt (etwa 1 EL)
1 EL Kokosöl
3–4 EL hypoallergenes Proteinpulver
60 ml Mandelmilch (optional, um den Smoothie bis zur gewünschten Konsistenz zu verdünnen)

Die Zutaten in angegebener Reihenfolge in den Mixer geben und fein pürieren.

Tipp

Falls Sie kein Freund von intensivem Ingweraroma sind, verwenden Sie zunächst nur einen Teelöffel voll und erhöhen die Menge ganz nach Ihrem Geschmack. Ich persönlich liebe Ingwer und kann gar nicht genug davon bekommen.

Schokoladiger Mandelsmoothie

Dieser schokoladige Smoothie ist reich an Eiweiß und gesunden Omega-3-Fettsäuren. Die geschälten Hanfsamen enthalten zudem viele Vitamine und Enzyme. Der Smoothie wirkt ausgleichend auf den Blutzuckerspiegel.

ergibt 2 bis 3 Tassen

480 ml Mandelmilch oder Kokos-Mandelmilch
2 TL rohes Kakaopulver
2 EL Mandelmus
1 TL Vanilleextrakt
1 TL Chia-Samen, gemahlen
¼ TL Muskatnuss, gerieben
3–4 EL hypoallergenes Proteinpulver
40 g Hanfsamen, geschält (erhältlich im Reformhaus oder Bioladen)

Alle Zutaten in angegebener Reihenfolge in den Mixer geben und fein pürieren. Eiswürfel nach Geschmack zugeben.

Nussmilch und veganer Kefir

Mandelmilch

Nussmilch ist eine wunderbare Alternative zu Kuhmilch. Frisch zubereitet schmeckt die seidige Mandelmilch am besten.

ergibt etwa 4 Tassen
110 g Mandeln
720 ml gefiltertes Wasser, plus Wasser zum Einweichen der Mandeln
1 TL Vanillepulver oder 1 EL Vanilleextrakt
1 Prise Meersalz

1. Mandeln über Nacht in gefiltertem Wasser einweichen.
2. Mandeln abgießen und gut abspülen, dann in den Mixer geben.
3. Vanille, Meersalz und 720 ml gefiltertes Wasser zufügen und 20 bis 30 Minuten mixen.
4. Die Mandelmischung aus dem Mixer durch einen Filterbeutel in eine Schüssel gießen.
5. Den Filterbeutel über der Schüssel ausdrücken.
6. Höchstens 3 Tage in einer Glasflasche im Kühlschrank aufbewahren und vor dem Verzehr gut schütteln, da sich Bestandteile absetzen, wenn die Milch länger steht.

Frische Kokos-Mandelmilch

Meine Lieblingsnussmilch! Kokos-Mandelmilch, aus frischem Kokosfruchtfleisch und Wasser zubereitet, hat eine herrliche natürliche Süße und wirkt hydratisierend – meine Lieblingsnussmilch!

ergibt etwa 4 Tassen
130 g Mandeln
720 ml gefiltertes Wasser, plus Wasser zum Einweichen der Mandeln
1 frische, junge Kokosnuss
1 TL Vanillepulver oder 1 EL Vanilleextrakt
1 Prise Meersalz

1. Die Mandeln über Nacht in gefiltertem Wasser einweichen.
2. Die Mandeln abgießen, gut durchspülen und in den Mixer geben.
3. Die Kokosnuss öffnen und das Kokoswasser in den Mixer gießen.
4. Das Fruchtfleisch mithilfe eines Esslöffels aus der Kokosnuss schaben, in ein Sieb geben und gut durchspülen, um alle Schalenreste zu entfernen. Anschließend in den Mixer geben.
5. Vanille, Meersalz und das gefilterte Wasser hinzufügen und sorgfältig mixen.
6. Die Kokos-Mandel-Mischung aus dem Mixer durch einen feinmaschigen Filterbeutel in eine Schüssel gießen.

7. Den Filterbeutel über der Schüssel ausdrücken.
8. In einer Glasflasche maximal drei Tage im Kühlschrank aufbewahren und vor dem Verzehr gut schütteln, da sich die festen Bestandteile absetzen, wenn die Milch länger steht.

Kokos-Mandelmilch aus Kokosraspeln

Selbstgemachte Kokos-Mandelmilch aus Kokosraspeln verleiht jedem Getränk eine natürliche Süße und Cremigkeit!

ergibt etwa 4 Tassen

130 g Mandeln

960 ml gefiltertes Wasser, plus Wasser zum Einweichen der Mandeln

80 g Kokosraspeln (ungeschwefelt und ungesüßt)

1 TL Vanillepulver oder 3 TL Vanilleextrakt

1 Prise Meersalz

1. Die Mandeln über Nacht in gefiltertem Wasser einweichen.
2. 480 ml gefiltertes Wasser bis kurz vor dem Siedepunkt erhitzen und zusammen mit den Kokosraspeln in den Mixer füllen.
3. Die Mandeln abgießen, gut durchspülen und ebenfalls in den Mixer geben.
4. Vanille, Meersalz und das übrige gefilterte Wasser hinzufügen und gut durchmixen.
5. Die Mandel-Kokos-Mischung aus dem Mixer durch einen feinmaschigen Filterbeutel in eine Schüssel gießen.

6. Den Filterbeutel über der Schüssel ausdrücken.
7. In einer Glasflasche im Kühlschrank maximal drei Tage aufbewahren und vor dem Verzehr gut schütteln, da sich die festen Bestandteile absetzen, wenn die Milch länger steht.

Kokoswasser-Kefir

Kokoswasser-Kefir ist ein gesundes kohlensäurehaltiges Getränk, das reich an Prä- wie Probiotika ist und dazu beiträgt, das Gleichgewicht der Darmflora wiederherzustellen.

ergibt etwa 4 Tassen
3 EL Wasserkefirkristalle
(erhältlich im Bioladen oder übers Internet)
960 ml pasteurisiertes Kokoswasser
150 g frische Erdbeeren oder Blaubeeren (optional)
120 ml Zitronensaft, frisch gepresst (optional)

Wasserkefirkristalle

Wasserkefirkristalle können bei entsprechender Pflege unendlich oft dazu verwendet werden, probiotischen Kefir herzustellen. Die Kristalle werden sich in Kokoswasser nicht so schnell vermehren wie in Zuckerwasser. Legen Sie die Kefirkristalle für 24 bis 48 Stunden mit ein wenig Kokoswasser-Kefir in Zuckerwasser (50 g Zucker auf 960 ml Wasser), um sie aufzufrischen und zu reaktivieren.

1. Die Wasserkefirkristalle mit dem Kokoswasser in ein Gefäß geben. Mit einem Deckel oder einem Mulltuch leicht abdecken und die Kefirkristalle möglichst 24 bis 36 Stunden, jedoch keinesfalls länger als 48 Stunden, bei Raumtemperatur gären lassen.
2. Sobald der Gärprozess abgeschlossen ist – die Mischung hat nun eine dickere Konsistenz –, die Kefirkristalle mithilfe eines Sieblöffels herausholen und in einem separaten, mit Wasser und einem Teelöffel Zucker gefüllten Glasbehälter aufbewahren, um die Kefirkristalle lebendig und aktiv zu erhalten.
3. Sie können den Kokoswasser-Kefir pur genießen oder aber mit Beeren und Zitronensaft im Mixer zu der gewünschten Konsistenz verarbeiten. Kokoswasser-Kefir hält sich im Kühlschrank ein bis drei Wochen; vermischt mit Beeren und Zitronensaft kann er im Kühlschrank zwei bis drei Tage aufbewahrt werden. Kalt servieren.

Suppen

Hausgemachte Gemüsebrühe

Gemüsebrühe ist die Grundlage für viele Rezepte, von Suppen bis hin zu Aufläufen – sogar für Pfannengerichte können Sie sie verwenden, denn damit brauchen Sie weniger Öl. Sie sollten also immer einen Vorrat parat haben.

ergibt etwa 6 Tassen
4 Karotten, grob zerteilt
4 Selleriestangen, grob zerteilt
½ mittelgroße Zucchini, grob zerteilt
4 Lauchzwiebeln (nur den grünen, oberen Teil), grob zerteilt
5 Lorbeerblätter
1 EL Meersalz
1 TL schwarzer Pfeffer
30 g frische Petersilie
einige Thymianzweige
1440 ml gefiltertes Wasser

1. Das Gemüse mit den Kräutern und den Gewürzen in einen großen Topf geben. Mit Wasser bedecken. Zum Kochen bringen, Hitze reduzieren und etwa eine Stunde sieden lassen.
2. Die Brühe durch ein Sieb gießen, um die festen Bestandteile

zu entfernen. Sie kann in einem Einweckglas im Kühlschrank maximal drei bis vier Tage oder tiefgekühlt bis zu drei Monaten aufbewahrt werden.

Tipp

Ich friere einen Teil der Gemüsebrühe in Eiswürfelbehältern ein und bewahre sie in dieser Form für Gerichte auf, für die nur eine geringe Menge gebraucht wird.

Abwehrstärkende Gemüsesuppe

Diese wohlschmeckende und kalorienarme Suppe kann zu jeder Mahlzeit oder auch als Imbiss zwischendurch genossen werden. Die Kombination aus verschiedenfarbigem Gemüse, Heilpilzen und wärmenden Gewürzen versorgt uns mit wertvollen Nährstoffen und sekundären Pflanzenstoffen, die das Immunsystem unterstützen.

ergibt 8 Portionen

480 ml selbstgemachte Gemüsebrühe (Seite 349)

400 g Mangold, gehackt

90 g Shiitake Pilze

2 Karotten, in Scheiben geschnitten

2 Selleriestangen, in Scheiben geschnitten

4 Lauchzwiebeln, in Scheiben geschnitten

2 Süßkartoffeln, in Würfel geschnitten
5 cm frischer Ingwer, geschält und in dünnen Scheiben
2 TL Meersalz
¼ TL schwarzer Pfeffer
1 TL Kurkuma, gemahlen
480 ml gefiltertes Wasser

1. Alle Zutaten in einen großen Topf geben und bei niedriger Hitze 1½ Stunden köcheln lassen, bis das Gemüse weich ist.
2. Die Suppe etwas abkühlen lassen, dann mit dem Stabmixer cremig pürieren.

Tipp

Diese köstliche, gesunde Suppe können Sie auch mit anderen Gemüsekombinationen zubereiten. Ich verwerte darin manchmal das übrig gebliebene Gemüse aus dem Kühlschrank. Sie können die Shiitake-Pilze auch durch Reishi- oder Maitake-Pilze ersetzen; sie sind allesamt reich an abwehrstärkenden Beta-1,3-Glucanen.

Knochensuppe vom Weiderind

Wegen ihrer darmheilenden Wirkung sollten Sie täglich einen Viertelliter dieser warmen Brühe trinken, wahlweise als Bestandteil des Mittag- oder des Abendessens – sie ist nährstoffreich und unglaublich aromatisch.

ergibt 10 bis 12 Portionen
2 kg Markknochen vom Weiderind
1 ½ bis 2 kg Fleischknochen von der Rippe oder vom Nacken (optional)
120 ml frisch gepresster Zitronensaft oder Apfelessig
1–2 TL Meersalz
½ TL schwarzer Pfeffer
Gefiltertes Wasser, nach Bedarf
3 Selleriestängel, grob zerteilt
½ Zwiebel mit Schale
1 Bouquet garni (4 Zweige frischer Thymian, 4 Zweige frischer Rosmarin und ein Bund Petersilie, zusammengehalten mit einem ungebleichten Faden oder dem Bändchen eines gebrauchten Teebeutels)

1. Die Knochen und gegebenenfalls die Fleischknochen mit Zitronensaft, Salz und Pfeffer in einen großen Topf oder Schnellkochtopf geben. Mit gefiltertem Wasser bedecken.
2. Vier Stunden oder länger sanft köcheln lassen – so lange, bis sich Fleisch und Knochenmark vollständig von den Knochen

gelöst haben. Die Brühe kann bis zu 24 Stunden auf kleiner Flamme oder auf niedriger Stufe im Schnellkochtopf kochen. Wenn nötig, geben Sie Wasser hinzu.

3. Sellerie, Zwiebel und das Bouquet garni mit in den Topf geben und für mindestens weitere ein bis zwei Stunden köcheln lassen.
4. Die Brühe durch ein Sieb gießen, um alle festen Bestandteile zu entfernen.
5. Bewahren Sie etwa einen Liter der Brühe in einem Glasbehälter im Kühlschrank auf, um sie in den kommenden Tagen zu verwenden. Den Rest für späteren Gebrauch in einen Glasbehälter mit Kunststoffdeckel füllen und einfrieren.

Tipp

Nach Belieben können auch weitere Gemüsesorten wie Karotten, Steckrüben oder Kürbis verwendet werden, um der Brühe noch mehr Geschmack zu verleihen. Ich bereite mir meist einen Vorrat für die ganze Woche zu, dann habe ich immer welche im Haus, wenn ich gerade Lust darauf bekomme.

Kürbissuppe mit Kokossahne

Diese Kürbissuppe ist wunderbar cremig – sie schmeckt und ist an kühlen Herbstabenden eine echte Wohltat.

ergibt 4 Portionen

für die Kürbissuppe

1 kleiner Hokkaido-Kürbis, aus biologischem Anbau

1 EL Ghee (Bio)

1 TL Meersalz

¼ TL schwarzer Pfeffer

1 EL Olivenöl

1 Schalotte, gehackt

480 ml selbstgemachte Gemüsebrühe (Seite 349)

2 EL Ahornsirup

120 ml Kokosmilch (ungesüßt)

¼ TL Muskatnuss, gemahlen

für die Kokossahne

60 ml Kokosmilch

½ TL Zimt, gemahlen

1 TL Ahornsirup

Zubereitung der Kürbissuppe

1. Den Ofen auf 150 °C vorheizen.
2. Den Kürbis halbieren und Fasern und Kerne entfernen. Das Fruchtfleisch mit Ghee bepinseln und mit dem Pfeffer und

einem ½ Teelöffel von dem Salz bestreuen. Die Kürbishälften mit den Schnittflächen nach unten auf ein Backblech, legen und 45 Minuten bis eine Stunde backen.

3. Wenn er weich ist, den Kürbis aus dem Ofen nehmen und ein wenig abkühlen lassen. Das Fruchtfleisch herauslöffeln und in eine Schüssel geben; beiseitestellen.
4. In einem großen Topf das Olivenöl auf mittlerer Stufe erhitzen. Die Schalotten zugeben und fünf Minuten anbraten, bis sie weich sind.
5. Die Gemüsesuppe, den Ahornsirup und das Kürbisfleisch hinzufügen und alles leise köcheln lassen. Die größeren Kürbisstücke zerstampfen, dann alles im Standmixer oder mit dem Stabmixer zu einer geschmeidigen Masse pürieren. Diese zurück in den Topf gießen und Kokosmilch, Muskatnuss und das übrige Salz hinzufügen. Das Ganze nochmals erhitzen, aber nicht mehr kochen lassen.

Zubereitung der Kokossahne

1. Die Kokosmilch mit dem Zimtpulver und dem Ahornsirup verquirlen.
2. Die Suppe in Schalen oder Teller geben und die Kokossahne unterrühren.

Kürbis-Cremesuppe mit gerösteten Walnüssen

Weil das Gemüse zunächst gebacken wird, kommt sein Aroma in dieser herzhaften Suppe besonders intensiv zur Geltung.

ergibt 8 Portionen

1 großer Butternusskürbis (alternativ Hokkaido- oder Muskat-Kürbis), geschält, entkernt und in gut 1 cm große Würfel geschnitten
100 g Babykarotten (bio), ganz
1 mittelgroße milde Zwiebel, in Würfel geschnitten
1 große Süßkartoffel, geschält und in gut 1 cm große Würfel geschnitten
1 EL Knoblauch, gehackt
3 EL Walnussöl
grobkörniges Salz, nach Geschmack
schwarzer Pfeffer, nach Geschmack
1440 ml glutenfreie Hühnerbrühe, natriumreduziert (selbstgemacht oder gekauft)
2 Lorbeerblätter
360 ml ungesüßte Kokosmilch
30 g Walnüsse, gehackt

1. Backofen auf 190 °C vorheizen.
2. Das Gemüse mit dem Walnussöl in eine mittelgroße Schüssel geben und mit Salz und Pfeffer würzen. Alles auf einem Backblech ausbreiten und etwa 40 Minuten backen, dabei

gelegentlich wenden, bis das Gemüse weich und goldbraun ist.

3. Das gebackene Gemüse mit der Hühnerbrühe in einen Topf füllen. Lorbeerblätter dazugeben und zum Kochen bringen. Die Hitze reduzieren und alles zugedeckt etwa 30 Minuten köcheln lassen, bis das Gemüse weich ist und zerfällt.
4. Die Suppe vom Herd nehmen und etwa 15 Minuten abkühlen lassen. Die Lorbeerblätter entfernen und die Suppe mit einem Stabmixer pürieren. Anschließend den Topf wieder auf die Herdplatte stellen und bei mittlerer Hitze erwärmen.
5. Die Kokosmilch unterrühren und die Suppe abschmecken. Ist die Suppe zu dickflüssig, ein wenig Hühnerbrühe zugeben, bis die gewünschte Konsistenz erreicht ist. Beiseitestellen.
6. Die Walnüsse in einer Pfanne bei niedriger Hitze etwa drei Minuten anrösten.
7. Die Suppe in Suppenschalen mit gerösteten Walnüssen bestreut servieren.

Tipp

Anstelle der Kokosmilch verwende ich auch gerne selbstgemachte Mandelmilch (Seite 344).

Salate

Sommerlicher Zitrusfrüchte-Salat mit Mandelblättchen

Dieser leichte und erfrischende Salat ist reich an Vitamin C und Antioxidantien und eignet sich sowohl als Beilage wie auch als eigenständige Mahlzeit.

ergibt 4 Portionen

1 Fenchelknolle, in dünne Scheiben geschnitten

2 mittelgroße Rote oder Gelbe Bete, gewaschen und in gut ½ cm große Stücke geschnitten

15 g Koriandergrün, gehackt

1 Kopfsalat, gewaschen, abgetropft und in mundgerechte Stücke zerteilt

60 ml Walnussöl

Saft von 2 Zitronen

1 TL Salz

¼ TL schwarzer Pfeffer

2 kernlose rosa Grapefruits, geschält und in die einzelnen Segmente zerteilt

2 große kernlose Orangen, geschält und in die einzelnen Segmente zerteilt

3 EL Mandelblättchen

1. Fenchel, Rote oder Gelbe Bete, Zwiebel, Koriandergrün und Salat in eine mittelgroße Schüssel füllen.
2. Das Öl mit dem Zitronensaft, dem Salz und dem Pfeffer gut verquirlen. Das Dressing über den Salat gießen und untermischen.
3. Den Salat auf eine große Servierplatte geben.
4. Die Grapefruit- und Orangensegmente auf dem Salat arrangieren und mit den Mandelblättchen bestreut servieren.

Tipp

Anstatt des Kopfsalats können Sie auch andere Sorten verwenden – ich nehme zum Beispiel sehr gerne Romana-Salat. Die Mandeln können Sie durch Walnüsse oder Pistazien ersetzen.

Mediterraner Kichererbsensalat

Der Kichererbsensalat eignet sich vorzüglich als vegetarische Vorspeise oder Hauptgericht. Kichererbsen liefern viele lösliche Ballaststoffe, die als darmregulierende Präbiotika wirken.

ergibt 6 Portionen

400 g Kichererbsen aus dem Glas

1 Zweig Kirsch- oder Cocktailtomaten, halbiert

4 Lauchzwiebeln, gehackt

Saft von 1 Zitrone
60 ml Olivenöl
225 g kleine, schwarze Oliven, entsteint
30 g Koriandergrün, gehackt
¼ TL schwarzer Pfeffer
½ TL Meersalz
gehackte Petersilie zum Garnieren

Alle Zutaten, außer der Petersilie, in eine mittelgroße Schüssel geben. Bis kurz vor dem Servieren kühl stellen. Vor dem Servieren mit der gehackten Petersilie bestreuen.

Tipp

Sie können dem Salat nach Herzenslust weitere klein geschnittene Rohkost wie Karotten, Gurken oder Paprika zugeben und andere frische Kräuter als Koriander verwenden – zum Beispiel Basilikum, Oregano oder Petersilie.

Bunter Tomaten-Avocado-Salat

Diese Kombination aus sommerlichen Tomaten mit cremiger Avocado ist sehr erfrischend. Verwenden Sie alte, verschiedenfarbige Tomatensorten Sorten – falls es bei Ihrem Lebensmittelhändler gerade keine gibt, können Sie sie durch halbierte Cocktailtomaten ersetzen. Wenn Sie an Arthritis leiden, sollten

Sie allerdings den Verzehr von Nachtschattengewächsen, einschließlich Tomaten, vermeiden. Machen Sie stattdessen einen reinen Avocadosalat daraus, der reich an antientzündlichen Omega-3-Fettsäuren ist. Achten Sie sowohl bei den Tomaten als auch bei den Avocados darauf, dass sie reif und frisch sind.

ergibt 4 Portionen

für das Dressing

60 ml Apfelessig

4 EL Walnussöl

1 TL Meersalz

¼ TL schwarzer Pfeffer

¼ TL Stevia-Extrakt

für den Salat

4 Tomaten, in etwa 1 cm dicke Spalten geschnitten

4 Avocados, geschält, entkernt und in große Stücke geschnitten

1 kleine rote Zwiebel, gehackt

1. In einer kleinen Schüssel alle Dressingzutaten gut miteinander verquirlen. Abschmecken und beiseitestellen.
2. Die Tomaten auf einer großen Servierplatte anrichten.
3. Die Avocadowürfel und die Zwiebeln auf die Tomaten geben.
4. Das Dressing auf den Salat träufeln und servieren.

Karottensalat mit Beeren und gerösteten Mandeln

Dieser knackige Salat ist unerhört lecker – obwohl er süß ist, enthält er kaum Zucker, sondern fördert die Darmgesundheit.

ergibt 4 Portionen

für das Dressing

¼ Tasse Olivenöl

3 EL frisch gepressten Zitronensaft

1 ½ TL süßer Senf

1 TL Salz

¼ TL Stevia-Extrakt

1 Prise Zimt, gemahlen

für den Salat

300 g Karotten, geraspelt

75 g Blaubeeren

35 g Mandelsplitter

1. In einer kleinen Schüssel die Dressingzutaten gut miteinander verquirlen. Beiseitestellen.
2. Die Karotten mit den Blaubeeren in eine mittelgroße Schüssel geben.
3. Die Mandeln in 3 bis 4 Minuten goldgelb rösten.
4. Die Karotten und die Blaubeeren mit dem Dressing vermischen und mit den Mandeln bestreut servieren.

Tipp

Es können anstelle der Mandeln und Blaubeeren nach Belieben auch andere Beeren oder Nüsse für dieses Rezept verwendet werden. Im Kühlschrank hält sich der Salat etwa ein bis zwei Tage.

Grüner Salat mit Erdbeeren

Der leichte Salat passt zu fast jeder Mahlzeit. Erdbeeren sind ein bewährtes Mittel, um durch Wassereinlagerungen entstandene Schwellungen zu lindern. Sie können diesen Salat aber auch mit Brombeeren, Blaubeeren oder Himbeeren zubereiten.

ergibt 4 Portionen

für das Dressing

3 EL Walnussöl

1 EL Apfelessig

2 EL Orangensaft, frisch gepresst

1 TL Meersalz

für den Salat

1 großer Kopfsalat, in 5 cm große Stücke zerrissen

4 Handvoll Mesclun-Schnittsalat

300 g Erdbeeren, in Scheiben geschnitten

1. Die Zutaten für das Dressing in einer kleinen Schüssel gut verquirlen und beiseitestellen.
2. Salat und Schnittsalat in eine große Schüssel geben.
3. Mit dem Dressing vermischen. Erdbeeren zufügen, unterheben und servieren.

Salat-Wraps mit Hühnchen und Pistazien

Dieser brotlose Wrap ist extrem lecker und erhält durch die Pistazien einen besonderen Kick.

ergibt 4 Portionen

für das Dressing

60 ml Olivenöl

3 EL Apfelessig

2 TL Senfpulver

1 TL Ingwerpulver

¼ TL Meersalz

¼ TL schwarzer Pfeffer

2 EL frische Petersilie, gehackt

1 TL geriebene Limettenschale

für die Salat-Wraps

250 g Hühnchenbrust ohne Knochen

¼ TL Meersalz

3 Scheiben frischer Ingwer, je 3 cm dick, plus ¼ TL frischer, geriebener Ingwer

120 g Salatgurke, gewürfelt
2 Lauchzwiebeln (nur den grünen Teil), in dünne Ringe geschnitten
3 EL Limettensaft, frisch gepresst
2 EL frische Petersilie, gehackt
12 Blätter Kopfsalat
30 g Pistazien, fein gehackt

1. Die Dressingzutaten in ein Schraubglas füllen. Den Deckel gut zuschrauben und schütteln, bis alles gut durchmischt ist.
2. Hühnchen, Salz und Ingwerscheiben in einen Topf geben. Mit Wasser bedecken und kurz aufkochen lassen. Die Hitze reduzieren, bis nur noch ab und zu eine Blase an die Oberfläche steigt. Dann teilweise abgedeckt etwa zehn Minuten leise weiterköcheln lassen. Den Topf mit einem fest schließenden Deckel versehen und das Hühnchen in dem heißen Wasser weitere 15 bis 20 Minuten kochen – je nach Größe der Hühnerbrust –, bis das Fleisch vollständig durchgegart ist. Die Flüssigkeit abgießen und die Ingwerstücke entfernen. Fleisch ein wenig abkühlen lassen, klein schneiden und beiseitestellen.
3. Die Gurke mit den Frühlingszwiebeln, dem geraspelten Ingwer, dem Limettensaft und der Petersilie in eine große Schüssel geben. Das Hühnchenfleisch zufügen und alles durchmischen.
4. Die Hühnchenmischung gleichmäßig auf die zwölf Salatblätter verteilen. Mit den Pistazien bestreuen.
5. Die Salat-Wraps mit Dressing beträufelt servieren.

Rohkostsalat mit Zitrusdressing

Dieser Rohkostsalat ist die perfekte Beilage zu jedem Fleischgericht – damit integrieren Sie mühelos große Mengen an kalorienarmem Gemüse in Ihre Mahlzeiten.

ergibt 4 Portionen

für das Dressing

120 ml Orangensaft, frisch gepresst

2 EL Apfelessig

2 EL Walnussöl

1 TL Honig

2 TL Kümmelsamen

½ TL Salz

¼ TL schwarzer Pfeffer

für den Salat

2 mittelgroße Zucchini

1 grüner Apfel (bio), geschält, ohne Kerngehäuse, in dünne Scheiben geschnitten

1. Die Zutaten für das Dressing in einer kleinen Schüssel verquirlen. Abschmecken und beiseitestellen.
2. Die Zucchini der Länge nach halbieren und mit einem Löffel die Kerne entfernen.
3. Die Zucchini in lange Streifen schneiden. Die Zucchinistreifen mit den Apfelscheiben in eine große Schüssel geben.

4. Zucchini und Äpfel gut mit dem Dressing vermischen.
5. Die Schüssel mit einem Teller abgedeckt für mindestens 30 Minuten kalt stellen. Nochmals durchrühren und genießen.

Tipp

Zu der Zucchini passen Paprika, geraspelte Möhren oder Kohl. Mit Gewürzen und ein paar Ihrer Lieblingsnüsse können Sie den Salat ebenso variieren.

Brunnenkresse-Yams-Salat

Dieser würzige Zitrusfrüchtesalat ist mit seiner angenehmen Schärfe wunderbar knackig und aromatisch.

ergibt 4 Portionen

für das Dressing

60 ml Olivenöl

1 EL Apfelessig

2 EL Orangensaft, frisch gepresst

1 EL Limettensaft, frisch gepresst

¼ TL Salz

1/8 TL schwarzer Pfeffer

für den Salat

1 Bund Brunnenkresse, geputzt und grob gehackt

200 g Yamswurzel, geschält und in sehr feine Streifen geschnitten

30 g frische Petersilie, fein gehackt

1 EL frische Minzeblätter, gehackt

1. Die Dressingzutaten in ein Schraubglas füllen und mit dem Deckel fest verschließen. Gut schütteln, bis alles vermischt ist. Beiseitestellen.
2. Brunnenkresse, Yams und Petersilie in eine kleine Salatschüssel geben.
3. Das Dressing darübergießen, mit der Minze bestreuen und servieren.

Quinoasalat mit Äpfeln und Walnüssen

Quinoa ist eine essbare Samensorte – es ist schnell und einfach zubereitet und eine glutenfreie, sehr proteinreiche Alternative zu Getreide. In der Kombination mit Äpfeln und Walnüssen wird ein leckerer, süßer Salat daraus. Mit gebratenem Hühnchen oder Shrimps variieren Sie ihn zu einer vollständigen Mahlzeit.

ergibt 4 Portionen

für das Dressing

75 g Honig (bio)

2 EL Apfelessig
¼ TL Senfpulver
¼ TL Meersalz
60 ml Leinöl

für den Salat
480 ml gefiltertes Wasser
2 Lauchzwiebeln (nur der grüne Teil), in dünne Ringe geschnitten
25 g Selleriewürfel
30 g Walnüsse, geröstet und gehackt
2 Handvoll grüner Salat

1. Die Dressingzutaten in ein Schraubglas füllen und mit dem Deckel fest verschließen. Gut schütteln, bis alles vermischt ist. Beiseitestellen.
2. Das Wasser mit dem Zitronensaft in einem mittelgroßen Topf zum Kochen bringen. Quinoa dazugeben, die Hitze reduzieren. Mit dem Deckel verschlossen 15 bis 20 Minuten leise köcheln lassen, bis das Wasser komplett aufgesogen wurde und die Quinoa weich ist. Von der Herdplatte nehmen und 5 Minuten lang bedeckt stehen lassen. Mit einer Gabel auflockern und für 5 bis 10 Minuten zum Abkühlen in den Kühlschrank stellen.
3. Die Äpfel mit den Lauchzwiebeln, dem Sellerie, den Walnüssen und dem gekühlten Quinoa in eine große Salatschüssel füllen und gut durchmischen.
4. Die Salatblätter in einer großen Servierschüssel anrichten.

5. Das Dressing zu der Quinoamischung geben und auf den Salatblättern servieren.

Dr. Perdres Frühlingszwiebel-Vinaigrette

Ich liebe diese Vinaigrette und beträufle fast alles damit. Sie passt fantastisch zu Salaten, Fleisch und gegrilltem Gemüse.

ergibt 1 Tasse

1 bis 2 kleine Lauchzwiebeln, in 3 mm dicke Scheiben geschnitten

160 ml Olivenöl extra Vergine, kaltgepresst

80 ml Apfelessig

2 TL Zitronensaft, frisch gepresst (aus etwa ½ Zitrone)

½ TL Himalayasalz, nach Geschmack

¼ TL schwarzer Pfeffer (frisch gemahlen), nach Geschmack

Basilikum oder Kräuter der Provence, getrocknet, nach Geschmack (optional)

1. Die Lauchzwiebeln in einen großen Messbecher oder ein Einweckglas geben.
2. Mithilfe eines Kochlöffels oder eines Stößels die Lauchzwiebeln zerdrücken, sodass sie ihren Saft und ihr Aroma freisetzen.
3. Die übrigen Zutaten zufügen und kräftig mit einem Löffel oder Schneebesen durchmischen oder den Deckel des Einmachglases verschließen und alles kräftig schütteln.
4. Auf Salaten oder als Soße zu Fleischgerichten servieren.

Tipp

Experimentieren Sie mit den Aromen: Mit ein wenig mehr Essig und/oder Zitronensaft bekommen Sie eine säuerliche Marinade für Fleisch; wenn Sie weniger Essig und/oder Zitronensaft verwenden, wird das Dressing geschmacklich dezenter. Variieren Sie das Rezept mit Ihren Lieblingskräutern.

Gesunde Snacks

Leinsamen-Supersaaten-Cracker

Randvoll mit Ballaststoffen, Spurenelementen und gesunden Fetten, eignen sich diese Cracker hervorragend als Beilage zu Suppe oder Salat, aber auch pur als schneller Snack.

ergibt 20 Cracker (10 Portionen)
350 g Leinsamen (oder Chia-/Sesamsamen), geschrotet
240 ml gefiltertes Wasser
2 EL Kürbiskerne, geschält
2 EL Sonnenblumenkerne, geschält
2 EL Sesamsamen, geschält
½ TL Salz
½ TL schwarzer Pfeffer
1 Prise Cayennepfeffer (optional)

1. Backofen auf 200 °C vorheizen. Ein Backblech mit Backpapier auslegen.
2. Den Leinsamenschrot mit 120 ml Wasser in eine große Schüssel füllen und zu einem Teig vermischen.
3. Nach und nach so viel vom restlichen Wasser zugeben, bis sich der Teig gut verarbeiten lässt; er darf jedoch nicht zu flüssig werden.

4. Kürbiskerne, Sonnenblumenkerne und die Sesamsamen gleichmäßig untermischen.
5. Den Teig auf dem Backblech drei bis sechs Millimeter dick ausrollen. Gleichmäßig mit Salz und Pfeffer bestreuen und nach Belieben Cayennepfeffer zugeben.
6. Den Teig in 20 Quadrate schneiden und 20 bis 30 Minuten backen, bis die Cracker knusprig und die Ecken gebräunt sind.
7. Luftdicht verpackt aufbewahren.

Nuss-Saaten-Riegel

Für diesen ballaststoffreichen Energieriegel für zwischendurch können Sie nach Belieben auch andere Nüsse – etwa gehackte Paranüsse – und Saaten verwenden.

ergibt 8 Riegel
65 g Mandeln
60 g Walnüsse
2 EL Chia-Samen
2 EL Hanfsamen
2 EL Leinsamen, geschrotet
1 EL rohe, geschälte Kürbiskerne
1 EL geschälte Sonnenblumenkerne
1 EL Kokosöl
1 EL Zimtpulver, gemahlen
1 TL Vanilleextrakt
150 g Mandelmus

1. Alle Zutaten, bis auf das Mandelmus, in einen Hochleistungsmixer oder eine Küchenmaschine geben. So lange mixen, bis alles fein gehackt und gut durchmischt ist.
2. Das Mandelmus zufügen und mixen, bis sich die Mischung zu einer Kugel formt.
3. Legen Sie eine 20 mal 20 Zentimeter große Form mit Pergamentpapier aus. Die Mischung in der Schale ausrollen und für etwa eine Stunde in den Kühlschrank stellen.
4. In Stücke schneiden und genießen. In einem verschlossenen Gefäß im Kühlschrank aufbewahren.

Tipp

Sie können außerdem noch 125 g milch-, soja- und glutenfreie Schokoladenstückchen mit in den Teig geben.

Knusprige Grünkohlchips

Grünkohlchips sind knusprig, aromatisch und stecken voller Vitamin C, Eisen und Ballaststoffe.

ergibt 4 Portionen

200 bis 300 g Grünkohl (etwa ein Bund Grünkohl oder 1 Beutel frische Grünkohlblätter)

1 ½ EL Olivenöl

1 TL Knoblauchpulver
Meersalz, nach Geschmack
Cayenne-Pfeffer oder Chipotle-Chilipulver, nach Geschmack (optional)

1. Backofen auf 150 °C vorheizen. Ein Backblech mit Alufolie auslegen.
2. Grünkohlblätter abzupfen und die Stängel wegwerfen.
3. Den Grünkohl in einem Sieb unter fließendem Wasser sorgfältig waschen, das überschüssige Wasser ausdrücken und mit einem Stück Küchenrolle trocken tupfen.
4. Den Grünkohl zusammen mit dem Olivenöl in eine Schüssel füllen und von Hand durchmischen, damit alle Blätter gleichmäßig mit Öl benetzt sind.
5. Auf dem Backblech ausbreiten; die Grünkohlblätter dürfen sich nicht überlappen, sondern sollten flach auf dem Blech liegen.
6. Mit Knoblauchpulver, Meersalz und weiteren Gewürzen nach Belieben bestreuen und etwa zehn Minuten backen, bis der Grünkohl knusprig ist. Nach Bedarf abschmecken.

Tipp

Behalten Sie den Grünkohl unbedingt im Auge, während er im Backofen ist, da die Chips ziemlich schnell verbrennen.

Hauptgerichte mit Fisch und Meeresfrüchten

Mahi-Mahi mit Limette und Gemüse in Pergamentpapier

Nach diesem so einfachen wie vielseitig variierbaren Rezept zubereitet, werden Fischfilets zum Lieblingsgericht mit minimalem Abwaschaufkommen.

ergibt 2 Portionen

2 Mahi-Mahi-Filets (Goldmakrele) à 170 g,
etwa 2,5 cm dick (Wildfang)
½ TL Meersalz
¼ TL schwarzer Pfeffer
1 EL Kokosöl
1 TL Limettenabrieb
1 EL frisch gepresster Limettensaft
1 EL frische Petersilie, gehackt
1 EL frischer Thymian, gehackt
1 Schalotte, gehackt
60 g Karotten, in sehr feine Streifen geschnitten
60 g Zuckerschoten, in sehr feine Streifen geschnitten
60 g Zucchini, in sehr feine Streifen geschnitten
4 dünne Scheiben Limette

1. Backofen auf 200 °C vorheizen.
2. Zwei Stücke Pergamentpapier à 40 mal 60 Zentimeter ausschneiden und der Länge nach umfalten. Ein halbes, großes Herz auf jedes Blatt zeichnen, wobei der Falz in der Herzmitte liegt. Mit der Schere zwei Herzen ausschneiden.
3. Den Fisch mit Salz und Pfeffer bestreuen. Je ein Filet nahe an die Faltlinie eines Pergamentherzens legen.
4. Das Kokosöl mit dem Limettenabrieb, dem Limettensaft, der Petersilie und dem Thymian in einer Schüssel gut verrühren.
5. Die Fischfilets mit der Hälfte des Kräuteröls bestreichen. Schalotte, Karotten, Zuckerschoten und Zucchini auf die Filets verteilen und mit je zwei Limettenscheiben belegen.
6. Beginnend von der oberen Herzkante die eine Herzhälfte auf die andere falten, sodass der Fisch vollständig eingepackt ist. Die Ränder gut verschließen und die Enden wie bei einem Bonbon verdrehen, damit der Saft nicht austreten kann.
7. Die Pergamentpäckchen auf ein Backblech legen. 15 Minuten backen. Auf Servierplatten geben, das Pergamentpapier aufschneiden und sofort servieren.

Tipp

Alternativ zum Goldbarsch können Sie jede andere Art von festfleischigen Wildfischfilets wie zum Beispiel Heilbutt, Kabeljau oder Schellfisch nach diesem Rezept zubereiten. Variieren Sie es zusätzlich, indem Sie ganz nach Ihrem Geschmack zusammengestellte Gemüsesorten oder Kräuter verwenden.

Pfannengemüse mit Garnelen auf Reisnudeln

Mit dem darmberuhigendem Ghee und der köstlichen Kombination aus Garnelen, Gemüse und Nudeln ist dieses Gericht ein wahrer Gaumenschmeichler – und darüber hinaus ein schnelles und einfaches Rezept für die Arbeitswoche.

ergibt 4 Portionen

225 g Reisnudeln

450 g rohe Riesengarnelen aus Wildfang, geschält und entdarmt

1¼ TL Meersalz

¼ TL schwarzer Pfeffer

2 EL Ghee

90 g Pilze, in Scheiben geschnitten

130 g Karotten, geraspelt

120 g Zuckerschoten

2 kleine Frühlingszwiebeln, in dünne Ringe geschnitten

240 ml selbstgemachte Gemüsebrühe (Seite 349)

1 EL Apfelessig

2 TL Melasse

½ TL Ingwer, gemahlen

1 EL Sesamöl

15 g Basilikumblätter, gehackt

1 EL Sesamsamen, geröstet

1. Einen Topf mit Wasser zum Kochen bringen. Die Reisnudeln zugeben, von der Herdplatte nehmen und fünf Minuten zie-

hen lassen, bis sie weich sind. Die Nudeln abgießen, mit kaltem Wasser durchspülen und beiseitestellen.

2. Die Garnelen mit ½ Teelöffel Meersalz und dem Pfeffer bestreuen.
3. Einen Esslöffel Ghee in einer großen Pfanne auf mittlerer Stufe erhitzen. Die Garnelen sautieren, bis sie fest und rosa sind, das dauert etwa fünf bis zehn Minuten. Garnelen auf eine Platte geben.
4. Das übrige Ghee in die heiße Pfanne geben, und die Pilze, Karotten, Erbsenschoten und Frühlingszwiebeln bei mittlerer Hitze zwei bis drei Minuten anbraten, bis das Gemüse weich ist.
5. In einer kleinen Schüssel die Gemüsebrühe mit dem Essig, der Melasse und dem restlichen Salz, dem Ingwer und dem Sesamöl verquirlen. Die Soße zu dem Gemüse in der Pfanne gießen. Die Reisnudeln und die Garnelen unterrühren und alles erhitzen.
6. Mit Basilikum und Sesamsamen bestreuen und kalt oder warm servieren.

Tipp

Falls Sie kein Ghee zur Hand haben, sind Avocado- oder Kokosöl sehr gute Alternativen. Sie können nach Belieben auch andere Gemüsesorten für dieses Gericht verwenden.

Gebratener Wildlachs mit Dillsoße

Dieses reichhaltige, sättigende Gericht ist reich an Omega-3-Fettsäuren und Kalzium. Mit ein wenig Zitronensaft wird die Soße noch aromatischer.

ergibt 4 Portionen

für den Lachs

1 Lachsfilet à 450 g

¼ TL Meersalz

1/8 TL schwarzer Pfeffer

für die Dillsoße

2 EL Ghee (alternativ: raffiniertes Kokosöl)

2 EL Kokosmilch, ungesüßt

1 EL Cashewkerne, gemahlen

10 g frischer Dill, gehackt

2 EL frischer Schnittlauch, gehackt

2 Zehen Knoblauch

1 TL Dijon-Senf

½ TL Stevia-Extrakt (optional)

½ TL Meersalz

¼ TL schwarzer Pfeffer

Zubereitung des Lachses

1. Lachs waschen und mit Küchenrolle trocken tupfen. Nach Gräten abtasten und gegebenenfalls mit den Fingerspitzen oder einer sauberen Pinzette herauszupfen.
2. Den Lachs mit der Hautseite nach unten in eine Pfanne legen, mit Salz und Pfeffer bestreuen und 15 bis 22 Minuten braten, bis sich das Fleisch mit einer Gabel leicht lösen lässt. Lachs lässt sich alternativ auch sehr gut in Alufoliepäckchen verpackt im vorgeheizten Backofen (225 °C) garen.

Zubereitung der Dillsoße

1. Das Ghee in einem mittelgroßen Topf auf niedriger Stufe erwärmen. Die Kokosmilch und die Cashews zugeben und zwei bis drei Minuten erhitzen, bis sich die Mischung ein wenig verdickt. Dill, Schnittlauch, Knoblauch und Senf mit einem Löffel unterrühren und weitere drei Minuten köcheln lassen. Mit Stevia (falls gewünscht), Salz und Pfeffer würzen.
2. Die Soße auf dem Lachs verteilen und servieren.

Hauptgerichte mit Geflügel

Brathähnchen

Einfach zuzubereiten und kalorienarm, ist dieses Brathähnchen ein reichhaltiges und sättigendes Gericht, von dem – falls Sie für sich alleine kochen – eine Menge für weitere Mahlzeiten übrig bleibt.

ergibt 6 Portionen

1 ganzes Hähnchen (etwa 2,5 kg)
2 TL Meersalz
½ TL schwarzer Pfeffer
1 TL Kurkuma, gemahlen
½ TL Paprikapulver
2 EL frischer Thymian, gehackt
15 g Petersilienzweige
Saft von 1 Zitrone
2 EL Bio-Ghee
2 TL Knoblauchpulver
1 TL Zwiebelpulver
1 mittelgroße Gemüsezwiebel, in 2,5 cm große Würfel geschnitten
100 g ganze Babykarotten
240 ml gefiltertes Wasser

1. Den Backofen auf 225 °C vorheizen.
2. Die Tüte mit den Innereien aus dem Inneren des Hähnchens entfernen.[68] Eventuell vorhandene Flüssigkeit abgießen.
3. Das Hähnchen waschen und überschüssiges Fett abschneiden.
4. Das Hähnchen mit Küchenrolle trocken tupfen. Die Keulen mit Küchengarn zusammenbinden und die Flügelspitzen an den Körper des Hähnchens klemmen.
5. Das Hähnchen in einen Bräter legen und mit Salz, Pfeffer, Kurkuma und Paprika würzen.
6. Das Hähnchen mit Petersilie und Thymian füllen.
7. Zitronensaft auf das Hähnchen träufeln und mit Knoblauch- und Zwiebelpulver würzen.
8. Zwiebeln und Karotten rund um das Hähnchen im Bräter verteilen und das Wasser dazugießen.
9. Das Hähnchen für etwa 1 ½ Stunden in den Backofen geben, dabei häufig mit Flüssigkeit übergießen, bis sich die Keulen leicht von dem Hähnchen lösen lassen und die mit einem Fleischthermometer gemessene Kerntemperatur bei etwa 80 °C liegt.
10. Mit den Zwiebeln und den Karotten servieren.

Tipp

Diese Zubereitungsmethode funktioniert auch bei jeder Art von Wild. Indem Sie die Bratflüssigkeit in einem separaten Topf einkochen, erhalten Sie eine vorzügliche Bratensoße.

Hähnchen-Piccata

Dieses köstliche, zitronige Hähnchen passt immer.

ergibt 4 Portionen
450 g Hähnchenfilets, gewaschen
100 g Vollkornreismehl
½ TL Salz
¼ TL schwarzer Pfeffer
50 g Ghee (bio)
2 Schalotten, gehackt
3 EL Zitronensaft, frisch gepresst
2 EL Kapern
180 ml Hühnerbrühe
Zitronenspiralen zum Garnieren
(Zitronen in dünne Scheiben schneiden,
halb einschneiden und ineinander verdrehen)

1. Die Hähnchenfilets in einer Lage zwischen zwei Blatt Pergamentpapier geben und klopfen, bis sie etwa sechs Millimeter dünn sind.
2. In einer kleinen Schüssel das Vollkornmehl mit dem Salz und dem Pfeffer vermischen.
3. Die Hähnchenfilets in der Mehlmischung wenden, sodass beide Seiten gleichmäßig damit bedeckt sind.
4. Das Ghee in einer großen Pfanne auf mittlerer Stufe zwei bis drei Minuten erhitzen.

5. Die Hälfte der Filets in einer Lage hineingeben, dabei darauf achten, dass sie sich nicht überlappen. Auf jeder Seite vier bis fünf Minuten braten, bis das Fleisch leicht gebräunt ist; aus der Pfanne nehmen und beiseitestellen. Die übrigen Filets auf die gleiche Weise braten; aus der Pfanne nehmen und zu der ersten Charge legen.
6. Nun die Schalotten in die Pfanne geben und zwei Minuten sautieren.
7. Zitronensaft, Kapern, Hühnerbrühe und die Hähnchenfilets mit dazugeben. Etwa fünf Minuten köcheln lassen, bis die Soße ein wenig eindickt.
8. Die Hähnchen-Piccata auf einer Servierplatte anrichten und mit den Zitronenscheiben dekoriert servieren.

Tipp

Dieses Gericht kann zwei bis drei Tage im Voraus zubereitet werden – es lässt sich sehr gut aufwärmen. Ebenso gut schmeckt es, wenn Sie Puten- oder Schweineschnitzel nach diesem Rezept zubereiten. Und sollten Sie kein Ghee zur Hand haben, können Sie stattdessen Olivenöl verwenden.

Gefüllter mexikanischer Truthahnburger

Diese Paläo-Burger sind dank des Korianderpestos unerhört aromatisch. Sie schmecken auch gebraten oder gegrillt.

ergibt 4 Burger
450 g Truthahn-Hackfleisch
2 EL Kokosmilch, ungesüßt
½ TL Meersalz
1 TL Zimt, gemahlen
1 TL Kreuzkümmel, gemahlen
1 TL Koriander, gemahlen
1 TL Koriandergrün, getrocknet
1 TL Oregano, getrocknet
Korianderpesto (siehe folgendes Rezept)
12 große Salatblätter
1 Avocado, in Scheiben geschnitten

1. Den Backofen auf 200 °C vorheizen. Ein Backblech mit Backpapier auslegen.
2. Das Putengehackte mit der Kokosmilch, dem Kreuzkümmel, Koriander und Koriandergrün sowie Oregano vermischen. Zu acht Bratlingen formen.
3. Vier Bratlinge auf das Backblech legen. Je einen Esslöffel Koriander darauf verteilen, mit den übrigen Bratlingen belegen, dabei die Ränder gut zusammendrücken, um sie zu verschließen.

4. 20 Minuten backen. Vom Backblech nehmen und jeden Burger auf drei große Salatblätter setzen. Mit Avocadoscheiben belegen und mit Pesto beträufeln.

Korianderpesto

Korianderblätter verleihen jedem Gericht einen herrlich würzigen Geschmack und sorgen für ein gewisses südländisches Flair.

ergibt ein kleines Glas
60 g frisches Koriandergrün, leicht zusammengedrückt
1 EL Kürbiskerne
¼ TL Meersalz
¼ TL schwarzer Pfeffer
1 EL Zitronensaft, frisch gepresst
2 EL Olivenöl

Das Koriandergrün mit den Kürbiskernen, Salz, Pfeffer und Zitronensaft in eine Küchenmaschine geben. Das Olivenöl nach und nach während des Verarbeitungsvorgangs zugeben und alles zu einer geschmeidigen Masse verarbeiten.

Hühnchencurry

Ein leicht zuzubereitendes, leckeres Gericht mit intensivem Duft! Durch die Zugabe von grünen Bio-Erbsen wird das Gericht noch geschmacksintensiver. Dazu passt Vollkorn-Basmati-Reis oder Kokos-Naturreis (Seite 397).

ergibt 4 Portionen

2 EL Kokosöl

450 g Hühnerbrust, ohne Knochen,
in ½ cm dicke Streifen geschnitten

½ TL Meersalz

3 Lauchzwiebeln (der obere, grüne Teil),
in dünne Ringe geschnitten

2 TL Kurkuma, gemahlen

1 TL Kreuzkümmel, gemahlen

1 TL Koriander, gemahlen

1 TL Koriandergrün, getrocknet

1 TL Ingwer, gemahlen

½ TL Senfpulver

½ TL Kardamom

¼ TL schwarzer Pfeffer

¼ TL Zimt, gemahlen

¼ TL Nelken, gemahlen

80 ml Kokosmilch

1. In einer großen Pfanne 1 Esslöffel Kokosöl auf mittlerer Stufe erhitzen.
2. Das Hühnchenfleisch salzen und in einer Lage in die Pfanne geben. Etwa drei Minuten unter gelegentlichem Rühren anbraten, bis das Fleisch leicht gebräunt ist, aber noch rosa Stellen aufweist. In eine saubere Schüssel füllen und beiseitestellen.
3. Das übrige Kokosöl in der Pfanne schmelzen. Die Lauchzwiebeln hinzufügen. Alle Gewürze in einer separaten Schüssel miteinander vermischen und mit in die Pfanne geben. Etwa eine Minute anbraten, bis ein aromatischer Duft aufsteigt.
4. Die Kokosmilch zugeben. Hitze reduzieren, bis alles leise köchelt. Das leicht angebratene Fleisch hineinlegen und zugedeckt 15 Minuten köcheln lassen. Servieren.

Hauptgerichte mit Fleisch vom Lamm und Weiderind

Rindfleischspieße

Schnell und einfach – perfekt für den Grill!

ergibt 4 Portionen
450 g Lendensteak vom Weiderind,
in 5-cm-Würfel geschnitten
3 EL Olivenöl
1 TL Meersalz
½ TL schwarzer Pfeffer
2 Zehen Knoblauch, gehackt
½ TL Kreuzkümmel, gemahlen
½ TL Kurkuma, gemahlen
2 Paprikaschoten, in 5-cm-Würfel geschnitten
1 große milde Zwiebel, in 5-cm-Würfel geschnitten
8 mittelgroße Champignons

1. Sämtliche Zutaten in einen großen Gefrierbeutel füllen und dicht verschließen. Alles durchschütteln und über Nacht kühl stellen.
2. Fleisch-, Paprika-, Zwiebelstücke und Champignons heraussortieren. Abwechselnd auf vier Edelstahlspieße stecken.

3. Den Grill auf mittlere Temperatur vorheizen.
4. Die Spieße grillen, bis das Fleisch die gewünschte Garstufe erreicht hat.

> **Tipp**
>
> Falls Sie auch weniger festes Gemüse wie zum Beispiel Kirschtomaten oder Zucchini verwenden wollen, grillen Sie die Paprika- und Zwiebelstücke zunächst etwa drei Minuten separat, um sie dann mit den Tomaten und den Zucchini auf die Spieße zu stecken, sodass alles gleichzeitig gar wird. Andernfalls sind die härteren Gemüsesorten noch roh, während Tomaten und Zucchini schon verkocht sind, wenn Sie die Spieße vom Grill nehmen.

Bison-Burger

Das Fleisch vom Bison ist magerer als das vom Rind, und seine Beliebtheit hat in den letzten Jahren stark zugenommen. Es ist so geschmacksintensiv, dass kaum weitere Zutaten für ein wirklich großartiges Gericht notwendig sind.

ergibt 4 Portionen
450 g Hackfleisch vom Bison (Weidehaltung)
1 TL Meersalz
¼ TL schwarzer Pfeffer
2 EL frischer Schnittlauch, gehackt

1. Alle Zutaten gründlich miteinander verkneten.
2. Den Teig zu vier kompakten Fleischbällchen formen.
3. Die Kugeln zu stabilen Bratlingen abflachen.
4. Grillen oder anbraten, bis das Fleisch den gewünschten Garpunkt erreicht hat.
5. Wahlweise auf glutenfreien Vollkornreisbrötchen, Salatblättern mit Avocadoscheiben oder mit gedünstetem Gemüse wie Karotten, Kürbis und roten Zwiebeln servieren.

Tipp

Bison schmeckt am besten medium oder medium-rare angebraten. Da es im Vergleich zu Rind wenig Fett enthält, neigt es dazu, beim längeren Anbraten trocken zu werden. Übrigens eignet sich auch Wildfleisch wunderbar für die Zubereitung der Burger.

Rosmarinlamm

Ein köstliches und doch unkompliziertes Festtagsgericht. Der Geschmack wird noch intensiver, wenn Sie das Lamm vor dem Garen mit dem Gewürzöl marinieren und für ein paar Stunden in den Kühlschrank stellen.

ergibt 8 Portionen

3 EL Olivenöl

3 Zehen Knoblauch, in Scheiben geschnitten

2 EL frischer Rosmarin, gehackt

1 TL schwarzer Pfeffer

1 TL Meersalz

1 TL Zitronenabrieb

1 Lammhaxe, etwa 1,25 kg

1. Backofen auf 225 °C vorheizen.
2. Den Knoblauch in einem kleinen Topf in dem Olivenöl auf niedriger Hitze etwa fünf Minuten anbraten, bis der Knoblauch weich und das Öl aromatisiert ist. Von der Herdplatte nehmen. Das Öl durch ein Sieb gießen, um den Knoblauch zu entfernen. Rosmarin, Pfeffer, Salz und Zitronenabrieb in das Öl einrühren.
3. Die Lammhaxe in einen Bräter auf den Rost legen; gleichmäßig mit der Ölmischung einreiben.
4. 20 Minuten im Ofen grillen, dann die Temperatur auf 200 °C senken und je nach gewünschtem Garungsgrad weitere 55 bis 60 Minuten backen (medium-rare) beziehungsweise weitere 75 bis 80 Minuten (medium). Die mit einem Fleischthermometer gemessene Kerntemperatur des Lamms sollte an der dicksten Stelle mindestens 65 °C betragen. Vor dem Anschneiden zehn Minuten ruhen lassen.
5. Dazu passen geröstete Süßkartoffelwedges mit Kürbiskernen (Seite 396) und gedämpftes Gemüse oder ein kleiner Salat.

Steaks mit Meerrettich-Senf-Soße

Die cremige Soße kann auch zu jedem anderen Steak gereicht werden.

ergibt 2 Portionen
Zwei 3–4 cm dicke Rumpsteaks vom Weiderind (à 225 g)
1 TL Meersalz
½ TL schwarzer Pfeffer
1 TL Olivenöl
120 ml Kokosmilch
1 EL Dijon-Senf
1 EL Meerrettich, aus dem Glas
1 EL Schnittlauch, gehackt

1. Steaks aus dem Kühlschrank nehmen und etwa 30 Minuten beiseitestellen, bis sie Raumtemperatur haben.
2. Auf beiden Seiten mit Salz und Pfeffer würzen und mit Olivenöl einreiben.
3. Eine schwere, keramikbeschichtete Pfanne etwa drei Minuten stark erhitzen, bis sie sehr heiß ist, aber noch nicht raucht. Steaks in die Pfanne geben und drei bis vier Minuten anbraten (währenddessen nicht wenden oder einstechen!), bis sich eine schöne Kruste bildet.
4. Die Steaks umdrehen und in drei bis vier Minuten mediumrare braten. Die Steaks sollten am Rand fest sein und in der Mitte noch nachgeben. Wenn Sie Ihre Steaks blutig mögen,

sollte die Bratzeit pro Seite um eine Minute verkürzt werden. Wenn sie medium oder durch sein sollen, jeweils ein bis zwei Minuten länger braten.

5. Die Steaks auf ein Schneidebrett legen und vor dem Servieren mindestens fünf Minuten ruhen lassen.
6. In einer kleinen Schüssel Kokosmilch, Senf und Meerrettich zu einer sämigen Soße verquirlen; das dauert etwa zwei bis drei Minuten. Schnittlauch unterheben, und die Steaks mit der Soße servieren.

Vegetarische Hauptgerichte und Beilagen

Süßkartoffelwedges mit Kürbiskernen

Die Kombination aus festen Süßkartoffeln mit knusprigen Kürbiskernen macht dieses Gericht so unwiderstehlich – es ist eine großartige Beilage zu Rosmarinlamm (Seite 392) oder Bison-Burgern (Seite 391). Manchmal genehmige ich sie mir als Snack direkt aus dem Kühlschrank.

ergibt 4 Portionen

3 EL Olivenöl plus ein wenig zum Fetten der Auflaufform
4 mittelgroße Süßkartoffeln, gewaschen, geschält und in 5 cm dicke Spalten geschnitten
¼ TL Zimt, gemahlen
¼ TL Koriander, gemahlen
1 ½ TL Meersalz
1 Prise schwarzer Pfeffer
35 g Kürbiskerne

1. Den Backofen auf 225 °C vorheizen. Eine Auflaufform mit Olivenöl einfetten.
2. Die Süßkartoffelspalten in einer mittelgroßen Schüssel mit Zimt, Koriander, Salz und Pfeffer vermischen. Das Olivenöl

zugeben und erneut durchmischen, bis alle Stücke gleichmäßig benetzt sind.

3. Die Süßkartoffeln in die vorbereitete Auflaufform füllen.
4. Etwa 35 Minuten in den Backofen geben, bis die Süßkartoffeln außen knusprig und innen weich sind.
5. Währenddessen die Kürbiskerne in einer Pfanne bei mittlerer Hitze anrösten. Darauf achten, dass sie nicht zu dunkel werden.
6. Die gebackenen Süßkartoffeln aus dem Ofen holen, mit den gerösteten Kürbiskernen vermischen und servieren.

Tipp

Anstelle der Süßkartoffelspalten können auch Kürbisspalten, etwa vom Butternusskürbis, verwendet werden.

Kokos-Naturreis

Die Kokosnuss verleiht dieser klassischen Beilage eine gewisse Exotik. Mir schmeckt sie besonders zu Fisch, Geflügel oder einfach zu gedämpftem Gemüse. Auch Hirse oder Quinoa lassen sich auf diese Art zubereiten. Mmh!

ergibt 4 Portionen
2 EL Kokosöl
200 g Vollkorn-Basmati oder Vollkorn-Langkornreis
600 ml gefiltertes Wasser
1 TL Meersalz
40 g Kokosflocken, ungesüßt

1. Das Kokosöl in einem Zwei-Liter-Topf erhitzen.
2. Den Reis zugeben und unter Rühren anbraten, bis er ein wenig bräunt und anfängt zu duften.
3. Das Wasser zugeben und zum Kochen bringen.
4. Die Hitze auf ein Minimum reduzieren und den Reis 20 bis 25 Minuten zugedeckt köcheln lassen.
5. Überprüfen, ob das gesamte Wasser aufgesogen wurde; falls nicht, weiterköcheln lassen. Sollte der Reis noch zu hart sein, ein wenig Wasser zugeben.
6. Sobald kein Wasser mehr zu sehen und der Reis locker und weich ist, werden das Salz und die Kokosraspeln untergemischt.
7. Weitere drei bis vier Minuten auf niedriger Hitze garen, vom Herd nehmen und servieren.

Spaghettikürbis mit Knoblauchöl und Pinienkernen

Spaghettikürbis ist eine sättigende Alternative zu traditionellen Pastagerichten – und zudem äußerst kalorienarm, aber reich an Ballaststoffen, Antioxidantien und sekundären Pflanzenstoffen.

ergibt 4 Portionen

1 Spaghettikürbis, etwa 1 kg schwer

3 EL Olivenöl

½ TL Meersalz

¼ TL schwarzer Pfeffer

2 Zehen Knoblauch, in Scheiben geschnitten

30 g Pinienkerne, geröstet

1 TL Zitronenabrieb

2 EL Zitronensaft, frisch gepresst

15 g frische Petersilie, fein gehackt

1. Den Backofen auf 190 °C vorheizen.
2. Den Kürbis mit einem kleinen, scharfen Messer rundum einstechen.
3. Auf ein mit Backpapier ausgelegtes Backblech legen und etwa 1 Stunde und 20 Minuten backen, bis er weich ist; nach der Hälfte der Zeit umdrehen.
4. Den Kürbis aus dem Ofen nehmen und etwa 25 Minuten abkühlen lassen.
5. Danach halbieren, die Kerne entfernen und jede Hälfte mit

½ Esslöffel Olivenöl bepinseln. Mit Salz und Pfeffer würzen.

6. Etwaige Fasern aus dem Kürbisinneren mit einer Gabel herauskratzen und beiseitestellen.
7. In einem kleinen Topf das übrige Olivenöl mit dem Knoblauch auf niedriger Stufe fünf Minuten erhitzen, bis der Knoblauch weich ist.
8. Das Öl durch ein Sieb in eine kleine Schüssel gießen, um den Knoblauch komplett zu entfernen.
9. Die Pinienkerne zu dem Öl in die Schüssel geben und leicht mit dem Gabelrücken zerdrücken. Zitronenabrieb, Zitronensaft und Petersilie hinzufügen.
10. Den Kürbis mit dem aromatisierten Öl vermischt servieren.

Tipp

Weil der Spaghettikürbis sich in rohem Zustand nur schwer mit dem Messer halbieren lässt, wird er in diesem Rezept vor dem Zerteilen im Ganzen gebacken. Falls Sie allergisch auf die in diesem Rezept angegebenen Pinienkerne reagieren, können Sie diese durch Mandelblättchen, Sesamsamen oder gehackte Walnüsse ersetzen.

Buchweizennudeln in Gemüsebrühe

Dieses leckere Nudelgericht kann heiß oder kalt genossen werden und passt zu jeder Art von Gemüse. Wenn Sie wenig Zeit haben, verwenden Sie fertige, glutenfreie Bio-Brühe anstatt der selbstgemachten von Seite 349 .

ergibt 4 Portionen

1 EL Olivenöl

110 g Lauchzwiebeln (den grünen, oberen Teil), in dünne Ringe geschnitten

50 g frischer Schnittlauch, gehackt, plus 1 EL zum Garnieren

60 g Karotten, fein gehackt

50 g Sellerie, fein gehackt

480 ml Gemüsebrühe (Seite 349)

100 g Babykarotten

180 g Brokkoliröschen

50 g grüne Zucchini, in Scheiben geschnitten

50 g gelbe Zucchini, in Scheiben geschnitten

225 g Buchweizennudeln, nach Packungsanweisung gekocht und mit kaltem Wasser abgespült und abgetropft

¾ TL Meersalz

½ TL schwarzer Pfeffer

1 EL frische Petersilie, gehackt

1 EL frischer Thymian, gehackt

2 EL Sesamsamen, geröstet, zum Garnieren

1 EL Hanfsamen, geröstet, zum Garnieren

1. Das Olivenöl bei mittlerer Hitze in einem großen Topf erhitzen. Die Frühlingszwiebeln, Schnittlauch, Karotten und Sellerie zugeben und fünf Minuten sautieren, bis alles weich ist.
2. Die Gemüsebrühe, die Babykarotten, den Broccoli, die gelben und grünen Zucchini dazugeben. Abgedeckt zehn bis 15 Minuten köcheln lassen, bis das Gemüse weich ist.
3. Die Nudeln, das Salz, den Pfeffer und den Thymian einrühren. Etwa fünf Minuten erhitzen.
4. Mit den Sesamsamen, den Hanfsamen und dem übrigen Schnittlauch bestreut servieren.

Herbstlicher Wildreis-Eintopf

Dieser schmackhafte Eintopf eignet sich hervorragend als sättigende Wintermahlzeit – dazu passen knusprige Grünkohlchips (Seite 374).

ergibt 4 Portionen

1 bis 2 EL Olivenöl, plus ein wenig zum Fetten der Backform

1 mittelgroßer Butternusskürbis

1 grüner Apfel (bio), in Stücke geschnitten

1 bis 2 TL Stevia-Extrakt

30 g Zwiebel, in Würfel geschnitten (optional)

3 Handvoll frischer Spinat

400 g Wildreismischung, gekocht (alternativ Quinoa oder Hirse)

3 EL Apfelessig

1. Backofen auf 200 °C vorheizen. Die Backform dünn mit Öl einpinseln.
2. Den Butternusskürbis der Länge nach halbieren und mit einem Löffel die Kerne herausholen.
3. Den Kürbis in der vorbereiteten Backform mit der Schnittfläche nach unten in etwa einer Stunde weich backen.
4. Eine Pfanne mit ein paar Tropfen Olivenöl benetzen und die Apfelwürfel hineingeben. Vier bis fünf Minuten anbraten, dabei rühren, damit die Äpfel nicht anbrennen. Stevia auf die Äpfel streuen und ungefähr weitere zwei bis drei Minuten anbraten, bis sie leicht gebräunt und ein wenig weich geworden sind, aber noch Biss haben. Anschließend in eine Schüssel füllen und beiseitestellen.
5. Den Kürbis aus dem Ofen holen und etwa 25 Minuten abkühlen lassen. Das Fruchtfleisch mit einem großen Löffel aus der Schale höhlen und in eine Schüssel geben. Beiseitestellen. Die Schale wegwerfen.
6. Das Olivenöl auf mittlerer Stufe in einer großen Pfanne erhitzen. Werden Zwiebeln verwendet, diese darin glasig dünsten.
7. Den Spinat mit in die Pfanne geben und dünsten, bis die Blätter zusammengefallen sind.
8. Das Kürbisfleisch, den gekochten Wildreis und die Apfelwürfel zufügen und alles gut vermischen.
9. Auf niedrige Hitze zurückschalten und den Essig einrühren, dabei die Mischung zwei bis drei Minuten köcheln lassen. Vom Herd nehmen und servieren.

Tipp

Der Kürbis lässt sich am besten von seiner festen Schale befreien, indem Sie zunächst jeweils 2,5 Zentimeter von der Ober- und Unterseite abschneiden. Anschließend mit einem gezahnten Messer die dicke Schale abschälen, bis Sie auf das darunterliegende orange Fruchtfleisch stoßen.

Ofenblumenkohl mit Walnüssen

Diese leichte Beilage passt zu jedem Gericht. Blumenkohl gehört zur Familie der Kreuzblütler – unseren antikarzinogenen Superfoods. Zum Würzen eignen sich statt Rosmarin auch Thymian oder Dill.

ergibt 4 Portionen

1 Kopf Blumenkohl (etwa 1 kg), in kleine Röschen zerteilt
4 EL Ghee, zimmerwarm
1 EL Rosmarin, fein gehackt
½ TL Meersalz
¼ TL schwarzer Pfeffer
30 g Walnüsse, fein gehackt
2 EL Petersilie, gehackt
¼ TL Zitronenabrieb

1. Den Backofen auf 225 °C vorheizen.
2. Die Blumenkohlröschen mit drei Teelöffeln Ghee, dem Rosmarin, Salz und Pfeffer vermischen und in einer Lage auf einem Backblech verteilen.
3. Etwa 25 bis 30 Minuten backen, bis der Blumenkohl weich und leicht gebräunt ist, dabei ein- oder zweimal wenden. Aus dem Ofen nehmen und beiseitestellen.
4. In der Zwischenzeit die Walnüsse in einer kleinen Pfanne bei mittlerer Hitze unter Rühren etwa drei bis vier Minuten rösten. Von der Herdplatte nehmen und das restliche Ghee, die Petersilie und den Zitronenabrieb unterrühren.
5. Den Blumenkohl mit der Walnussmischung bestreut servieren.

Frühlingsrollen mit Gemüsefüllung

Diese Frühlingsrollen sind eine wunderbare Vorspeise, ein leckerer Mittagsimbiss und eine Bereicherung für jedes Partybuffet. Sie schmecken auch mit anderen Gemüsesorten gut oder mit Fleisch.

ergibt 8 Portionen
100 g Glasnudeln
100 g Frühlingszwiebeln, gehackt
2 Handvoll frischer Spinat, gehackt
50 g Weißkohl, geraspelt
½ Salatgurke, geschält und fein gehackt

65 g Karotten, geraspelt
30 g frische Petersilie, gehackt
1 EL Sesamsamen, geröstet
2 EL Zitronensaft, frisch gepresst
1 TL frischer Ingwer, gerieben
1 TL Sesamöl
16 Blätter Reispapier für Frühlingsrollen
(im Asialaden erhältlich)
16 Basilikumblätter

1. Die Glasnudeln vier bis fünf Minuten in warmem Wasser einweichen. Abgießen.
2. In einer großen Schüssel Glasnudeln, Frühlingszwiebeln, Spinat, Kohl, Gurke, Karotten, Petersilie und Sesamsamen vermischen.
3. Zitronensaft mit dem Ingwer und dem Sesamöl in einer kleinen Schüssel verrühren. Das Dressing auf die Glasnudelmischung gießen und gut unterrühren.
4. Die Reisblätter etwa 15 Sekunden in heißes Wasser tauchen, bis sie sich falten lassen. Auf jedes Blatt ein Basilikumblatt und zwei Esslöffel der Glasnudelmischung geben. Die Seiten einschlagen und straff zusammenrollen.

Süßspeisen

Kokosmakronen

Zarte Makronen mit Kokosnussnote sind das Richtige, wenn Sie das Bedürfnis nach ein wenig Dekadenz überkommt.

ergibt 12 Stück

1 EL Kokosöl, zum Fetten des Backblechs

½ EL Leinsamen, geschrotet

1½ EL warmes, gefiltertes Wasser

100 g Kokosflocken, ungesüßt und sulfatfrei

100 g Bio-Honig

3 bis 4 EL Mandelmehl

½ TL Salz

1. Den Backofen auf 160 °C vorheizen. Ein Backblech mit dem Kokosöl fetten.
2. Die Leinsamen in dem Wasser etwa fünf Minuten leicht quellen lassen.
3. Mit allen übrigen Zutaten gründlich vermischen. Ist der Teig zu feucht, noch ein wenig Mandelmehl zugeben, ist er zu trocken, ein paar Tropfen Wasser zugeben.
4. Mithilfe von zwei Teelöffeln 12 große, runde Makronen auf dem Backblech platzieren.

5. In zehn bis zwölf Minuten goldgelb backen.
6. Mit einem Pfannenwender vom Blech heben und 15 Minuten auf Alufolie abkühlen lassen. Sobald sie völlig erkaltet sind, in einem luftdichten Behälter aufbewahren.

Tipp

Sie können mit dem Daumen in die Mitte einer jeden Makrone eine Vertiefung drücken und eine rohe Mandel hineinsetzen.

Mandel-Hanf-Schokoladentrüffel

Diese exquisiten Schokopralinen für Genießer sind reich an Omega-3-Fettsäuren.

ergibt 12 Pralinen
100 g Mandelmus
6 EL Kokosöl (fest, aus dem Kühlschrank)
80 g Hanfsamen
50 g Mandelmehl
2 EL Honig
2 EL Kakaopulver, ungesüßt, plus ein wenig, um die Trüffel darin zu wenden
Kokosflocken, ungesüßt, um die Trüffel darin zu wenden
Mandeln, fein gehackt, um die Trüffel darin zu wenden

1. Alle Zutaten (bis auf die Kokosflocken, die Mandeln und das zusätzliche Kakaopulver) in einer Rührschüssel miteinander verkneten und zu etwa 2,5 Zentimeter großen Kugeln formen.
2. Die Kugeln in den Kokosflocken, den Mandeln oder dem Kakaopulver wenden, um verschiedene Trüffel herzustellen. Auf eine Servierplatte setzen oder luftdicht verpackt aufbewahren.

Tipp

Bevorzugen Sie eine geschmeidigere Konsistenz, können Sie die Hanfsamen vorab in einer Küchenmaschine oder einer Gewürzmühle zerkleinern.

Frische Beeren mit Kokossahne

Kokosschlagrahm ist eine köstlich cremige Alternative zur Sahnehaube für Ihre leicht gesüßten Beeren. Dieses Dessert ist kalorienarm und dank der Beeren randvoll mit schützenden Antioxidantien.

ergibt 4 Portionen

600 g gemischte Beeren (Erdbeeren, Himbeeren, Blaubeeren, Brombeeren)

2 TL Stevia-Extrakt

400 ml Kokosmilch (vollfett, über Nacht im Kühlschrank aufbewahrt)
½ TL Vanilleextrakt

1. Die Beeren in eine große Schüssel füllen, mit einem Teelöffel Stevia bestreuen und bis kurz vor dem Servieren kühl stellen.
2. Eine mittelgroße Schüssel und die Rühreinsätze eines Handrührgeräts für fünf Minuten in den Gefrierschrank stellen.
3. Die gekühlte Dose Kokosmilch auf den Kopf stellen und öffnen. Das Kokoswasser abgießen und die feste Kokoscreme herauslöffeln.
4. Die Kokoscreme mit dem übrigen Stevia und dem Vanilleextrakt in die gekühlte Schüssel füllen und in etwa drei Minuten cremig aufschlagen.
5. Die gemischten Beeren auf vier Dessertschüsselchen verteilen und mit der Kokossahne garnieren.

Anhang

Ernährungs- und Symptomtagebuch für das Happy-Darm-Prä-Programm

Dieses Ernährungstagebuch soll Ihr Bewusstsein dafür wecken, was Sie Ihrem Körper zuführen und wie Sie sich im Alltag fühlen, bevor Sie mit dem Happy-Darm-Programm beginnen. Seien Sie so ehrlich wie irgend möglich. Niemand wird über Sie richten. Am besten füllen Sie das Tagebuch von Freitag bis Montag aus und widmen sich währenddessen der Lektüre der Ernährungstipps aus diesem Buch. Auf diese Weise erfassen Sie sowohl Ihre Essgewohnheiten während der Arbeitswoche als auch am Wochenende. Es gibt Felder für die Snacks zwischendurch, dokumentieren Sie jedoch ausschließlich das, was Sie wirklich zu sich nehmen. Notieren Sie einfach genau, was Sie essen und wie Sie sich fühlen, bevor Sie mit dem Happy-Darm-Programm beginnen.

Tag 1 *Datum*: ______________ *Symptome*: ______________

Frühstück: ______________________________

Snack: ______________________________

Mittagessen: ______________________________

Snack: ______________________________

Abendessen: ______________________________

Snack: ______________________________

Tag 2 *Datum*: ______________ *Symptome*: ______________

Frühstück: ____

Snack: ____

Mittagessen: ____

Snack: ____

Abendessen: ____

Snack: ____

Tag 3 *Datum*: ______________ *Symptome*: ______________

Frühstück: ____

Snack: ____

Mittagessen: ____

Snack: ____

Abendessen: ____

Snack: ____

Tag 4 *Datum*: ______________ *Symptome*: ______________

Frühstück: ____

Snack: ____

Mittagessen: ____

Snack: ____

Abendessen: ____

Snack: ____

Ernährungs- und Symptomtagebuch für das 28-tägige Happy-Darm-Programm

Während der achtundzwanzig Tage des Happy-Darm-Programms werden Sie, beginnend mit Tag eins, sich einmal pro Woche wiegen und Ihren Taillenumfang messen. Bevor Sie jedoch anfangen, irgendwelche Messergebnisse zu protokollieren, erkläre ich Ihnen, wie Sie Gewicht und Taillenumfang korrekt ermitteln, um die Aussagekraft der notierten Werte sicherzustellen.

Ermitteln des Gewichts: Sie sollten sich gleich morgens und ohne Kleidung wiegen. Eine Digitalwaage funktioniert besonders präzise; während des Happy-Darm-Programms sollte jede dieser wöchentlichen Messungen auf derselben Waage vorgenommen werden. Vermeiden Sie es, sich täglich zu wiegen, da das Gewicht schwankt und Sie sich damit nur beunruhigen. Es kommt im Grunde nur auf das Endergebnis an.

Den Taillenumfang messen: Der Taillenumfang ist nicht identisch mit der Bundweite Ihrer Kleidung, die weiter unten ermittelt wird. Tasten Sie nach dem weichen Punkt beiderseits der Körpermitte, zwischen der unteren Rippe und der Oberkante des Beckenknochens (wo die Fettpölsterchen sitzen). Diese weichen Punkte befinden sich in etwa auf der Höhe Ihres Bauchnabels, bei manchen Menschen auch zwei Fingerbreit darüber. Messen Sie den Taillenumfang auf dieser Höhe, ohne dabei den Bauch einzuziehen und die Bauchmuskeln anzuspannen. Dieser Bereich repräsentiert das metabolisch aktive Fettgewebe – die Art von Fett, die zu Entzündungen und Insulinresistenzen, also in den Teufelskreis aus Gewichtszunahme und Fetteinlagerungen führt. Sie sollten den Taillenumfang stets gleichzeitig mit dem morgendlichen Wiegen aufnehmen.

Es ist wichtig, sich regelmäßig den Taillenumfang zu notieren und ihn immer an der gleichen Stelle zu messen, weil es Wochen gibt, in denen es mit der Gewichtsabnahme kaum voranzugehen scheint, aber trotzdem Fortschritte zu verzeichnen sind: Möglicherweise nimmt der Taillenumfang ab, weil Sie weniger aufgebläht sind oder hartnäckige Fettpölsterchen an der Körpermitte abbauen. Da Fett mehr Volumen hat, dabei jedoch im Vergleich zu Muskelmasse und Wasser leichter ist, macht sich der Fortschritt in manchen Wochen unter Umständen eher an Veränderungen des Taillenumfangs bemerkbar als auf der Waage.

Um die Messungen noch aussagekräftiger zu machen, können Sie auch über den Umfang des Bizeps (in der Mitte zwischen Ellbogen und Schultern) und den Oberschenkelumfang (in der Mitte zwischen Knie und Hüfte) Buch führen. Mithilfe der Messungen bekommen Sie auch einen Überblick über den Fettabbau in diesen Körperregionen. Sie werden den Fortschritt einmal auf der Waage, ein andermal an der Hüfte oder den Armen und Beinen ablesen können.

Tag 1 Datum: ______ Gewicht: ______ Hüftumfang: _____

Tag 7 Datum: ______ Gewicht: ______ Hüftumfang: _____

Tag 14 Datum: ______ Gewicht: ______ Hüftumfang: _____

Tag 21 Datum: ______ Gewicht: ______ Hüftumfang: _____

Tag 28 Datum: ______ Gewicht: ______ Hüftumfang: _____

Jeder Morgen des 28-Tage-Programms beginnt mit der Dankbarkeit. Falls Ihnen an einem Tag nichts einfällt, wofür Sie dankbar sein können, nutzen Sie die dafür vorgesehene Zeile für eine positive Affirmation. Ein solcher bewusst formulierter positiver Glaubenssatz erfüllt denselben Zweck wie ein Vorsatz, der für diesen Tag gefasst wird.

Ernährungs- und Symptomtagebuch für das 28-tägige Happy-Darm-Programm

Tag 1 *Datum*: ______________ *Symptome*: ______________

Dankbar für: ____

Frühstückssmoothie: ______________________________________

Mittagessen: ____

Snack: ____

Abendessen: ____

Snack: ____

Tag 2 *Datum*: ______________ *Symptome*: ______________

Dankbar für: ____

Frühstückssmoothie: ______________________________________

Mittagessen: ____

Snack: ____

Abendessen: ____

Snack: ____

Tag 3 *Datum*: ______________ *Symptome*: ______________

Dankbar für: ______________________________

Frühstückssmoothie: ______________________________

Mittagessen: ______________________________

Snack: ______________________________

Abendessen: ______________________________

Snack: ______________________________

Tag 4 *Datum*: ______________ *Symptome*: ______________

Dankbar für: ______________________________

Frühstückssmoothie: ______________________________

Mittagessen: ______________________________

Snack: ______________________________

Abendessen: ______________________________

Snack: ______________________________

Tag 5 *Datum*: ______________ *Symptome*: ______________

Dankbar für: ______________________________

Frühstückssmoothie: ______________________________

Mittagessen: ______________________________

Snack: ______________________________

Abendessen: ______________________________

Snack: ______________________________

Tag 6 *Datum*: ______________ *Symptome*: ______________

Dankbar für: ____

Frühstückssmoothie: ____________________________________

Mittagessen: ____

Snack: ____

Abendessen: ____

Snack: ____

Tag 7 *Datum*: ______________ *Symptome*: ______________

Dankbar für: ____

Frühstückssmoothie: ____________________________________

Mittagessen: ____

Snack: ____

Abendessen: ____

Snack: ____

Tag 8 *Datum*: ______________ *Symptome*: ______________

Dankbar für: ____

Frühstückssmoothie: ____________________________________

Mittagessen: ____

Snack: ____

Abendessen: ____

Snack: ____

Tag 9 *Datum*: ____________ *Symptome*: ____________

Dankbar für: ______________________________

Frühstückssmoothie: ______________________________

Mittagessen: ______________________________

Snack: ______________________________

Abendessen: ______________________________

Snack: ______________________________

Tag 10 *Datum*: ____________ *Symptome*: ____________

Dankbar für: ______________________________

Frühstückssmoothie: ______________________________

Mittagessen: ______________________________

Snack: ______________________________

Abendessen: ______________________________

Snack: ______________________________

Tag 11 *Datum*: ____________ *Symptome*: ____________

Dankbar für: ______________________________

Frühstückssmoothie: ______________________________

Mittagessen: ______________________________

Snack: ______________________________

Abendessen: ______________________________

Snack: ______________________________

Tag 12 *Datum*: ______________ *Symptome*: ______________

Dankbar für: ______________________________

Frühstückssmoothie: ______________________________

Mittagessen: ______________________________

Snack: ______________________________

Abendessen: ______________________________

Snack: ______________________________

Tag 13 *Datum*: ______________ *Symptome*: ______________

Dankbar für: ______________________________

Frühstückssmoothie: ______________________________

Mittagessen: ______________________________

Snack: ______________________________

Abendessen: ______________________________

Snack: ______________________________

Tag 14 *Datum*: ______________ *Symptome*: ______________

Dankbar für: ______________________________

Frühstückssmoothie: ______________________________

Mittagessen: ______________________________

Snack: ______________________________

Abendessen: ______________________________

Snack: ______________________________

Tag 15 *Datum*: ____________ *Symptome*: ____________

Dankbar für: ______________________________

Frühstückssmoothie: ______________________________

Mittagessen: ______________________________

Snack: ______________________________

Abendessen: ______________________________

Snack: ______________________________

Tag 16 *Datum*: ____________ *Symptome*: ____________

Dankbar für: ______________________________

Frühstückssmoothie: ______________________________

Mittagessen: ______________________________

Snack: ______________________________

Abendessen: ______________________________

Snack: ______________________________

Tag 17 *Datum*: ____________ *Symptome*: ____________

Dankbar für: ______________________________

Frühstückssmoothie: ______________________________

Mittagessen: ______________________________

Snack: ______________________________

Abendessen: ______________________________

Snack: ______________________________

Tag 18 *Datum*: ______________ *Symptome*: ______________

Dankbar für: ____

Frühstückssmoothie: _______________________________________

Mittagessen: ____

Snack: ____

Abendessen: ____

Snack: ____

Tag 19 *Datum*: ______________ *Symptome*: ______________

Dankbar für: ____

Frühstückssmoothie: _______________________________________

Mittagessen: ____

Snack: ____

Abendessen: ____

Snack: ____

Tag 20 *Datum*: ______________ *Symptome*: ______________

Dankbar für: ____

Frühstückssmoothie: _______________________________________

Mittagessen: ____

Snack: ____

Abendessen: ____

Snack: ____

Tag 21 *Datum*: ______________ *Symptome*: ______________

Dankbar für: ____

Frühstückssmoothie: _____________________________________

Mittagessen: ____

Snack: ____

Abendessen: ____

Snack: ____

Tag 22 *Datum*: ______________ *Symptome*: ______________

Dankbar für: ____

Frühstückssmoothie: _____________________________________

Mittagessen: ____

Snack: ____

Abendessen: ____

Snack: ____

Tag 23 *Datum*: ______________ *Symptome*: ______________

Dankbar für: ____

Frühstückssmoothie: _____________________________________

Mittagessen: ____

Snack: ____

Abendessen: ____

Snack: ____

Tag 24 *Datum*: ______________ *Symptome*: ______________

Dankbar für: ____

Frühstückssmoothie: ______________________________________

Mittagessen: ____

Snack: ____

Abendessen: ____

Snack: ____

Tag 25 *Datum*: ______________ *Symptome*: ______________

Dankbar für: ____

Frühstückssmoothie: ______________________________________

Mittagessen: ____

Snack: ____

Abendessen: ____

Snack: ____

Tag 26 *Datum*: ______________ *Symptome*: ______________

Dankbar für: ____

Frühstückssmoothie: ______________________________________

Mittagessen: ____

Snack: ____

Abendessen: ____

Snack: ____

Tag 27 *Datum*: ______________ *Symptome*: ______________

Dankbar für: ____

Frühstückssmoothie: _______________________________________

Mittagessen: ____

Snack: ____

Abendessen: ____

Snack: ____

Tag 28 *Datum*: ______________ *Symptome*: ______________

Dankbar für: ____

Frühstückssmoothie: _______________________________________

Mittagessen: ____

Snack: ____

Abendessen: ____

Snack: ____

Herzlichen Glückwünsch – Sie haben es geschafft!

Nehmen Sie sich jetzt fünf Minuten Zeit, um den Post-Programm-Symptome-Fragebogen für den Happy Darm auszufüllen.

Der Post-Programm-Symptome-Fragebogen für den Happy Darm

Bewerten Sie jedes der aufgeführten Symptome auf Basis dessen, wie Sie sich nach Abschluss des Happy-Darm-Programms fühlen:

Punkteskala

0 Ich leide *nie* oder *fast nie* an diesem Symptom.

1 Ich leide *gelegentlich* an *weniger gravierenden* Symptomen.

3 Ich leide *gelegentlich* an *gravierenden* Symptomen.

5 Ich leide *häufig* an *weniger gravierenden* Symptomen.

7 Ich leide *häufig* an *gravierenden* Symptomen.

KOPF

___ Kopfschmerzen/Migräne
___ Benommenheit
___ Schwindel
___ Schlafstörungen

Gesamt _______

AUGEN

___ tränende, rote oder juckende Augen
___ geschwollene oder verklebte Augenlider
___ Tränensäcke oder dunkle Augenringe
___ verschwommenes Sehen oder Tunnelblick (bezieht sich nicht auf Kurz- oder Weitsichtigkeit)

Gesamt _______

OHREN

___ Ohrenjucken
___ Ohrentzündungen, Ohrenschmerzen
___ Ausfluss aus dem Ohr
___ Ohrgeräusche

Gesamt ________

NASE

___ verstopfte Nase
___ Nebenhöhlenerkrankungen
___ laufende Nase
___ Niesanfälle
___ übermäßige Schleimbildung
___ häufige Erkältungen

Gesamt ________

MUND UND HALS

___ chronischer Husten
___ häufiges Räuspern wegen Schleimbildung
___ Halsschmerzen, Heiserkeit, Stimmlosigkeit
___ geschwollene, blasse und/oder rote Zunge oder Gaumen
___ weißer, schaumiger Belag auf der Zunge
___ Aphten oder Mundfäule

Gesamt ________

MAGEN UND DARM

___ Übelkeit, Erbrechen
___ Durchfall
___ Verstopfung
___ aufgeblähtes Gefühl

___ übermäßiges Aufstoßen und Flatulenz
___ Sodbrennen
___ Bauchschmerzen

Gesamt ________

HAUT

___ Akne
___ Nesselsucht, Hautausschläge, Ekzeme
___ Haarausfall
___ Erröten, Hitzewallungen
___ übermäßiges Schwitzen

Gesamt ________

BRUSTKORB UND HERZ

___ Herzrhythmusstörungen oder Herzstolpern
___ schneller oder pochender Herzschlag nach dem Essen
___ Brustschmerzen nach oder während einer Mahlzeit

Gesamt ________

LUNGE

___ Engegefühl oder Druck auf die Brust
___ Asthma, Bronchitis, keuchender oder pfeifender Atem
___ Kurzatmigkeit
___ Atemnot bei Belastung

Gesamt ________

GENITALIEN UND HARNWEGE

___ häufiger oder dringender Harndrang
___ Probleme beim Wasserlassen

___ Juckreiz in der Harnröhre
___ Ausfluss aus der Harnröhre

Gesamt _______

GELENKE UND MUSKELN

___ schmerzende oder geschwollene Gelenke
___ Arthritis
___ Steifheit oder eingeschränkte Bewegungsfähigkeit
___ Muskelschmerzen
___ Gefühl von Schwäche oder Erschöpfung

Gesamt _______

GEWICHT

___ übermäßiges Essen/Trinken
___ Heißhunger auf bestimmte Nahrungsmittel (z. B. Brot oder Süßes)
___ übermäßige Gewichtszunahme
___ zwanghaftes Essen
___ Wassereinlagerungen
___ plötzlicher, unerklärlicher Gewichtsverlust

Gesamt _______

ENERGIE/VITALITÄT

___ Müdigkeit, Trägheit
___ Lethargie, fehlender Bewegungsdrang
___ übermäßige Energie
___ Unruhe

Gesamt _______

GEHIRN

___ Gedächtnislücken
___ Verwirrtheit, schlechte Auffassungsgabe
___ Benommenheit, Benebeltsein
___ Konzentrationsschwäche
___ Gleichgewichtsstörungen
___ Unentschlossenheit
___ Wortfindungsprobleme
___ Lernschwierigkeiten

Gesamt _______

EMOTIONEN

___ Stimmungsschwankungen
___ Ängste, Beklemmungen, Nervosität
___ Wut, Reizbarkeit, Aggressivität
___ Depressionen

Gesamt _______

ENDSUMME _______

Vergleichen Sie die Einzelbereich-Bewertungen und die Gesamtpunktezahl mit den Werten, die Sie im Prä-Programm-Symptome-Fragebogen angegeben haben. Dadurch erhalten Sie einen sehr genauen Überblick über die Fortschritte, die Sie im Laufe des Programms gemacht haben. Überdies identifizieren Sie punktgenau die Bereiche, denen Sie noch mehr Aufmerksamkeit widmen sollten.

Empfehlenswerte Bücher und Dokumentarfilme

Bücher

Kris Carr: *Crazy sexy gesund: Iss Dein Gemüse, entfach »Dein Feuer und leb« aus ganzem Herzen!*
Kris Carr, eine frühere Krebspatientin, stellt in diesem Buch ihr zuckerarmes, vegetarisches Programm für die Selbstheilung des Körpers vor.

Dr. med. William Davis: *Weizenwampe: Warum Weizen dick und krank macht.*
Der Kardiologe Dr. med. William Davis erklärt, warum der tägliche Verzehr von Weizen dick macht und zu Gesundheitsschäden führt.

Elaine Gottschall: *Diät bei Morbus Crohn und Colitis ulcerosa: Chancen durch reizarme Ernährung.*
Eine Anleitung für die »Spezielle Kohlenhydrat-Diät«, die einen äußerst effektiven Beitrag zur Heilung entzündlicher Darmerkrankungen leistet.

Melissa und Dallas Hartwig: *Alles beginnt mit dem Essen: Gesund und fit durch Paläo-Ernährung*

Das Buch entwirft einen ausgewogenen und nachhaltigen Plan, wie Essgewohnheiten dauerhaft umgestellt werden können, um den Lebensstil zu verbessern.

Dr. Mark Hyman: *Hoher Blutzucker – übergewichtig und mangelernährt.*
Dr. Mark Hyman zeigt auf, dass das Geheimnis von Gewichtsabnahme und der Prävention von Diabetes, Herzerkrankungen, Schlaganfall, Demenz und Krebs in der Aufrechterhaltung eines ausgeglichenen Insulinspiegels liegt.

Dr. Alejandro Junger: *Clean Darm: Das revolutionäre Darmreinigungsprogramm nach den CLEAN-Prinzipien.*
Clean Darm zeigt, wie sich Symptome bereits präventiv in den Griff bekommen lassen. Mithilfe des Reinigungsprogramms werden Krankheiten bereits bekämpft, bevor sie entstehen.

Dr. David Perlmutter: *Dumm wie Brot: Wie Weizen schleichend Ihr Gehirn zerstört.*
Der renommierte Neurologe Dr. David Perlmutter beschreibt die zerstörerische Eigenschaft von Kohlenhydraten auf das Gehirn.

Michael Pollan: *64 Grundregeln ESSEN: Essen Sie nichts, was Ihre Großmutter nicht als Essen erkannt hätte.*
Michael Pollan, einer der führenden Autoren zum Thema Ernährung, beschreibt in diesem Buch seine auf jahrelanger intensiver Forschung über den Ursprung und die Produktionsweise

unserer Lebensmittel gegründete Philosophie des Essens. Es handelt sich um sehr einfache Prinzipien, um sich so gesund wie möglich zu ernähren.

Thich Nhat Hanh: *Friede mit jedem Atemzug: Ein Übungsbuch.*
Der buddhistische Mönch und Zen-Meister Thich Nhat Hanh zeigt in diesem Buch, wie jeder von uns durch das Einüben von Achtsamkeit in einfachen, alltäglichen Situationen inneren Frieden und Lebensfreude erfahren kann.

Thich Nhat Hanh: *Ich pflanze ein Lächeln.*
Der Zen-Meister Thich Nhat Hanh lehrt uns, wie wir es schaffen, in allen Lebensumständen Frieden zu finden – insbesondere in jenen, die wir als besonders stressbeladen empfinden.

Eckhart Tolle: *Jetzt! Die Kraft der Gegenwart.*
Ein Wegweiser zu spiritueller Erleuchtung, der den Leser als den Gestalter seiner Schmerzen begreift und schildert, wie man ein Leben ohne Schmerz erreichen kann.

Dokumentarfilme

Fed Up – Du bist, was Du isst
Ein Film darüber, wie die amerikanische Adipositasepidemie mit dem übermäßigen Konsum von Zucker zusammenhängt und wie die Lebensmittelindustrie die Situation noch verschärft.

Food, Inc. – Was essen wir wirklich?
Ein Blick auf Amerikas konzerngesteuerte Lebensmittelindustrie von Regisseur Robert Kenner, in Zusammenarbeit mit Elise Pearlstein und Kim Roberts.

Gabel statt Skalpell – Gesünder leben ohne Fleisch
Der Regisseur und Filmemacher Lee Fulkerson überprüft, was dran ist an der Behauptung, dass sich die meisten, wenn nicht sogar alle degenerativen Erkrankungen unter Kontrolle bringen ließen, wenn wir unsere auf tierischen und industriell gefertigten Produkten basierende Ernährung drastisch verändern würden.

Super Size Me
Der US-Regisseur Morgan Spurlock verzehrt für diesen Film einen Monat lang ausschließlich McDonald's-Produkte und erforscht die katastrophalen Auswirkungen dieser Ernährung auf den Körper. Ziel dieses ungewöhnlichen Selbstexperiments ist es, den Einfluss der Fast-Food-Industrie auf unsere Gesundheit zu bewerten.

Medikamente und ihre Nebenwirkungen auf den Magen-Darm-Trakt

Die meisten Menschen nehmen an, dass Medikamente sie per se gesund machen. Dabei werden jedoch oftmals die potenziellen Nebenwirkungen von so gebräuchlichen Arzneimitteln wie Ibuprofen oder Naproxen vernachlässigt. Um Ihnen eine Orientierung zu ermöglichen, haben wir im Folgenden häufig auftretenden Magen-Darm-Symptomen die Medikamente gegenübergestellt– darunter sind sowohl verschreibungspflichtige als auch frei verkäufliche Präparate –, die diese mitunter auslösen.

Symptome	**Verursachende Medikamente**
Bauchschmerzen/Blähungen	Antibiotika wie Augmentin, Zithromax oder Clindamycin
Durchfall	orale Kontrastmittel wie Bariumsulfat; Senna und Lactulose (Abführmittel); Flohsamenschalen; Antibiotika wie Augmentin, Zithromax, Clindamycin
durchlässiger Darm (Leaky-Gut-Syndrom)	nichtsteroidale Antirheumatika (NSAR) bzw. Schmerzmittel, die auch entzündungshemmend wirken wie Ibuprofen, Aspirin oder Voltaren; Antibiotika

Symptome	**Verursachende Medikamente**
Magen-Darm-Blutung oder Magengeschwüre	nichtsteroidale Antirheumatika (NSAR) bzw. Schmerzmittel, die auch entzündungshemmend wirken wie Ibuprofen, Aspirin oder Voltaren
Übelkeit	Antibiotika, insbesondere Doxycyclin und Augmentin
Verstopfung	codeinhaltige Schmerzmittel und Hustenstiller; Antidiarrhoika wie Imodium oder Lomotil

Danksagung

Es gibt so viele Menschen, die mir auf meinem Weg begegnet sind und denen ich danken möchte: Mentoren, die mich inspirierten; Lehrer, die mich herausforderten; Helfer, die in einem wichtigen Moment für mich da waren und solche, die mich über eine längere Wegstrecke begleiteten. Es wäre ein unmögliches Unterfangen, mich bei jedem Einzelnen zu bedanken.

Obschon ich damals noch nichts davon ahnte, begann meine Reise bereits an der Highschool, wo mir in Englisch- und Literaturkursen beigebracht wurde, meine Gedanken in durchdachter Form zu Papier zu bringen. Später, als ich Beiträge für Ecomii.com's Food and Health Blog verfasst habe (stets akribisch überarbeitet von Marie Oser), habe ich gelernt, wissenschaftliche Sachverhalte verständlich und prägnant darzustellen.

Das Institute for Functional Medicine hat mich in vielerlei Hinsicht inspiriert und mich daran erinnert, warum ich mich entschieden habe, Arzt zu werden. Ich bin davon überzeugt, dass wahre Medizin auf dem Aufdecken der eigentlichen Ursachen von Krankheiten beruht, und an diesem großartigen Institut habe ich gelernt, die Wissenschaft der Funktionellen Medizin zum Wohle meiner Patienten anzuwenden. Zu Dank verpflichtet bin ich darüber hinaus einer couragierten Gruppe von Ärzten und

Wissenschaftlern, darunter Dr. Jeffrey Bland, Dr. Mark Hyman, Dr. David Perlmutter, Dr. Frank Lipman, Dr. Alejandro Junger und Dr. William David. Sie haben sich mit Überzeugung darangemacht, das Gesicht der heutigen Medizin zu verändern – und haben es tatsächlich geschafft.

Jeder, der schon einmal ein Buch geschrieben hat, weiß, dass es ein langer Weg ist, bis man mit seinem Manuskript wirklich zufrieden ist. Viel Schweiß und Tränen und unzählige Überarbeitungen sind nötig, und dieses »Fangen-wir-noch-mal-von-vorn-an-Gefühl« wird einem zum ständigen Begleiter, bis, wie durch ein Wunder, das Buch eines Tages Gestalt annimmt und ein Eigenleben zu führen beginnt. Candace Johnson vom Lektoratsservice Change It Up Editing stand mir während dieses Prozesses unerschütterlich zur Seite. Von unserem allerersten Telefonat an hatte ich das untrügliche (Bauch-)Gefühl, dass ich mit ihr zusammenarbeiten wollte. Egal, wie oft wir das Buch umschreiben oder umstrukturieren mussten, sie war immer an meiner Seite und gab mir mit ihrer positiven Einstellung Auftrieb. Ihr redaktioneller Input war von unschätzbarem Wert, in der frühen Phase der Planung wie auch beim Schreiben selbst. Ihr habe ich auch den Namen dieses Buches zu verdanken: *Happy Darm*.

Mir war klar, dass ich noch jemanden brauchte, der mich durch die Welt der Bücher navigiert. Ende 2012 habe ich auf der Suche nach einer Agentin Stephany Evans von Fine Print Literary Management eine E-Mail geschickt, und sie hat – welch ein Glück! – auf »antworten« geklickt. Stephany Evans hat mir das größte Geschenk gemacht, das man einem Autor am Anfang seiner Karriere machen kann – sie hat an mich geglaubt. Damit hat sie mir die nötige Kraft gegeben, um neben meiner Vollzeittätigkeit als Arzt an der Weiterentwicklung meines Buchprojekts zu arbeiten. Ihr Input hat wesentlich zur Entstehung dieses Werks beigetragen, auf das wir alle stolz sein können.

Es war mir eine große Freude, endlich mit Lisa Sharkey, Leiterin der Abteilung Creative Development bei Harper Collins, zusammenarbeiten zu dürfen. Ich glaube nicht an Zufälle: Unser schicksalhaftes Zusammentreffen an jenem Frühlingstag 2006 hat mir eine Tür geöffnet und mich diesen Weg einschlagen lassen. Gleich am ersten Tag unserer Bekanntschaft habe ich ihr erzählt, dass ich irgendwann ein Buch schreiben möchte. Nun, das hätten wir jetzt also erledigt! Ich danke ihr für ihren weisen Beistand in all den Jahren und dafür, dass sie mich stets angetrieben hat, ein besserer Arzt und Mensch zu werden.

Mein Dank geht an meine durch nichts zu erschütternde Lektorin Amy Bendell: Obgleich die Worte und der Inhalt dieses Buches das Resultat endloser Stunden sind, die ich mit Recherchen, Konferenzen und dem Sammeln klinischer Erfahrung verbracht habe, ist es ausschließlich ihrem hoch qualifizierten Blick zu verdanken, dass es am Ende in Form eines verständlichen Ratgebers erscheinen konnte. Ich danke ihr für ihre Geduld, mit einem hin und wieder etwas starrköpfigen, aber dennoch formbaren Debütautor zu arbeiten. Nach zahlreichen Redaktionsrunden habe ich innerlich jedes Mal einen Seufzer der Erleichterung ausgestoßen und einen Freudensprung gemacht, wenn sie sagte: »Dieses Kapitel kann so veröffentlicht werden.« Von ihr habe ich gelernt, Informationen in »verwertbaren Häppchen« darzureichen (das Wortspiel ist beabsichtigt).

Ich danke dem fantastischen Verlagsteam von William Morrow für die Begeisterung und das Engagement, das mir von Anfang an entgegengebracht wurde. Danke an Mumtaz Mustafa für das wunderschöne Cover der Erstausgabe, von dem alle sofort restlos begeistert waren. Danke auch an Alieza Schvimer für die Koordination der gesamten Kommunikation – sie hat dafür gesorgt, dass alle den Zeitplan der Produktion einhalten. Danke auch an jeden Einzelnen, der im Hintergrund an der Realisierung dieses Buches gearbeitet hat. Es war ein Vergnügen, mit einer so enthusiastischen, engagierten und professionellen Truppe zusammenzuarbeiten.

Danke an meine Yogalehrerinnen Paula Tursi und Janet Dailey Butler: Ihre Weisheit und Erfahrung haben das Kapitel über die Körper-Darm-Beziehung erst möglich gemacht. Auch, wenn ich es war, der ihr Wissen mit den dahinterstehenden wissenschaftlichen Erkenntnissen zu diesem Programm zur Darmheilung verknüpft habe, sind es in erster Linien ihre Stimmen, die aus diesem unschätzbar wertvollen Kapitel sprechen. Ich liebe Yoga, seit ich 1995 das erste Mal damit in Berührung gekommen bin. Es ist mir eine besondere Freude, dass ich die von Paula Tursi und Janet Dailey zusammengestellten Yogapositionen, Atemübungen und Meditationen für die Darmgesundheit und das allgemeine Wohlbefinden in mein Programm integrieren konnte. Ich bin im Hinblick auf die Gesundheit ein Verfechter des 360-Grad-Ansatzes, und dieses Kapitel rundet die Ernährungsprinzipien, die ich dem Leser an die Hand gebe, perfekt ab.

Meinen beiden Chefköchinnen und Ernährungsexpertinnen Marlisa Brown und Mikaela Reuben danke ich für die Zeit und das Engagement, die sie investiert haben, um als Ergänzung meiner Ernährungsprinzipien die köstlichen Rezepte für dieses Buch zusammenzustellen – sie lassen einem buchstäblich das Wasser im Munde zusammenlaufen. Sie haben mir mit ihren genialen Smoothies, Hauptgerichten, Salaten, Beilagen und sogar Süßspeisen, die den Happy-Darm-Prinzipien genügen, geholfen, die Fakten im wahrsten Sinn des Wortes »auf den Tisch« zu bringen.

Jade Dressler, meiner Beraterin für soziale Medien und Markenbildung, danke ich für ihre unermüdliche Hingabe an das »Warum« – der Bedeutung, die hinter allem, was ich tue, steckt. Ich konnte ihr meine Visionen stets rückhaltlos anvertrauen: Sie war mir ein Fels in der Brandung, hat mir geduldig zugehört, mich beraten und mich zur Realisierung noch größerer Träume angeregt.

Ryan Gibboney, meinem talentierten Grafikdesigner, danke ich für die Erstellung der klaren und gut verständlichen Diagramme. Und ich danke meiner Rechercheassistentin Michelle Kauffman für ihre großartige Unterstützung.

Meinem versierten Webdesign-Team Digital Natives danke ich dafür, dass es unsere Visionen in eine lebendige, nutzerfreundliche Website übertragen und damit so viel dazu beigetragen hat, das Buch, die Marke und so vieles darüber hinaus in die Welt hinauszutragen. Das Ergebnis finden Sie unter http://www.happygutlife.com/.

Den Mitarbeitern meines Teams von *Pedre Integrative Health* danke ich dafür, dass sie unsere Patienten mit unermüdlichem Einsatz dabei unterstützen, ihre gesundheitlichen Ziele zu erreichen.

Meiner Partnerin Tanyette Colon schulde ich besonderen Dank: Du hast mich gelehrt, ungeachtet aller Hindernisse standhaft zu bleiben und niemals aufzugeben. Danke, dass du mir ein Spiegel für die Reflexion meiner Ideen warst, und dafür, dass du der erste Mensch warst, der davon überzeugt war, dass ich wirklich ein Buch über den Darm schreiben sollte.

Keinesfalls fehlen dürfen an dieser Stelle meine Schwestern Lisette und Laura: Ihr wart mir ein unerschütterlicher Resonanzboden und habt mir immer wieder Auftrieb gegeben.

Und schließlich möchte ich mich noch bei meinem Sohn Ambrose bedanken: Du warst mir immer eine Quelle der Freude und des Lichts. Durch dich erhält mein Streben einen Sinn.

An all die vielen anderen, die ich an dieser Stelle nicht namentlich erwähne: Ihr könnt euch dessen gewiss sein, dass ich jedem Einzelnen von euch von ganzem Herzen dankbar bin.

Zu guter Letzt noch ein Wort an alle meine Patienten, denen ich für immer dankbar bin: Ich habe ebenso viel von ihnen gelernt wie sie von mir. Ich danke ihnen für ihr Vertrauen und dafür, dass ich mit ihnen arbeiten durfte. Dieses Buch ist ihnen allen gewidmet und darüber hinaus all jenen, mit denen ich nie persönlich zusammenarbeiten werde: Mit diesem Buch möchte ich sie dazu inspirieren, durch die Arbeit an ihrer Darmgesundheit einen gesünderen Lebensweg einzuschlagen.

Anmerkungen

1. Babys, die mit Kaiserschnitt entbunden werden, fehlen zunächst wichtige Darmkeime. Durch Stillen wird die Ansiedelung nützlicher Bakterien in ihrem Darm gefördert.
2. Die Cleveland Clinic, ein landesweit anerkanntes Zentrum für medizinische Versorgung, hat dies umgesetzt und das Center for Functional Medicine gegründet, das von Dr. Mark Hyman geleitet wird und mit hervorragenden Klinikärzten zusammenarbeitet.

3. Ridaura, V. K., et al. » Gut Microbiota from Twins Discordant for Obesity Modulate Metabolism in Mice.« *Science* 341, no. 6150 (Sept. 2013): DOI: 10.1126/science.1241214.
4. Vrieze, A., et al. »Transfer of Intestinal Microbiota from Lean Donors Increases Insulin Sensitivity in Individuals with Metabolic Syndrome.« *Gastroenterology* 143, no. 4 (Oct. 2012): 913–6.
5. Itzkowitz, S. H., und X. Yio. »Inflammation and Cancer IV. Colorectal Cancer in Inflammatory Bowel Disease: The Role of Inflammation.« *American Journal of Physiology: Gastrointestinal and Liver Physiology* 287 (July 2004): G7–17.
6. O'Byrne, K. J., und A. G. Dalgleish. »Chronic Immune Activation and Inflammation as the Cause of Malignancy.« *British Journal of Cancer* 85, no. 4 (Aug. 2001): 473–83.
7. International Agency for Research on Cancer. »GLOBOCAN 2012: Estimated Cancer Incidence, Mortality and Prevalence Worldwide in 2012.« World Health Organization, accessed Sept. 27, 2014, http://globocan.iarc.fr/Pages/fact_sheets_cancer.aspx.

8. Chen, X., und C. S. Yang. »Esophageal Adenocarcinoma: A Review and Perspectives on the Mechanism of Carcinogenesis and Chemoprevention.« *Carcinogenesis* 22, no. 8 (Aug. 2001): 1119–29.
9. Itzkowitz und Yio. »Inflammation and Cancer IV.«
10. Higaki, S., et al. »Metaplastic Polyp of the Colon Develops in Response to Inflammation.« *Journal of Gastroenterology and Hepatology* 14, no. 7 (July 1999): 709–714.
11. Rao, V. P., et al. »Breast Cancer: Should Gastrointestinal Bacteria Be on Our Radar Screen?« *Cancer Research* 67, no. 3 (Feb. 2007): 847–50.
12. Rudwaleit, M., und D. Baeten: »Ankylosing Spondylitis and Bowel Disease.« *Best Practice and Research: Clinical Rheumatology* 20, no. 3 (June 2006): 451–71.
13. Lenoir, M., et al. »Intense Sweetness Surpasses Cocaine Reward.« *PLOS ONE* (Aug. 1, 2007): DOI: 10.1371/journal.pone.0000698.
14. Fowler, S. P. »Diet Soft Drink Consumption Is Associated with Increased Incidence of Overweight and Obesity in the San Antonio Heart Study.« Vortrag, gehalten auf der 65. wissenschaftlichen Tagung der American Diabetes Association, San Diego, CA, June 10–14, 2005.
15. Gardener, H., et al. »Diet Soft Drink Consumption Is Associated with an Increased Risk of Vascular Events in the Northern Manhattan Study.« *Journal of General Internal Medicine* 27, no. 9 (Sept. 2012): 1120–6.
16. Teschemacher, H. »Opioid Receptor Ligands Derived from Food Proteins.« *Current Pharmaceutical Design* 9, no. 16 (2003): 1331–44.
17. Viele im Handel erhältliche Haferprodukte, darunter auch Haferflocken oder Hafermilch, sind häufig mit Gluten kontaminiert, weil sie in den gleichen Anlagen wie andere glutenhaltige Getreideprodukte hergestellt werden. Sie erhalten glutenfreie

Haferflocken im Reformhaus; allerdings gibt es Menschen mit Glutenunverträglichkeit, die auch sensibel auf ein ähnliches Protein reagieren, das in Hafer steckt. Beachten Sie das, wenn Sie glutenhaltige Getreidesorten aus der Ernährung eliminieren möchten.

18. »What Triggers Autoimmunity?« *Lancet* 2, no. 8446 (July 1985): 78–9.
19. Beim glykämischen Index handelt es sich um eine Maßeinheit, die anzeigt, in welchem Umfang der Verzehr eines bestimmten Lebensmittels den Blutzucker ansteigen lässt. Der Wert bewegt sich normalerweise zwischen 50 und 100, wobei 100 für die Wirkung reiner Glukose steht. Lebensmittel mit hohem glykämischem Index (nahe 100) lassen den Blutzuckerspiegel höher ansteigen, mit allen Folgen, die wir in Bezug auf Insulinresistenz und Gewichtszunahme besprochen haben.
20. Cabrera-Chavez, F., et al. »Maize Prolamins Resistant to Peptic-Tryptic Digestion Maintain Immune-Recognition by IgA from Some Celiac Disease Patients.« *Plant Foods for Human Nutrition* 67, no. 1 (Mar. 2012): 24, 30.
21. Campbell, Thomas M.: *China Study. Die wissenschaftliche Begründung für eine vegane Ernährungsweise*. Verlag Systemische Medizin. Bad Kötzing, 2011
22. Roundup ist der Markenname eines Herbizids mit dem Wirkstoff Glyphosat, das von Monsanto entwickelt wurde, um weltweit Unkraut und konkurrierende Pflanzen vor der Aussaat von Kulturpflanzen zu bekämpfen.
23. Verzichten Sie auf Nachtschattengewächse, wenn Sie unter entzündlichen, schmerzhaften Autoimmun- oder arthritischen Erkrankungen leiden.
24. Ghee ist eine Art geklärter Butter, die ihren Ursprung in Indien hat. Man gewinnt es, indem man Butter auf niedriger Hitze sieden lässt und dabei die Schaumschicht, die sich an der Oberfläche bildet, abschöpft. In dieser Schaumschicht stecken alle Proteine, die

eine Milcheiweißunverträglichkeit auslösen können. Und weil genau diese Proteine entfernt werden, können sogar Menschen mit Milcheiweißunverträglichkeit Ghee zu sich nehmen und von der darmheilenden Wirkung profitieren. Im Rezeptteil dieses Buches finden Sie einige Rezepte mit Ghee.

25. Der Vorteil des Selbermachens liegt darin, dass diese Mandelmilch keine Konservierungsstoffe oder Verdickungsmittel wie Carrageen enthält. Ein Rezept finden Sie auf Seite 344.
26. Manche Menschen reagieren empfindlich auf Xylit – einen häufigen Bestandteil von zuckerfreien Kaugummis – und sollten daher ebenfalls darauf verzichten.
27. Sicherer, S. H. »Manifestations of Food Allergy: Evaluation and Management.« *American Family Physician* 59, no. 2 (Jan. 1999): 415–24.
28. Edwards, M. »Fetal Death and Reduced Birth Rates Associated with Exposure to Lead-Contaminated Drinking Water.« *Environmental Science and Technology* 48, no. 1 (2014): 739–46.
29. Environmental Working Group. »The Pollution in Newborns: A Benchmark Investigation of Industrial Chemicals, Pollutants and Pesticides in Umbilical Cord Blood«, veröffentlicht am 14. Juli 2005 auf: http://www.ewg.org/research/body-burden-pollution-newborns.
30. Harman, Greg. »New Federal Data Shows Autism Rates Are Booming. Local Researchers Are Finding Industrial Chemicals May Play a Role.« *San Antonio Current,* 2. Mai 2012.
31. De Tata, V. »Association of Dioxin and Other Persistent Organic Pollutants (POPs) with Diabetes: Epidemiological Evidence and New Mechanisms of Beta Cell Dysfunction.« *International Journal of Molecular Science* 15, no. 5 (May 2014): 7787–811.
32. Cho, C. H. »Zinc: Absorption and Role in Gastrointestinal Metabolism and Disorders.« *Digestive Diseases* 9, no. 1 (1991): 49–60.
33. Bavishi, C. und H. L. Dupont. »Systematic Review: The Use of Proton Pump Inhibitors and Increased Susceptibility to Enteric

Infection.« *Alimentary Pharmacology and Therapeutics* 34, nos. 11–12 (Dec. 2011): 1269–81.

34. Silva, M., et al. »Antimicrobial Substance from a Human *Lactobacillus* Strain.« *Antimicrobial Agents and Chemotherapy* 31, no. 8 (Aug. 1987): 1231–3.
35. Roos, K., and S. Holm. »The Use of Probiotics in Head and Neck Infections.« *Current Infectious Disease Reports 4*, no. 3 (2002): 211–6 und Roos, K., E. G. Hakansson, and S. Holm. »Effect of Recolonisation with ›Interfering‹ Alpha Streptococci on Recurrences of Acute and Secretory Otitis Media in Children: Randomised Placebo Controlled Trial.« *British Medical Journal 322*, no. 7280 (2001): 210–2.
36. Klimberg, V. S., et al. »Oral Glutamine Accelerates Healing of the Small Intestine and Improves Outcome After Whole Abdominal Radiation.« *Archives of Surgery* 125, no. 8 (Aug. 1990): 1040–5.
37. Belluzzi, A., et al. »Effects of New Fish Oil Derivative on Fatty Acid Phospholipid-Membrane Pattern in a Group of Crohn's Disease Patients.« *Digestive Diseases and Sciences* 39, no. 12 (Dec. 1994): 2589–94.
38. Gil, A. »Polyunsaturated Fatty Acids and Inflammatory Diseases.« *Biomedicine and Pharmacotherapy* 56, no. 8 (Oct. 2002): 388–96.
39. Geerling, B. J., et al. »Comprehensive Nutritional Status in Recently Diagnosed Patients with Inflammatory Bowel Disease Compared with Population Controls.« *European Journal of Clinical Nutrition* 54, no. 6 (June 2000): 514–21.
40. Fleming, C. R., et al. »Zinc Nutrition in Crohn's Disease.« *Digestive Diseases and Sciences* 26, no. 10 (Oct. 1981): 865–70.
41. Krausse, R., et al. »In Vitro Anti–*Helicobacter pylori* Activity of Extractum Liquiritiae, Glycyrrhizin and Its Metabolites.« *Journal of Antimicrobial Chemotherapy* 54, no. 1 (July 2004): 243–6.
42. Fiore, C., et al. »A History of the Therapeutic Use of Liquo-

rice in Europe.« *Journal of Ethnopharmacology* 99, no. 3 (July 2005): 317–24.

43. Ming, L. J., and A. C. Yin. »Therapeutic Effects of Glycyrrhizic Acid.« *Natural Product Communications* 8, no. 3 (Mar. 2013): 415–8.
44. Lee, C. H., et al. »Protective Mechanism of Glycyrrhizin on Acute Liver Injury Induced by Carbon Tetrachloride in Mice.« *Biological and Pharmaceutical Bulletin* 30, no. 10 (Oct. 2007): 1898–904.
45. Zhang, Y., et al. »Effects of Glycyrrhizin on Blood Pressure and its Mechanisms.« *Zhonghua Nei Ke Za Zhi* 38, no. 5 (May 1999): 302–305.
46. Asadi-Shahmirzadi, A., et al. »Benefit of Aloe Vera and *Matricaria recutita* Mixture in Rat Irritable Bowel Syndrome: Combination of Antioxidant and Spasmolytic Effects.« *Chinese Journal of Integrative Medicine* (Dec. 21, 2012): doi: 10.1007/s11655-012-1027-9.
47. Ranade, A. N.; N. S. Ranpis e; und C. Ramesh. »Exploring the Potential Gastro Retentive Dosage Form in Delivery of Ellagic Acid and Aloe Vera Gel Powder for Treatment of Gastric Ulcers.« *Current Drug Delivery* 11, no. 2 (2014): 287–97.
48. Cellini, L., et al. »In Vitro Activity of Aloe Vera Inner Gel Against *Helicobacter pylori* Strains.« *Letters in Applied Microbiology* 59, no. 1 (July 2014): 43–8, doi: 10.1111/lam.12241.
49. Die rohen Nüsse im Verhältnis 2:1 acht bis zwölf Stunden in Wasser einweichen. Dann abgießen und gründlich durchspülen. Durch das Einweichen und Durchspülen werden Antinährstoffe entfernt. Der Keimvorgang – der allerdings zeitaufwändiger ist; meist werden dazu Saaten verwendet – aktiviert Nährstoffe und neutralisiert Enzyminhibitoren, die die Nüsse schwer verdaulich machen, und kommt der Produktion lebenswichtiger Verdauungsenzyme zugute.
50. Kokosöl gleicht den Blutzuckerspiegel aus, beugt Unterzucke-

rung zwischen den Mahlzeiten vor, befriedigt Heißhungerattacken und versorgt das Gehirn mit mittelkettigen Triglyceriden, einer exzellenten Energiequelle zur Förderung der Aufmerksamkeit und Konzentration.

51. Bonithon-Kopp, C., et al. »Calcium and Fibre Supplementation in Prevention of Colorectal Adenoma Recurrence: A Randomised Intervention Trial.« *Lancet* 356, no. 9238 (Oct. 2000): 1300–306.
52. Immer wieder stelle ich fest, dass bei Patienten, die von anderen Ärzten kommen, lediglich der TSH-Spiegel (Thyreoidea-stimulierendes Hormon) überprüft wurde. TSH wird von der Hypophyse produziert, um die Schilddrüse zur Hormonbildung anzuregen. Ist der Gehalt an Schilddrüsenhormonen zu niedrig, scheidet die Hypophyse mehr TSH aus, um die Schilddrüse stärker anzuregen. Je angegriffener die Schilddrüse ist, desto höher ist der TSH-Spiegel. Ist die Funktion der Schilddrüse allerdings grenzwertig, kann der TSH-Spiegel im Normalbereich liegen, während der Gehalt an T4 und freiem T3 (die nicht an Eiweiße gebundene und aktivere Form) auffällig ist. Oder aber Sie werden positiv auf Schilddrüsen-Antikörper getestet, obwohl alle anderen Werte normal sind und Sie bisher *keine* Symptome einer gestörten Schilddrüse aufweisen. Wenn bei einer normalen Schilddrüsenfunktion der Wert der Schilddrüsenantikörper erhöht ist, sollten Sie auf sämtliche entzündungsfördernden Speisen wie Soja, Milchproduke und Gluten verzichten. So einfach ist das. Ich habe immer wieder Patienten mit autoimmuner Hyperthyreose erlebt, die es, rein durch eine Umstellung ihrer Ernährung, ohne medikamentöse Behandlung schafften, ihrer Erkrankung Herr zu werden.
53. Halpern, G. M., und J. R. Scott. »Non-IgE Antibody Mediated Mechanisms in Food Allergy.« *Annals of Allergy* 58, no. 1 (Jan. 1987): 14–27.
54. Atkinson, W., et al. »Food Elimination Based on IgG Antibodies

in Irritable Bowel Syndrome: A Randomised Controlled Trial.« *Gut* 53, no. 10 (Oct. 2004): 1459–64.

55. Lee, S. K., und P. H. Green. »Celiac Sprue (the Great Modern-Day Imposter).« *Current Opinion in Rheumatology* 18, no. 1 (Jan. 2006): 101–107.
56. Catassi, C., und A. Fasano. »Celiac Disease Diagnosis: Simple Rules Are Better Than Complicated Algorithms.« *American Journal of Medicine* 123, no. 8 (Aug. 2010): 691–3.
57. Lin, H. C. »Small Intestinal Bacterial Overgrowth: A Framework for Understanding Irritable Bowel Syndrome.« *JAMA* 192, no. 7 (Aug. 18, 2004): 852–8.
58. Quigley, E., and R. Quera. »Small Intestinal Bacterial Overgrowth: Roles of Antibiotics, Prebiotics, and Probiotics.« *Gastroenterology* 130, no. 2, S1 (Feb. 2006): S78–90, doi:10.1053/j.gastro.2005.11.046.
59. Bouhnik, Y., et al. »Bacterial Populations Contaminating the Upper Gut in Patients with Small Intestinal Bacterial Overgrowth Syndrome.« *American Journal of Gastroenterology* 94, no. 5 (May 1999): 1327–31.
60. Bures, J., et al. »Small Intestinal Bacterial Overgrowth Syndrome.« *World Journal of Gastroenterology* 16, no. 24 (June 28, 2010): 2978–90.
61. Chang, C. S., et al. »Increased Accuracy of the Carbon-14 D-Xylose Breath Test in Detecting Small-Intestinal Bacterial Overgrowth by Correction with the Gastric Emptying Rate.« *European Journal of Nuclear Medicine* 22, no. 10 (Oct. 1995): 1118–22.
62. Banks, W. A., S. A. Farr und J. E. Morley. »Entry of Blood-Borne Cytokines into the Central Nervous System: Effects on Cognitive Processes.« *Neuroimmunomodulation* 10, no. 6 (2002–2003): 319–27.
63. Rivier, C. »Effect of Peripheral and Central Cytokines on the Hypothalamic-Pituitary-Adrenal Axis of the Rat.« *Annals of the New York Academy of Sciences* 697 (Oct. 1993): 97–105.

64. Parracho, H. M., et al. »Differences Between the Gut Microflora of Children with Autistic Spectrum Disorders and That of Healthy Children.« *Journal of Medical Microbiology* 54, no. 10 (Oct. 2005): 987–91.
65. Paula Tursi, die Gründerin des Reflections Center for Conscious Living & Yoga in New York City, leitet Yoga- und Meditations-Workshops auf der ganzen Welt. Mehr über ihre Arbeit zu Yoga für die Organgesundheit erfahren Sie auf http://reflectionsyoga.com. Janet Dailey Butler ist eine zertifizierte Reflexologin und Yogalehrerin, die in New York City Kirtan, eine uralte Form von Wechselgesängen, praktiziert. Detaillierte Informationen über sie und ihre Arbeit mit dem Atem und Mudras finden Sie unter http://daileyreflexology.com.
66. »Säugetiernatur« (mammalian nature) ist ein Begriff, der von Paulas Lehrerin Bonnie Bainbridge Cohen geprägt wurde, Gründerin der School for Body-Mind Centuring sowie Autorin, Forscherin, Pädagogin und Therapeutin, die sich seit über fünfzig Jahren mit Bewegung, Berührung und der Körper-Geist-Beziehung beschäftigt hat.
67. Matcha wird aus steingemahlenen Grünteeblättern gemacht. Weil das ganze Blatt verwendet wird, enthält er ein von normalem Grüntee unübertroffen wirkungsvolles Arsenal an Vitaminen, Mineralien und Antioxidantien. Matcha ist krebshemmend und kurbelt die Fettverbrennung an.
68. Die Innereien können sautiert, gebraten oder gekocht (für eine selbstgemachte Hühnerbrühe) werden, sie sollten allerdings separat zubereitet werden, um sicherzugehen, dass sie wirklich gar sind. Sobald die Innereien eine Kerntemperatur von 75 °C erreicht haben, sind sie fertig und haben eine feste Beschaffenheit. Wenn Sie Innereien für einen späteren Zeitpunkt aufheben wollen, geben Sie diese sofort nach der Entnahme in den Kühl- oder Gefrierschrank.

Rezeptregister

Salate

Gesunde Snacks

Hauptgerichte mit Fisch und Meeresfrüchten

Hauptgerichte mit Geflügel

Hauptgerichte mit Fleisch vom Lamm und Weiderind

Vegetarische Hauptgerichte und Beilagen

Süßspeisen

Sachregister